孕妇滋补养胎饮食

主　编

马汴梁

副主编

王郑英　刘心想

编著者

（以姓氏笔画为序）

马宏伟　马汴梁　王　丹　王郑英

伍　舯　刘　欣　刘心想　李长乐

吴　标　张大明　侯均宝　袁培敏

金盾出版社

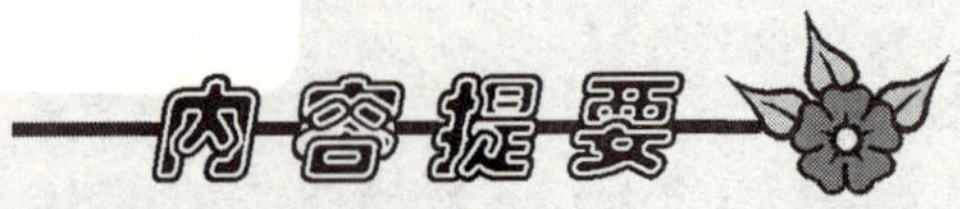

本书共分十六章，详细介绍了孕期如何滋补养胎及妊娠期常见病症的饮食调养，包括妊娠不同时期的营养需求、滋补养胎原则、常用滋补食谱，以及妊娠呕吐、便秘、咳嗽、高血压、胎动不安等病因和食疗方。其内容丰富，科学实用，可供孕妇及其家人阅读。

图书在版编目(CIP)数据

孕妇滋补养胎饮食／马汴梁主编. -- 北京 ：金盾出版社，2011.7

ISBN 978-7-5082-6839-2

Ⅰ.①孕… Ⅱ.①马… Ⅲ.①妊娠期—饮食营养学 Ⅳ.①R153.1

中国版本图书馆 CIP 数据核字(2011)第 028139 号

金盾出版社出版、总发行

北京太平路 5 号(地铁万寿路站往南)

邮政编码:100036 电话:68214039 83219215

传真:68276683 网址:www.jdcbs.cn

封面印刷:北京精美彩色印刷有限公司

正文印刷:北京三木印刷有限公司

装订:北京三木印刷有限公司

各地新华书店经销

开本:850×1168 1/32 印张:10.25 字数:220 千字

2011 年 7 月第 1 版第 1 次印刷

印数:1～8 000 册 定价:22.00 元

前言

我国每年约有2 000万妇女怀孕，同时还有相当数量的母亲在哺育婴儿。在提倡计划生育，优生优育，一对夫妻只生一个孩子的今天，广大孕妇对孕期的保健需求也越来越高，越来越强烈。本书的编写，旨在满足她们的愿望。通过普及妇女怀孕各个时期的饮食营养知识及各种妊娠反应的调养方法，使广大孕妇既能安全、健康、快乐地度过一个孕育生命的特殊时期，又能得到一个健康聪明的可爱宝宝。

有资料表明：孕妇营养状况的好坏，对所生宝宝将来体质的强弱、智商的高低都有直接影响。因此，优生优育关系到国家的未来，民族的希望。作者谨以《孕妇滋补养胎饮食》一书对此大事尽一份义务，作一点贡献。

全书共分16章，从怀孕早期到怀孕后期，从早孕反应到妊娠水肿，均以滋补养胎为中心，分门别类加以叙述。根据孕妇饮食"一人吃，两人用"的特点，将孕期饮食分为汤饮、菜肴、粥羹、面点（米饭）进行逐个介绍，以供孕妇根据具体情况选用。

希望本书的出版，不仅对广大孕妇朋友有所裨益，而且对基层医务人员也有一定的参考价值。书中错漏不当之处，敬请同行专家和广大读者斧正。

马汴梁

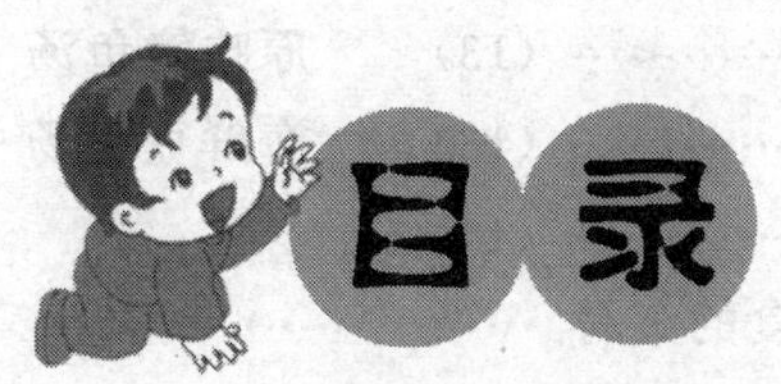

第一章　妊娠早期的饮食营养

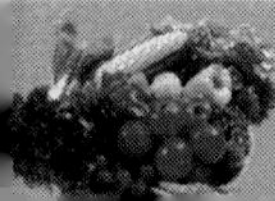

第二章　妊娠中期的饮食营养

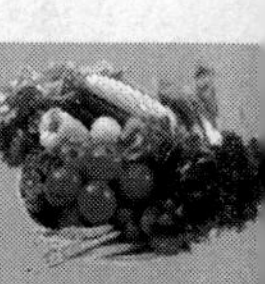

第三章　妊娠后期的饮食营养

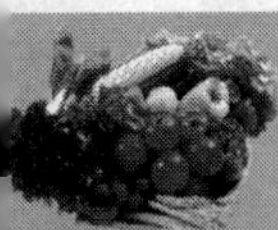

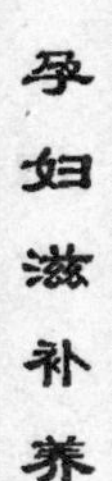
孕妇滋补养胎饮食

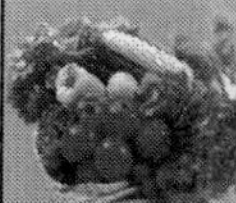

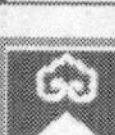

孕妇滋补养胎饮食

第四章　妊娠呕吐的饮食调养

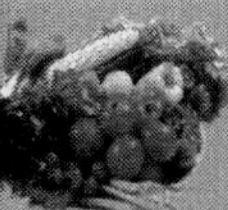

第五章　保胎益智的饮食

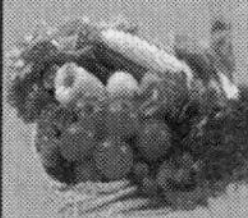

孕妇滋补养胎饮食

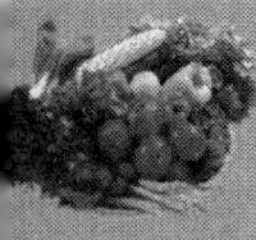

第六章　妊娠水肿的饮食调养

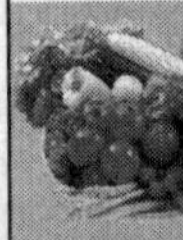

第七章　孕妇贫血的饮食调养

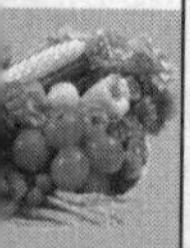

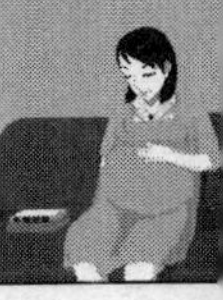

第八章　孕妇体虚的饮食调养

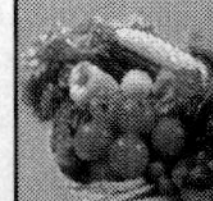

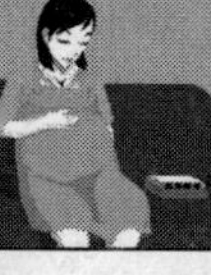

第九章　孕妇便秘的饮食调养

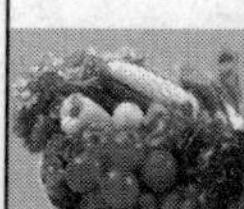

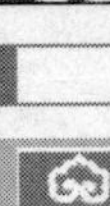

孕妇滋补养胎饮食

第十章　孕妇小腿肌肉痉挛的饮食调养

第十一章　胎动不安的饮食调养

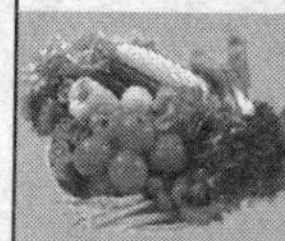

第十二章　妊娠高血压综合征的饮食调养

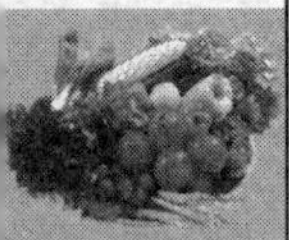

第十三章 妊娠小便淋痛的饮食调养

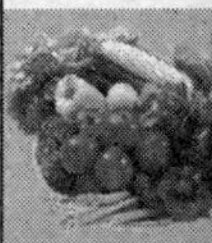

孕妇滋补养胎饮食

第十四章　妊娠感冒的饮食调养

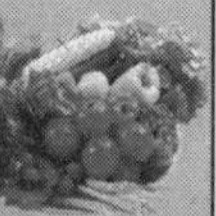

第十五章　妊娠咳嗽的饮食调养

第十六章　妊娠腰痛的饮食调养

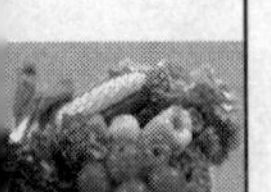

第一章　妊娠早期的饮食营养

一、妊娠早期的饮食营养知识

怀孕早期是指怀孕1～3个月。这一时期大多数孕妇都有早孕反应，如食欲缺乏、恶心、呕吐、头晕、乏力，进食习惯改变，如想吃酸的食物，讨厌油腻的气味，有低热、流涎，嗅觉特别敏感，精神疲倦等。

早孕反应和体内激素、孕妇精神因素等有关，一般不需特殊治疗。饮食上可少吃多餐，多吃含蛋白质和维生素多的食物，如牛奶和水果。如想吃酸食也不必忌讳，吃些酸的东西可增进食欲。

妊娠的最初3个月是胎儿发育的决定性阶段，也是防止发生胎儿畸形，保证优生的决定性时期，最为重要。此时，是胚胎各器官发生及发育阶段，如受到有害因素影响，包括药物、辐射、感染及不当的食物等，最容易引起胎儿畸形。根据人类胚胎发育时间的研究，引起主要器官畸形的最危险时期为：脑在受精后15～27天，眼在4～29天，心脏在20～29天，四肢在24～36天，生殖器在28～62天。所以，早孕3个月内，对孕妇加强保护，以防胎儿畸形，实现优生是特别重要的时期。

（一）妊娠早期的营养需求

妊娠早期胚胎生长发育速度缓慢，胎盘及母体的有关组织增长变化不明显，母体和胚胎对各种营养素的需要量比妊娠中、后期相对要少，大体和未孕期的需要量相同。但是，妊娠早期正处于胚胎细胞的分化增殖和主要器官系统的形成阶段，是胎儿发生、发育

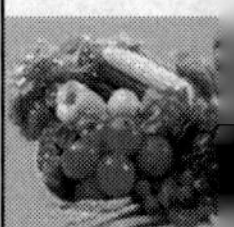

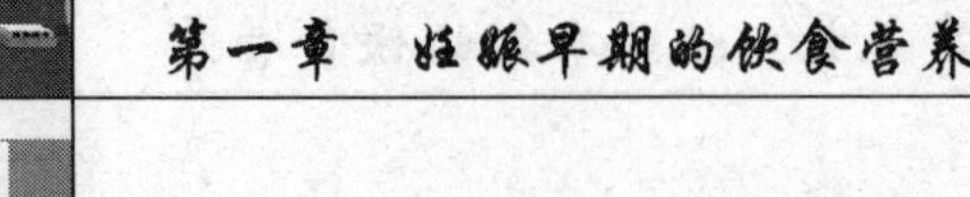

的最重要时期。尤其在怀孕的第 3 周至第 9 周，会有很多不利因素使胎儿发育不良或先天缺陷（畸形）。动物试验表明，某种营养或食物成分的缺乏或过量，可引起动物胚胎早期发育障碍和畸形。另外，某些食品添加剂、食品污染物对胚胎也具有毒性作用。在妊娠早期，绝大部分孕妇会有不同程度的早期妊娠反应，一般从怀孕的第 6 周开始，至第 12 周消失。妊娠反应往往会改变孕妇的饮食习惯，影响营养素的摄入。

（二）妊娠早期不可多吃动物肝脏

动物肝脏营养丰富，适于孕产妇食用。但是在孕早期不应多吃动物肝脏。这是因为，孕早期正是胚胎发育分化时期，最易受营养成分的影响。而动物肝脏，尤其是鸡、牛、猪肝，含维生素 A 丰富，如果吃 100 克肝，其摄入维生素 A 的平均值为正常每日规定饮食量所含维生素 A 值的 4～12 倍。大量的维生素 A 会引起胚胎发育异常，很可能由于它干扰神经细胞内的 DNA 合成，使细胞分裂周期延长，导致细胞增殖速度减慢，数量减少，从而表现出各种组织生长、分化异常。有人认为，过量的维生素 A 阻碍胎儿腭部的生长发育，使两侧腭叶不能及时吻合而形成腭裂。

总之，在孕早期过量食用动物肝脏不利于胎儿发育，有致畸的可能，应引起孕妇的重视。

（三）孕妇饮酒对胎儿有害

不论白酒、黄酒、啤酒、色酒等，包括一些保健药酒都含有乙醇，其可危害胎儿正常发育。

乙醇能妨碍人体对叶酸和维生素 B_1 的吸收，易引起贫血或多发性神经炎；经常饮酒会影响食欲，造成营养不良；大量饮酒必然加重肝脏负担；饮酒还能使呼吸道防御功能降低，使孕妇易患呼吸道疾病。这些危害孕妇身体健康的因素，均可直接或间接地影响

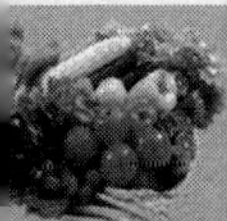

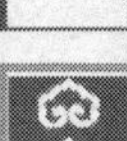

到胎儿的生长发育。

乙醇也可使胎儿直接受到伤害，使胎儿发育缓慢，而且还会造成胎儿某些器官的畸形。摄入乙醇较多的孕妇，其子女 1/3 以上存有不同程度的缺陷，如小头、小眼、下巴短、脸扁平窄小、个子矮，甚至发生心脏和四肢畸形。妊娠早期饮酒，胎儿的大脑细胞分裂受到阻碍，易导致中枢神经系统发育障碍，将来智力低下。由于胎儿大脑的发育贯穿于整个妊娠期，因此孕妇任何时期饮酒都会影响胎儿脑发育。胎儿生长的高峰是在妊娠 6 个月以后，这个时期孕妇饮酒，将会给胎儿带来更严重的损害。

因此，孕妇为了自身的健康和下一代的健全、聪明，必须从孕前就要戒酒。同时，丈夫也应忌酒，只有夫妻都戒酒，才可使胎儿免受酒害，生个健康的宝宝。

(四)孕妇宜多吃清淡食物

妇女在怀孕期间，体温相应增高，呈内热型，肠道也比较干燥，多吃清淡食物有利于爽身利口，而且清淡食物比较容易消化吸收。

清淡食物多为植物性食物，符合胎儿发育阶段的特点，以及所需要的营养品种。孕妇腹中的胎儿器官处于刚刚形成的时期，必须注意到母体对胎儿所提供的营养成分容易被吸收这个重要问题。这是因为，人类胚胎在母体的 10 个月中，从卵子与精子结合成受精卵到降生，是从低级逐步进入到高级的过程，从进化的过程分析，向胎儿提供营养的母亲应该以吃容易消化吸收的清淡食物为宜。

实验表明，内含动物蛋白质过高，大脑产生的血清素就会降低，不能很好地调节人的睡眠和情绪；相反，糖类含量丰富的植物性食品，却能提高血清素值，当大脑血清素值高时，就能起到对情绪的镇静作用，有利于注意力集中，显得聪明。粮食、蔬菜、水果等糖类丰富的食物，是孕妇和乳母宜多吃的食物。

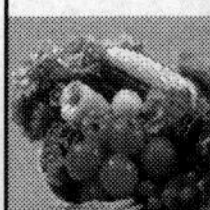

(五)妊娠早期不宜乱吃酸味食物

有些妇女怀孕后喜欢吃酸,民间也有“孕妇爱吃酸”的说法。妇女怀孕后想吃酸东西,这是由于妇女怀孕后胃酸不足造成的。约有2/3的妇女在怀孕的前6个月,特别是前3个月会出现胃酸不足的现象。因此,胃的活动和消化能力很差,胃内食物的排空时间也比正常人延长1～2小时,孕妇为了补偿体内胃酸的不足,也就自然想吃酸味的食物了。这就好比出汗过多的人想喝水一样,都是一种代偿性的自然反应,无论对孕妇自身还是对胎儿的健康,这都是有益的。但是,如果不加选择地乱吃酸食,对孕妇和胎儿健康都会不利,如米醋、腌制的酸菜,以及酸性较大的刺激性食物等不宜多吃。

女性怀孕后最好吃一些酸枣、梨、杨梅和成熟的樱桃、海棠、草莓、番茄等,这些水果或蔬菜含有充足的水分、酸汁和粗纤维,不但可以增加孕妇的食欲,帮助消化,而且可以避免便秘对子宫和胎儿的压力。同时,水果中还含有大量铁质,可以防止孕妇发生缺铁性贫血。另外,妊娠期间新陈代谢旺盛,最需要维生素C来维护各系统、组织的活动功能,增强身体抵抗力,而上述水果中的维生素C可满足孕妇的需要。

(六)妊娠早期不宜多吃方便食品

现在市场上各种方便食品很多,如方便面、饼干等,有些孕妇愿意多吃这些方便食品,觉得既方便滋味又好;也有的因工作忙累,愿意采用方便食品为主要饮食。这种做法对正常人可以适当采取,但对孕妇来说却不是最佳选择。

我们知道,孕妇营养不良会影响胎儿生长发育,造成新生儿体重不足。英国一项研究表明,那些所生新生儿体重不足的孕妇,一般都吃得太少或过分依赖方便食品,尤其是在怀孕的前3个月,虽

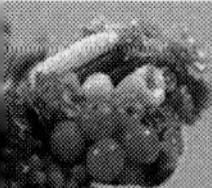

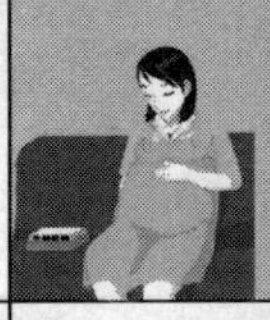

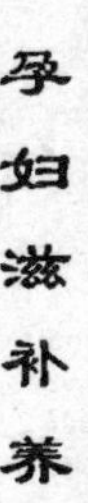

然摄入了足够的蛋白质，但必要的脂肪酸却不够。

研究人员还发现，这些生下瘦小婴儿的母亲，在怀孕的前 3 个月，平均每日仅消耗 5 456 千焦(1 304 千卡)的热能，比英国健康部推荐的摄入量几乎少了 4 184 千焦(1 000 千卡)。特别是蛋白质和脂肪较少，多种维生素和无机盐的摄入量也较低，主要是因为吃方便食品太多，营养供给不足。科学研究表明，在怀孕早期，要形成良好的胎盘及其丰富的血管，特别需要脂肪酸，这对胎儿大脑的发育也有益处。可是，若孕妇摄入太少或过分依赖方便食品，就会引起脂肪酸缺乏。

因此，奉劝孕妇千万不要过多地食用方便面之类的方便食品，而要多吃各种营养丰富的动、植物食品，以保证胎儿营养的供给。

(七)妊娠早期应补充叶酸

据研究得知，孕早期叶酸缺乏，可造成胎儿器官形成障碍，引起神经管畸形，尤其是无脑儿和脊柱裂最为多见。据流行病学调查资料表明，我国神经管畸形患病率较高，尤其是北方地区患病率平均为 3.2%，在各种出生缺陷儿中居于首位。因此，预防出生此类缺陷儿成为优生工作的一个重点。

据研究认为，叶酸缺乏畸形的发生在妊娠的最初 28 天内，而此时多数妇女并未意识到自己怀孕。所以，在美国一般育龄妇女叶酸的摄入量仅为 0.2～0.25 毫克/天，而叶酸的有效摄入量是 0.4 毫克/天。所以，美国疾病控制和预防中心提出已婚妇女在受孕前 1 个月开始到妊娠第 3 个月每日应额外补充叶酸 0.4～1.0 毫克，以降低发生神经管畸形的危险性。这一点很重要，所以提倡孕前妇女补充叶酸，孕后还要继续补充叶酸。孕妇补充叶酸主要是多吃绿叶蔬菜、小麦、豆类、谷物、花生仁等食物。

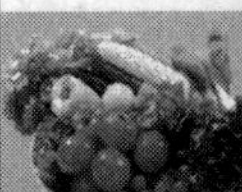

(八)妊娠早期应吃天然的酸性食物

孕妇大多喜欢吃酸性食物,尤其是孕早期妊娠反应时,吃些酸性食物可以开胃进食。

但是,孕妇不可吃人工腌制的酸味食物,如酸菜、酸萝卜等,因为人工腌制的酸味食物所含的维生素、无机盐、氨基酸、糖分等营养成分几乎丧失殆尽,失去了原有的营养价值。同时,腌菜中致癌物质亚硝酸盐含量较高,过多进食,显然对母体、胎儿健康不利。据近年医学界研究证实,人工腌制的酸味食物也是导致胎儿畸形的元凶之一。

多吃酸性食品还会改变胎儿组织和母体血液的酸碱度,不利于母婴健康。含酸性成分的药物,如维生素C、阿司匹林等也应少服或不服。

如果孕妇喜欢吃酸性食物开胃,可以适量食用有酸味,又营养丰富的无害的天然酸性食物,比如番茄、樱桃、杨梅、石榴、橘子、草莓、酸枣、葡萄、苹果等,在开胃的同时还可以补充维生素、无机盐等营养成分。

(九)妊娠早期的膳食原则

(1)合理而全面的营养:妊娠早期,胚胎各器官的形成、发育都需要各种营养素,包括蛋白质、脂肪、糖类、维生素、无机盐和水等,孕妇的饮食应满足胚胎对各种营养素的需求。

(2)确保无机盐的供给:无机盐对保证早期胚胎器官的形成发育有重要作用。在妊娠9~10周,胚胎骨骼开始发育骨化,就需要较多的钙和磷;自怀孕起,母体对锌的需要量就迅速增多,且锌对胚胎发育有重要作用。所以,孕妇应适当摄入富含钙、磷、锌的食物。例如,奶类、豆类、海产品就含有丰富的钙和磷;肉类、动物血、海带、木耳、芝麻等含有较多的铁;肉类、蛋类、花生、核桃仁、杏

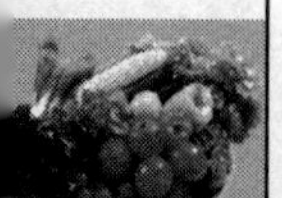

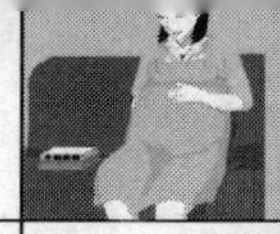

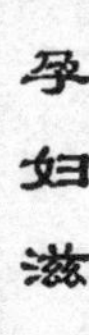

仁、麦胚、豆类、牡蛎、鲫鱼等含有丰富的锌。

(3)保证维生素的适量供给：孕早期孕妇还要特别注意 B 族维生素，如维生素 B_1、维生素 B_2、维生素 B_6 等的供给，B 族维生素的主要来源是谷类食物。孕妇要少吃精米、精面，加工过细的精米、精面中的维生素 B 会遭到破坏，应多吃标准米、标准粉。在制作加工时，也要注意保护维生素，如淘米不要过分搓洗，少加碱或不加碱。要多食用新鲜、卫生、易消化的食物，以及富含膳食纤维的蔬菜、水果和薯类食品，以防便秘的发生。

(4)保证优质蛋白质的供给：肉类、奶类、蛋类、鱼类、大豆类蛋白质均属于优质蛋白质，在孕妇饮食中应占适当的比例。

(5)适当增加热能的摄取：热能主要来自脂肪和糖类，如植物油中的豆油、花生油、香油、玉米油、菜油和动物油脂，以及蔗糖、大米、小米、玉米、马铃薯、红薯、山药等。

(6)烹调多样化：根据孕妇的口味和妊娠反应情况，选用烹调方法。对喜酸、嗜辣者，烹调中可适当增加调料，引起孕妇食欲。呕吐脱水者，要多食水果、蔬菜，补充水分和维生素、无机盐。热食气味大，妊娠呕吐者比较敏感，可以适当食用冷食或晾凉再吃，以防止呕吐。

(7)少食多餐：孕妇恶心呕吐严重时间多在早晨起床或是傍晚。这样，孕妇可采取少食多餐的方法，不必拘泥于进餐时间，想吃就吃，细嚼慢咽。尤其要多吃含蛋白质和维生素多的食物如乳酪、牛奶、水果等，多喝水，少饮汤。早上起床前先喝一杯白开水，再将食物吃下去，稍躺一会儿再起来，可减轻恶心与呕吐。

(8)多吃易消化的食物：孕妇应选用易于消化、清淡、在胃内存留时间短的食物，如大米粥、小米粥、馒头片、饼干等，以减少呕吐的发生。

(9)讲究饮食卫生：孕早期饮食一定要讲究卫生，食物一定要干净、新鲜，防止发生腹泻，腹泻不仅损失营养，而且易引起流产。

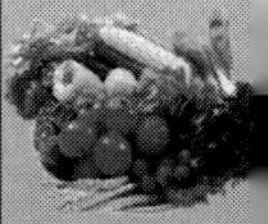

另外，孕早期易发生便秘，所以要多食富含纤维素的蔬菜、水果及薯类食品。

(10)牢记不宜多吃的食物

①油腻、荤腥食物。尤其在怀孕初期，少吃油腻、荤腥食物可以有效缓解恶心、呕吐、食欲缺乏等早孕反应。

②过凉、辛辣或煎炸食物。过多地吃过凉食品易引起胃肠道疾病，对孕妇及胎儿均会带来不良影响。刺激性强的辛辣食物可影响孕妇的嗅觉或味觉，影响消化功能。过多地吃煎炸食物可能会引起或加重消化不良或便秘。

③过咸的食物。食物若过咸，会增加本来已因怀孕而加重的肾脏负担，引起血压增高、水肿等症状。

④腌菜或泡菜。许多妇女怀孕后喜酸，特别喜欢吃腌菜和泡菜。腌菜和泡菜虽可增加食欲，但其中所含的亚硝酸盐有较强的致癌作用，对孕妇和胎儿不利，还可能引起胎儿畸形。

⑤人造食品(加工食品)。点心或罐头等人造食品在加工过程中加入了色素、香精和防腐剂等，可对人体带来不利影响。

二、妊娠早期宜食的汤饮

鱼片豆腐汤

【原　料】 豆腐100克，鱼片150克，高汤900毫升，姜片、植物油、料酒、精盐、味精、胡椒粉各适量。

【制　作】 汤锅放油烧至六七成热后放姜片、鱼片在锅中煎透，倒入料酒，加入豆腐条，注入高汤。汤烧至奶白色，撒上味精、精盐、胡椒粉即可。

【功　效】 清胃下火，消除口臭，润肠通便。含动物蛋白质，大豆蛋白质，维生素A，维生素D和钙、磷等无机盐。

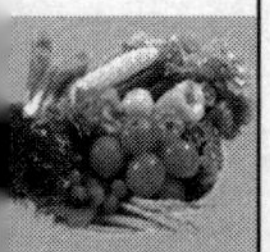

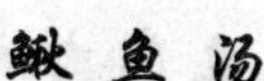

鳅鱼汤

【原　料】 泥鳅120克，精盐、味精各适量。

【制　作】 将泥鳅用热水洗去黏液，剖腹去内脏，洗净，用油煎至金黄色，锅内加水1碗半，煮汤至1碗，用精盐、味精调味即成。

【功　效】 此汤清热除烦，助消化。含蛋白质、脂肪、糖类、钙、磷、铁、维生素A、维生素B_1、维生素B_2、烟酸等。

鲜蘑肉丸汤

【原　料】 鲜蘑菇50克，青菜50克，猪瘦肉馅100克，鲜汤600毫升，精盐、味精、酱油、葱花、胡椒粉、湿淀粉各适量，蛋清1个。

【制　作】 鲜菇、青菜洗净切细。瘦肉馅入酱油、葱花、湿淀粉、蛋清、精盐调匀。将锅洗干净，注入鲜汤，放入鲜菇、青菜烧沸，把调好的瘦肉馅做成肉丸逐个迅速落汤烧沸至熟，用精盐、味精、胡椒粉调味即成。

【功　效】 此汤清热润燥，消肿解毒，利尿通便。适宜于怀孕早期调养食用。含蛋白质，糖类和多种维生素、无机盐。

猪骨青红萝卜汤

【原　料】 猪骨500克，青萝卜700克，红萝卜400克，蜜枣5枚，陈皮1小块，精盐、生抽各适量。

【制　作】 将青、红萝卜去皮，切角块。陈皮浸开，洗刮净。猪骨用热水氽过。待锅内水沸时，放下全部材料同煲3小时以上，用精盐、生抽调味即成。

【功　效】 本品具有温胃消食，滋阴润燥之功效。适宜于怀孕早期调养食用。

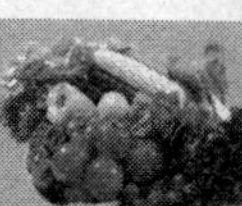

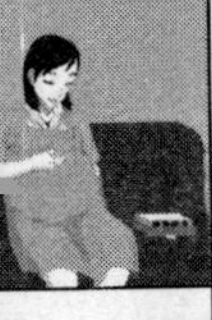

枸杞豆腐肉丸汤

【原　料】　枸杞叶梗 300 克，豆腐 3 块，半肥瘦猪肉 100 克，香油、生抽、精盐、姜末、豆粉、味精各适量。

【制　作】　枸杞洗净，叶梗分开，梗用线扎住。猪肉剁烂，加少许生抽、香油、豆粉、姜末拌匀，做成肉丸蒸熟备用。以煲盛水 2 汤碗，放入枸杞梗煮沸片刻，去梗，下枸杞叶、豆腐、香油。稍后，放入肉丸，加精盐、味精调味即成。

【功　效】　本品具有益气血，补肝肾功效。适宜于怀孕早期调养食用。

淡菜海带冬瓜汤

【原　料】　淡菜 25 克，水发海带 50 克，冬瓜 150 克，黄酒 10 毫升，精盐 10 克，味精 1 克，葱头 1 个，生姜 2 片，植物油 8 克。

【制　作】　将淡菜用冷水泡软，去尽泥沙及毛，放在锅内，加少许水和黄酒、葱、生姜片，用中火煮至酥烂。海带切成菱形块。冬瓜去皮及子，洗净，切成块。炒锅上火，加入植物油烧至五成热，放入冬瓜、海带煸炒 2 分钟，放入沸水约 1 000 毫升，用大火煮沸，再放入淡菜煮 15 分钟。待冬瓜熟烂时，放入精盐、味精调味，装入汤碗内即成。

【功　效】　汤汁乳白，口味清香。含有丰富的蛋白质、钙、铁、锌、碘等。适宜于怀孕早期调养食用。

海参虾蘑汤

【原　料】　海参、虾肉、水发口蘑各 100 克，鲜汤 500 毫升，香菜、葱丝、黄酒、精盐、酱油、味精、胡椒粉、鸡油各适量。

【制　作】　海参水发后，片成片，虾肉由脊背处一片两开，去虾筋，片成大片，口蘑切片。锅上火，放鲜汤烧沸，投入海参汆透，

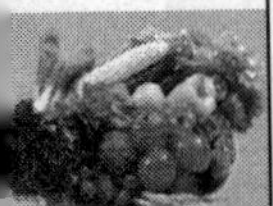

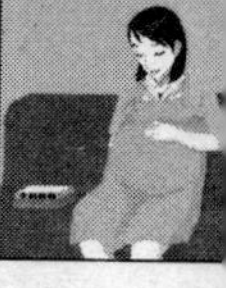

捞出放入汤碗内，然后再氽透虾肉，也放入汤碗内。撒葱、香菜、胡椒粉。另锅上火，放入鲜汤、精盐、酱油、黄酒，口蘑片，烧沸后撇去浮沫，加入味精，浇入汤碗内，然后淋入鸡油即可。

【功　效】 海参味浓。适宜于怀孕早期调养食用。

玉米鸡蛋汤

【原　料】 玉米 50 克，鸡蛋 1 个，淀粉、白糖各适量。

【制　作】 把玉米粒放入锅中加水适量煮沸。放入适量碱面，改用小火煮。待玉米粒煮开花后，打入鸡蛋搅碎，再加入白糖即成。

【功　效】 甜香可口，含有丰富的游离型烟酸，易于人体吸收。适用于怀孕早期调养食用。

海带豆腐汤

【原　料】 豆腐 60 克，海带 100 克，嫩姜丝、精盐各适量。

【制　作】 将豆腐切成四方形小块，海带切成条，待用。锅中加适量水，下入海带，用大火煮沸后，改用中火煮至海带变软，然后下豆腐块，以精盐调味。再煮沸约 4 分钟，加入姜丝，待再度煮沸，即可离火上桌。

【功　效】 清香滑爽，常食不腻。含有丰富的钙、碘、锌等元素。适用于怀孕早期调养食用。

鲜桃蜜汁

【原　料】 鲜桃 750 克，白糖 100 克，蜂蜜 50 克。

【制　作】 将鲜桃一切两半，去掉桃核，放在盘内，放笼蒸熟，取出，去掉外皮，再切成小块，放在盘内晾凉。锅上火，加少量水，放入白糖、蜂蜜烧沸，用小火慢慢熬制。待到水分大部分蒸发，汤汁浓稠时，倒出晾凉，浇在桃上即成。若将桃放入冰箱内稍冰，其

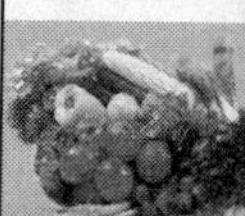

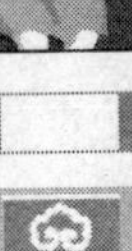

味更佳。

【功　效】 清鲜，凉甜，可口。糖类含量丰富，能提供较多的热能。还含有多种维生素、蛋白质和无机盐。适宜于怀孕早期调养食用。

胡萝卜乳汁

【原　料】 胡萝卜 250 克，牛奶 150 毫升，酸奶 100 毫升，橙子 50 克，白糖 100 克，精盐适量。

【制　作】 把胡萝卜洗净榨汁，橙子去皮榨汁。两汁同放在玻璃容器内。将牛奶加入汁中，用力搅匀，再加入酸奶搅匀。

【功　效】 酸甜可口。富含优质蛋白质、钙、胡萝卜素、乳酸菌、维生素 C。适用于怀孕早期调养食用。

五彩鲜蔬汤

【原　料】 番茄 50 克，黄瓜 40 克，紫菜 10 克，鸡蛋 1 个，精盐、味精、鲜汤各适量，熟猪油 30 克，香油 20 克。

【制　作】 将番茄、黄瓜去蒂把洗净后切片；鸡蛋磕入碗内调匀；紫菜洗净，撕成小片。锅内掺鲜汤，烧沸后放熟猪油、黄瓜片煮沸后，即投入番茄片、精盐、味精，再沸后撇净浮沫，将调匀的蛋液淋入锅中，起锅倒入盛紫菜的汤碗内，淋上香油即成。

【功　效】 汤味香浓，营养丰富。适宜于怀孕早期调养食用，对母体和胎儿的健康十分有利。

鸡肝豆苗汤

【原　料】 鸡肝 50 克，豌豆苗 250 克，鸡汤 250 毫升，料酒 30 毫升，味精、胡椒粉、精盐各适量。

【制　作】 将鸡肝上的苦胆去掉，洗净，片成薄片后盛碗内，用料酒和适量清水浸泡几分钟；取豌豆苗嫩尖并洗净。炒勺上火，

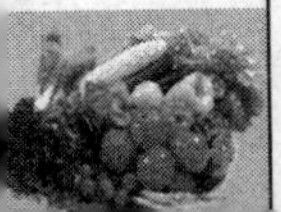

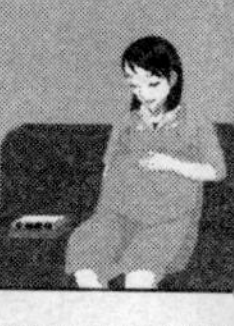

加入鸡汤烧沸，将鸡肝倒入锅内，汤再沸后撇净浮沫，放入豌豆苗，用精盐、味精、胡椒粉调味即可。

【功 效】 豆苗碧绿清香，鸡肝细嫩鲜美。适宜于怀孕早期调养食用，可补肝、养血，对胎儿发育极为有利。

香菇鸡肝汤

【原 料】 鸡肝10克，菠菜50克，料酒40毫升，水发香菇100克，熟猪油20克，水淀粉、味精、胡椒粉、精盐、鲜汤各适量，葱花20克。

【制 作】 将水发香菇去蒂、去杂质洗净后切成薄片；鸡肝洗净后切片装碗内，用食盐、料酒、水淀粉拌匀上浆。炒勺上火掺鲜汤，放香菇片、胡椒粉，烧沸后加入鸡肝、菠菜，再沸后撇净浮沫，放精盐、熟猪油、味精、葱花，待鸡肝熟后起勺即成。

【功 效】 汤鲜味美。孕妇常吃可增进健康，促进胚胎发育。适宜于怀孕早期调养食用。

菠菜鱼片汤

【原 料】 鲤鱼肉150克，菠菜250克，火腿肉50克，熟猪油40克，料酒30毫升，葱25克，姜25克，精盐、味精各适量。

【制 作】 将鱼切薄片，放盘内，用精盐、料酒腌半小时；葱切段；姜切片；菠菜去根及老叶，洗净后切段；火腿切末，待用。炒勺上火，放入熟猪油烧至五成热，下姜片、葱段炝勺，放入鱼片略煎，加水煮沸，改小火焖半小时，放入菠菜、精盐，再撒上火腿末、味精，沸后撇去浮沫，起勺即可。

【功 效】 汤味鲜香。常食有利于母体健康，并能防止胎儿的铁、钙缺乏。

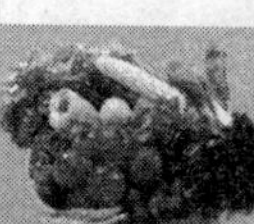

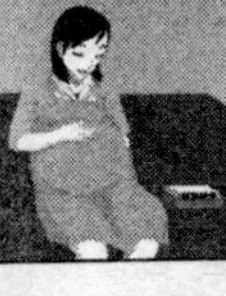

蛋黄菜花汤

【原　料】 鸡蛋3个，菜花50克，豌豆50克，熟猪油30克，精盐、香菜末、高汤各适量。

【制　作】 将菜花掰成小朵洗净，放沸水锅中略焯一下，用清水过凉，捞入盘内；将鸡蛋煮熟，剥壳，蛋清切条，蛋黄捣成泥。勺内放油上火，烧热，放蛋黄泥略炒，放入高汤，下菜花、豌豆，煮菜花至熟，放入精盐、香菜末，即可出勺。

【功　效】 清淡爽口。含丰富的蛋白质和维生素A、B族维生素，孕妇常食可满足胎儿生长需要的营养。适宜于怀孕早期调养食用。

蛋黄三鲜汤

【原　料】 鸡蛋2个，番茄50克，蛋皮丝20克，水发木耳丝20克。水发海米、精盐、味精、香油各适量，鸡汤500毫升。

【制　作】 将番茄去皮、子，切丝；蛋清打匀。鸡汤上火烧沸，将蛋皮丝、木耳丝、番茄丝入锅烫一下捞出，随即甩入蛋液，加入海米、精盐、味精、香油，待蛋花浮起后，将汤倒入碗内，再将三丝顺次码于蛋花上即成。

【功　效】 汤清味鲜，适宜于怀孕早期调养食用。含有多种营养素，而且营养均衡，可作为孕妇常喝的汤类。

原味鲜鱼汤

【原　料】 鲜鱼500克左右（鲤鱼、胖头鱼、鲫鱼），白萝卜200克。白酒、黄酒、葱、姜、味精、色拉油、醋、精盐各适量。

【制　作】 将色拉油少许放入锅中，烧至八成热，将鱼下锅，点少量白酒烧至微黄。放入葱段、姜片及白萝卜片，加水，大火煎至微白。待汤微沸，点少许黄酒、精盐，中火煎煮，至酒味消失，待

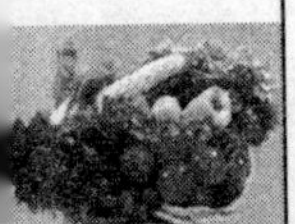

汤显白色，点少许味精即可食用。佐餐调料制作：将姜切成姜末，加醋、精盐，调匀，用作鱼肉与萝卜的调料。

【功　效】 此汤味道鲜美，蛋白质含量高，脂肪含量低，热能含量低，汤中含丰富的蛋白质、维生素A、钙、铁、锌、硒等，易被人体吸收。适用于怀孕早期调养食用。

海鲜豆腐汤

【原　料】 鲜虾子、鲜蟹子、鲜鱼子、蚬肉各50克，豆腐250克，青菜100克，姜块、精盐各适量。

【制　作】 热锅放油，下姜块，煎香鲜鱼子，注入清水煮沸，加入其他材料，烧成金黄色浓汤。再加入青菜烧沸，放入精盐调味即成。

【功　效】 汤味鲜香浓郁，含丰富的蛋白质、维生素A、钙、铁等多种营养物质。适宜于怀孕早期调养食用。

三、妊娠早期宜食的菜肴

三色银芽

【原　料】 净绿豆芽100克，青椒50克，水发香菇25克，香油2克，植物油8克，精盐3克，白糖5克。

【制　作】 绿豆芽洗净，青椒去蒂，水发香菇拣洗干净，再将青椒、香菇切成丝。炒锅上火，加入水烧沸，投入豆芽稍烫捞出，沥干水分晾凉。将炒锅上火，放油烧热放入青椒丝、香菇丝煸炒加入精盐、糖翻炒，放入盘内冷却，再加入绿豆芽拌匀，淋上香油即成。

【功　效】 清脆可口，含有丰富的维生素，尤其是维生素C含量丰富。适宜于怀孕早期调养食用。

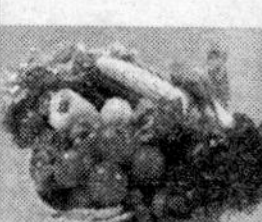

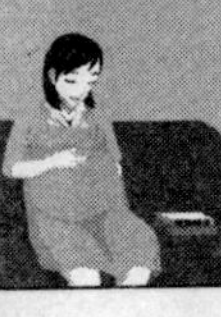

核桃仁炝芹菜

【原　料】核桃仁40克，芹菜100克，腐竹25克，香油6克，精盐适量。

【制　作】将芹菜择洗后，切成丝，腐竹用水泡开后切成菱形同芹菜丝一起放沸水中焯一下，捞出控去水分后加精盐、香油。将核桃仁用沸水泡后剥去皮，用沸水氽一下，取出后放在芹菜腐竹上，拌匀即成。

【功　效】含有较多的维生素C与铁元素。适宜于怀孕早期调养食用。

肉丁炒青豆

【原　料】猪肉丁150克，青豆250克，蒜蓉、生姜、黄酒、植物油、精盐、白糖、湿淀粉各适量。

【制　作】将青豆洗净。放沸水中烫熟，待用。猪肉切成小粒，烧锅下油，用慢火炒猪肉丁至香，下蒜蓉炒香，加入青豆，爆炒数下，用湿淀粉打芡，上盘。

【功　效】含优质动物蛋白、维生素B_1、维生素B_2及多种营养物质。适用于怀孕早期调养食用。

糖醋黄鱼

【原　料】新鲜黄鱼1条(重约750克)，青豆20克，胡萝卜20克，鲜笋20克，湿淀粉10克，植物油、白糖、醋、酱油、黄酒、葱各适量。

【制　作】将黄鱼去鳞，开膛除去内脏，挖去鳃，用水洗干净，在鱼身两面划上一字花纹，抹上酱油、黄酒，腌30分钟。将胡萝卜、鲜笋洗净，均切成小丁，与青豆一起放入沸水锅中焯一下，捞出，控净水。将葱择洗干净，拍散，切成末。锅上火，放油烧至八成

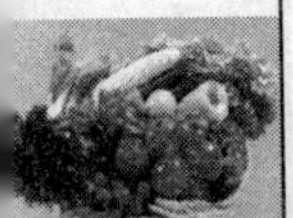

热。将腌好的黄鱼沥干，放入油锅中，炸至金黄色时捞出，控净油，放在盘内。另取一个干净锅置于火上，倒入植物油，烧热后放入葱花炝锅，然后倒入沸水，加入白糖、醋、胡萝卜、笋丁、青豆，用湿淀粉勾芡。待芡汁微沸时，离火，把汁浇在鱼身上即成。

【功　效】 色泽艳丽，鱼肉鲜嫩，汤汁浓郁，甜酸入味。黄鱼营养丰富，是海味中的佳品，富含碘、钙、铁、磷、蛋白质、脂肪、维生素 B_1、维生素 B_2、烟酸等。中医认为，黄鱼有甘温开胃、补气填精的功效。怀孕早期的女性常食有强身健体的功效。

蟹扒豆苗

【原　料】 蟹肉 75 克，豆苗 250 克，油 55 克，姜汁酒 15 克，芡汤 15 克，湿淀粉 17.5 克，黄酒 10 毫升，鲜汤 75 毫升，胡椒粉、精盐、味精各适量。

【制　作】 将豆苗放在锅中干烘后，放入油 25 克，炒透，烹入姜汁酒，再炒透倒在笊篱里，压干水分。用油 15 克起锅，放入豆苗，用芡汤与湿淀粉 10 克、胡椒粉调匀为芡，加上油 5 克炒匀，放在盘上。再用 10 克油起锅，烹入黄酒，注入鲜汤，用精盐、味精调味，加入蟹肉，用湿淀粉 7.5 克勾芡，倒在豆苗上面即成。

【功　效】 含动物性蛋白质和大豆蛋白质、粗纤维、钙、磷、铁、锌、碘、维生素 A、维生素 B_1、维生素 B_2、维生素 C、烟酸等。适宜于怀孕早期调养食用。

南瓜蒸肉

【原　料】 老南瓜 1 个，带皮猪肉 500 克，酱油 40 毫升，红糖 15 克、糯米酒 15 毫升，葱、花椒各 10 克，生姜 5 克，大米 100 克，鲜汤 25 毫升。

【制　作】 将南瓜蒂把的周围划成四方形刀缝，取把作盖，挖净瓤。猪肉刮洗干净，切成片。将大米、花椒混合，入锅炒黄，磨成

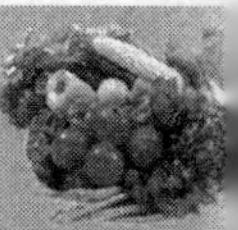

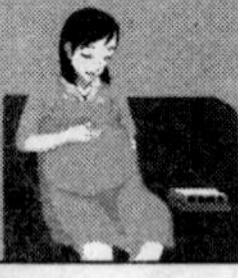

粗粉。葱、生姜切末。猪肉片用葱、生姜、酱油、红糖、糯米酒和汤拌匀，加入米粉再拌均匀，装入南瓜内，盖上盖，放在盘内，上笼蒸烂取出即成。

【功　效】 肉烂瓜甜，鲜香可口，富含蛋白质、脂肪、糖类、钙、磷、铁、锌、胡萝卜素、维生素C等多种营养素。适宜于怀孕早期调养食用。

肉丝烩豌豆

【原　料】 猪肉50克，鲜嫩豌豆150克，植物油、酱油、精盐、淀粉、鲜汤各适量。

【制　作】 将猪肉洗净切成丝，用淀粉、黄酒、酱油调汁拌好。再将豌豆剥好洗净。炒锅上火，加油烧热，先煸肉丝，煸后起出，锅内放入豌豆，加鲜汤适量，再加酱油、精盐烧沸，豆熟烂后下煸过的肉丝，将淀粉用温水和匀，倒入锅内调和烧沸即成。

【功　效】 鲜香怡人，滑嫩爽口，内含丰富的蛋白质、脂肪、糖类，钙、铁、磷含量亦高。适宜于妊娠早期食用。

蛋糕蒸鲫鱼

【原　料】 活鲫鱼1尾，鸡蛋200克，料酒10毫升，姜汁、味精、精盐各适量，鸡油5克，葱段20克，鲜姜块(拍松)，高汤150毫升。

外备两碗，一碗放米醋及姜末，另一碗放酱油，随熟鱼一起上桌。

【制　作】 把鲫鱼去掉鳞、鳃、鳍，从鱼的反面鳃下部用刀切一个三角口，取去内脏，要特别注意不要弄破苦胆，洗净鱼身；两面剞上斜一字花刀，并将鱼在沸水锅中煮至五六成熟时捞出，控净水分。刀口朝下放在大碗中，并将葱段、姜摆放鱼身上。鸡蛋取蛋液用筷子搅散，加料酒、味精、精盐、姜汁、高汤，用筷子搅拌均匀，倒

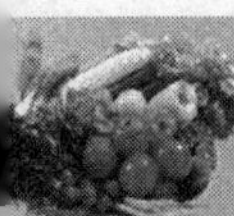

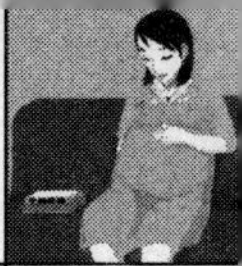

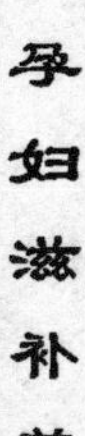

在鱼身上，盖上盖，放入笼屉蒸熟（不超过 20 分钟），取出后捡去葱姜，淋上鸡油即成。

【功　效】 此菜颜色金黄，蛋糕软嫩滑油，鱼肉鲜嫩清淡。清润温补，健脾补胃，安眠养神。适宜于怀孕早期调养食用。

姜汁鱼片

【原　料】 鳜鱼 500 克，蛋清 250 克，姜 50 克，味精 5 克，精盐 3 克，香油、姜末、味精、精盐、淀粉各适量。

【制　作】 将鳜鱼从脊背处下刀剔去鱼骨，去皮、去头，剔成净鱼肉，把鱼片切成 5 厘米宽的段，再片成 0.6 厘米厚的片，加入味精、精盐、姜末、香油、打好底味，腌制数分钟，再加少许蛋清、淀粉抓均匀，浆准备好备用。姜末放在碗中，将香油烧热冲在姜末碗中。锅内加入水，开锅后把锅端下分批下入鱼片，注意不要大开锅，鱼质很嫩，下入锅里片刻即熟，然后再入第二锅，直到鱼片全部氽完为止，将鱼片放入托盘里，把香油冲的姜汁倒在鱼上即可。

【功　效】 此菜质嫩、鲜香、姜味浓。益气补血，健脾养心，强身壮体。适宜于怀孕早期调养食用。

锦绣炒鲜奶

【原　料】 鲜牛奶 150 毫升，鸡蛋清 250 克，金华火腿 15 克，冬菇 5 克，冬笋 5 克，青椒 5 克，粉丝 10 克，香菜 50 克，精盐、姜、葱、味精、料酒各适量。

【制　作】 将鲜牛奶、鸡蛋清、精盐、味精及水淀粉放在同一容器内，用筷子打均匀调成奶蛋混合液备用。将菇、笋、青红椒及金华火腿（10 克火腿）切成菱形小片作配料，余下 5 克火腿切细丝，将粉丝用热油炸松，选 3～5 片香菜叶置盘中备用，余下香菜洗净好用于相边。用热锅（锅刷洗干净烧红用油冲刷 2～3 次，就是将锅刷好）下冷油，待油有 20℃～30℃将备好的奶蛋混合液（打

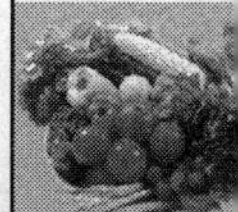

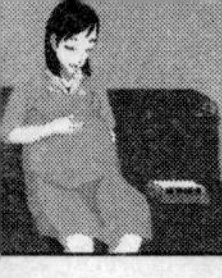

匀，避免沉淀、盐味不匀）下锅后左手将锅前后移动，右手用铲子顺锅边向上托，使奶吸热半熟时，加大一点火力，2～3 分钟奶片近似全熟时起锅，煸配料加精盐、味精、料酒和鸡汤调好味，打芡下鲜奶翻三两翻即可。装盘后顶上加粉丝、细火腿丝和 3～5 片香菜叶，盘边镶香菜叶。

【功　效】 本品具有补血生肌，消食开胃功效。适用于怀孕早期调养食用。

象眼鸽蛋

【原　料】 鸽蛋 6 个，鲜虾仁 100 克，猪肥膘肉 35 克，咸面包 200 克，荸荠泥 25 克，熟火腿末 30 克，青菜叶末 30 克，冬菇末 30 克，鸡蛋清 1 个，黄酒 8 克，精盐 6 克，味精 1 克，湿淀粉 15 克，葱姜汁 10 毫升，花生油适量。

【制　作】 鸽蛋入冷水中，用中火煮至成熟，捞入冷水中，剥去外壳，切成两半，面包去皮，改刀成 5 厘米长，宽约 3 厘米，厚 0.7 厘米的象眼片 12 片。虾仁洗净，用刀背排敲成细泥，猪肥膘肉斩成蓉，同放入碗内，加入荸荠泥，鸡蛋清、黄酒、精盐、味精、葱姜汁、湿淀粉，用竹筷顺一个方向搅成色泽洁白的虾肉馅。将虾肉均匀地拌在面包片上，同将鸽蛋（黄朝下）粘在馅上，火腿，冬菇、菜末撇在鸽蛋周围成象眼鸽蛋生坯。炒锅上火，注入油，烧至五成热时，将象眼鸽蛋生坯入锅内炸至轻浮，待见油冒细泡时捞出，摆入盘内，上桌时带花椒盐蘸食。

【功　效】 本品具有补中益气，消除疲劳之功效。适用于怀孕早期调养食用。

胡萝卜炒猪肝

【原　料】 胡萝卜 1 200 克，猪肝 100 克，精盐、熟猪油各适量。

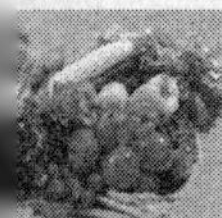

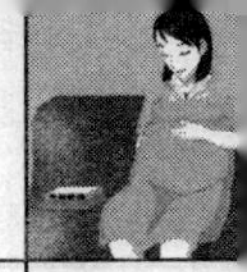

【制　作】将胡萝卜和猪肝洗净，切片。在锅内放适量熟猪油，用旺火烧热后，先下胡萝卜，经常翻炒，酌加适量清水和调料，待胡萝卜半熟时，再下猪肝，不断翻炒，以胡萝卜和猪肝熟透为度。

【功　效】本品具有益肠润燥、清热解毒功效。适宜于怀孕早期调养食用。

拌三片

【原　料】马铃薯 100 克，黄瓜 100 克，番茄 150 克，精盐、醋、味精、芝麻酱各适量。

【制　作】将马铃薯去皮洗净，上屉蒸熟取出切成片；番茄去蒂洗净，用沸水烫一下，剥去皮，去籽切成片；黄瓜洗净，切成菱形片。将以上三种片放盘中码好。取一小碗，放入精盐、醋、味精、芝麻酱搅拌均匀倒在三片上即可。

【功　效】鲜嫩，清淡，适口，营养较全面，且易消化吸收。适宜于孕早期妇女食用，可减缓早孕反应，增加食欲，满足胚胎对营养的需求。

鲫鱼冻

【原　料】鲫鱼 250 克，姜 15 克，花生油 40 克，料酒 30 毫升，精盐适量。

【制　作】将鲫鱼去鳞、去鳃、净膛洗净。勺内放油、烧热，放鲫鱼煎呈金黄色，捞出。勺留底油，放入姜片炝勺，放入鲫鱼，加高汤、料酒和少量精盐，小火煮至鱼汤浓白捞出姜片、鲫鱼不要，将汤倒入盘内冷却，放入冰箱里冷冻成形后切条食用。

【功　效】清香味鲜。富含优质蛋白质、不饱和脂肪酸等，适宜于孕早期食用。

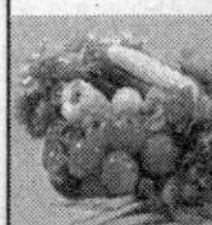

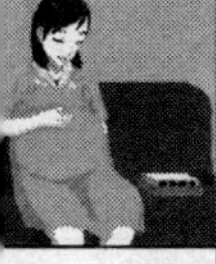

五彩鸡丝

【原　料】 鸡丝100克,蛋皮丝50克,青、红椒丝各50克,冬菇丝50克,鸡蛋清10克,花生油40毫升,料酒30毫升,精盐、味精、水淀粉各适量。

【制　作】 用蛋清、水淀粉将鸡丝在碗内拌匀上浆。炒勺放油烧热,放入鸡丝,滑至断生,出勺,沥油。将勺置火上,把辣椒丝、冬菇丝放入煸炒,再下鸡丝炒匀,加入料酒、蛋皮丝,再放精盐、味精,水淀粉勾芡,颠勺装盘。

【功　效】 色彩诱人,细腻滑嫩。有益肾、养胃、强筋、滋阴养血等作用,适宜于孕早期妇女食用。

红糟排骨

【原　料】 猪排骨500克,白糖50克,米醋25毫升,料酒50毫升,香油、红糟、精盐、葱姜末各适量,花生油250克(约耗50克)。

【制　作】 排骨洗净,剁成块,放入盆内,加入适量精盐腌渍1小时左右。勺上火,放入花生油烧至七成热,下排骨炸片刻,捞出沥油。炒勺置于火上,放入花生油,下葱、姜末炝勺,放排骨、沸水、白糖、米醋、料酒,用文火煨烧,待肉骨能分离时,加红糟,放糖,淋上香油,出勺装盘。

【功　效】 酸甜可口,不腻。排骨含有蛋白质、脂肪、维生素、磷等,尤以含钙量较高,对骨骼生长有一定的营养作用,是孕妇的可口菜肴和保健佳品。

鸡丝银芽

【原　料】 熟鸡肉250克,绿豆芽100克,辣椒油30克,蒜泥15克,白糖、精盐、酱油、米醋、味精各适量。

【制　作】 将鸡肉切成丝。将绿豆芽洗净,掐去两头,用沸水

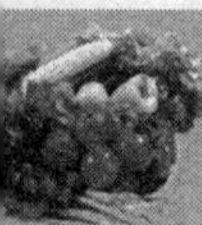

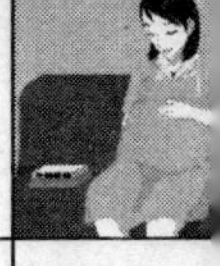

焯一下，捞出，用清水过凉，放盘内用少许精盐拌匀，晾凉后挤出水分入盘内垫底，鸡丝放上面。将酱油、辣椒油、蒜泥、米醋、白糖、味精在碗内对成调味汁，食用时淋浇在鸡丝上拌匀即成。

【功　效】 形态美观，色泽淡雅。适宜于怀孕早期调养食用。能促进胎儿发育成长，有利于胎儿脑细胞分化发育。

芙蓉菜花

【原　料】 菜花250克，鸡蛋清4个，熟猪油10克，高汤、料酒、精盐、味精各适量。

【制　作】 将菜花掰成小朵，洗净，待用。将鸡蛋清对少量水及料酒、精盐，调匀后放在汤盘内，上屉蒸5分钟即成芙蓉。炒勺上火，放猪油烧热，放入料酒、精盐和适量清水或高汤，然后把菜花放在勺内，熟后加入味精。把菜花码在蒸好的芙蓉盘内，把汤浇上即成。

【功　效】 清淡适口，开胃去腻。孕早期妇女食用，可减缓孕期反应，增强免疫力，促进胎儿生长发育。

荸荠炒鸡蛋

【原　料】 鸡蛋4个，豌豆苗50克，荸荠100克，熟火腿50克，精盐、味精、料酒、淀粉、鸡汤各适量，花生油50克。

【制　作】 将豌豆苗择洗净，用沸水稍烫后用清水过凉；荸荠去皮，切成碎丁；鸡蛋磕入碗内，搅匀，加入荸荠丁、精盐、料酒、淀粉、鸡汤，搅打均匀；熟火腿切末。炒勺上火，放油烧至七成热，将打好的蛋液倒入勺内快速翻炒，炒成糊状时加入味精装盘，撒上豌豆苗、熟火腿末即成。

【功　效】 色泽鲜艳，清香爽口。孕早期妇女食用能摄入较多的营养成分，有利于胚胎器官的形成和发育。

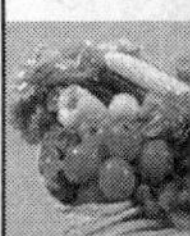

素烧三圆

【原　料】 莴笋300克，胡萝卜200克，白萝卜200克，葱25克，姜20克，花生油50克，水淀粉少许，香油20克，素汤、精盐、味精各适量。

【制　作】 将莴笋、胡萝卜、白萝卜均去皮洗净，削成圆球状，用开水焯透，捞出；葱切段，姜切片。炒勺内放油烧热后放入葱段、姜片炝勺后捞出加汤，下入削好的莴笋球、胡萝卜球、白萝卜球，武火烧沸后，文火煨熟，加精盐、味精调味，水淀粉勾芡，淋香油即成。

【功　效】 颜色美观，清脆爽口。孕早期妇女常吃此菜能强身健体，增加食欲，帮助消化，防治便秘，有利于安胎。

银耳鹑蛋

【原　料】 银耳20克，鹌鹑蛋250克，冰糖15克。

【制　作】 将水发银耳去蒂、洗净，放碗内加清水，上屉蒸透；将鹌鹑蛋煮熟，捞出，用凉水过一下，剥去外壳。锅上火，加清水、冰糖，烧沸，待冰糖溶化后放入银耳、鹌鹑蛋，沸后撇去浮沫即成。

【功　效】 银耳脆，蛋汤香。孕早期妇女食用有利于胚胎发育。

碎米鸡丁

【原　料】 鸡脯肉250克，炒花生米100克，葱末20克，白糖、米醋、酱油、味精、水淀粉、高汤、精盐各适量，泡红辣椒20克，熟猪油50克，料酒40毫升。

【制　作】 将鸡脯肉切成丁，放碗内，加盐、水淀粉，拌匀上浆；将白糖、醋、酱油、料酒、水淀粉、味精、高汤对成芡汁。炒勺置火上放油烧热，放入鸡丁滑熟，放剁碎的泡红辣椒，炒出香味，烹入芡汁，放入葱末、花生米，颠炒均匀即成。

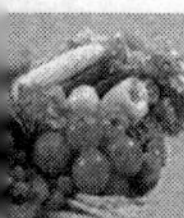

【功　效】 红白相间，酥香鲜嫩。含优质蛋白质、钙、磷、铁及多种维生素，适合孕早期食用。

番茄煮鱼

【原　料】 鲤鱼1条（约500克），番茄酱50克，料酒20毫升，白糖30克，葱段、姜丝、胡椒粉、精盐、味精、花生油、香油、水淀粉各适量。

【制　作】 将鱼净膛，去鳃，洗净，在鱼身两面剞上月牙形花刀，待用。锅上旺火，放入料酒、葱段、姜丝、精盐、适量水烧沸，放入鱼，用慢火煮至鱼熟捞出鱼放盘内，滗去汤水。勺内放花生油，上火烧热，下葱、姜，炸出香味捞出不要，下番茄酱，边炒边加少许水，放料酒、白糖、胡椒粉、味精、精盐调味，用水淀粉勾芡，淋入香油，浇在鱼身上即成。

【功　效】 口感好，酸甜适中。孕早期食用能摄取较全面的营养成分，有利于胎儿发育及自身的营养补充。

糖醋双丝

【原　料】 白菜心250克，胡萝卜50克，花生油、白糖、精盐、米醋各适量。

【制　作】 先将白菜心择洗干净，先横切成4厘米长的段，再切成细丝，放在盆里，撒上精盐腌20分钟左右，用手轻轻挤去水分，放在深盘内。将胡萝卜去根蒂洗净，切成细丝，用沸水焯一下，捞出后用清水过凉控水，放在白菜丝盘内。炒勺上火，放入花生油烧热，烹入米醋，再加入白糖烧化，用小火熬制片刻，待汤汁浓稠时，出勺晾凉，浇在双丝上，食用时拌匀即成。

【功　效】 酸甜适口，清脆宜人。孕早期食用可增加食欲，减轻妊娠反应，补充更多的营养成分。

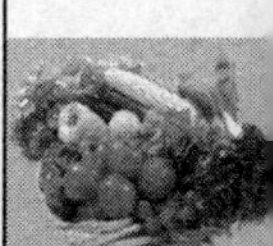

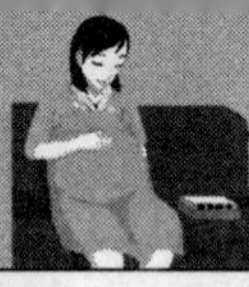

西芹拌银芽

【原　料】 芹菜150克,绿豆芽150克,五香豆腐干150克,香油、米醋、精盐、蒜泥各适量。

【制　作】 将芹菜择洗干净,切成3厘米长的段,放入沸水锅内焯一下,捞出过凉,沥水后放盘内。将绿豆芽掐去两头洗净,放入沸水锅中焯一下,过凉,放在上面。将五香豆腐干洗净,切成细丝,再放在绿豆芽上面,用香油、米醋、精盐、蒜泥拌匀后食用。

【功　效】 色鲜味美,脆嫩爽口。有清热、解毒、健胃、益气的作用。孕早期食用能摄入较充分的营养素促进胚胎发育。

豆芽烩鱼片

【原　料】 绿豆芽250克,生鱼肉300克,葱段30克,姜丝25克,花生油50克,料酒30毫升,姜汁30毫升,精盐、胡椒粉、白糖、生抽、淀粉各适量,香油20克。

【制　作】 将绿豆芽掐去两头,洗净待用。勺置火上,放油,烧至七成热,下姜丝、葱段炝勺,下豆芽炒至断生出勺。将鱼肉洗净,擦干水,切片后放碗内,用姜汁、精盐、料酒、胡椒粉拌匀,腌几分钟。炒勺上火,放油烧热,烹料酒,倒入用精盐、白糖、生抽、淀粉、香油、清水对成的调味汁煮沸,再入鱼片烧至入味,最后放入豆芽翻炒均匀即成。

【功　效】 鱼肉鲜嫩,清淡可口。富含优质蛋白质和维生素,孕早期食用有利胚胎的形成和健康发育。

香椿拌豆腐

【原　料】 豆腐300克,嫩香椿叶100克,香油10克,精盐适量。

【制　作】 将豆腐用沸水烫一下,切成1厘米见方的小丁,放入盘内;香椿用沸水烫一下,捞出后用清水过凉控去水,切成末,放

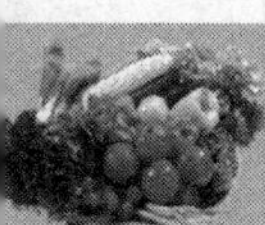

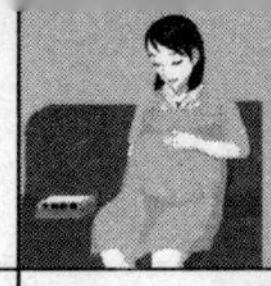

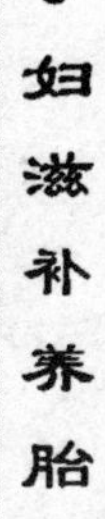

在豆腐上面。食用时用精盐、香油拌匀即可。

【功　效】 豆腐软嫩可口，气味芳香。有清热、健胃、增加食欲之功效。适用于怀孕早期调养食用。

酸菜牛肉末

【原　料】 牛肉 200 克，酸菜 200 克，酱油 5 毫升，白糖、淀粉、精盐、花生油各适量。

【制　作】 将牛肉洗净剁碎，装碗内，用酱油、淀粉、花生油调匀上浆；酸菜洗净，挤干水，切成细丝待用。炒勺上火，放花生油，烧至七成热，下牛肉末煸炒至熟，起勺，待用。净勺再上火，放花生油烧热，下酸菜煸炒，加入白糖和少许精盐，放入牛肉煸炒片刻即可装盘。

【功　效】 酸脆爽口，牛肉嫩香。孕早期食用能增加食欲，可获得全面丰富的营养，有利于胎儿神经系统、骨骼、牙齿等器官的发育，增强孕妇体质。

嫩姜炒鸡脯

【原　料】 鸡脯肉 200 克，嫩姜 100 克，料酒、精盐、味精、淀粉、高汤、水淀粉、鸡蛋清各适量，香油 20 克，熟猪油 40 克。

【制　作】 将鸡脯肉洗净，切片后放碗内，用鸡蛋清、淀粉、香油调匀上浆；将嫩姜洗净后切片，放入沸水中焯后捞出。将鸡片放入温油勺中，炸至鸡脯肉呈白色时捞出。炒勺置火上，加入熟猪油，放入姜片稍炒，再放入高汤、精盐、味精、料酒，烧沸，水淀粉勾芡，放入鸡片，淋香油，翻炒几下即成。

【功　效】 姜嫩鸡鲜，味美爽口。鸡肉富含优质蛋白质及钙、磷、铁及多种维生素，适用于怀孕早期调养食用。孕妇常食有利于胎儿生长发育。

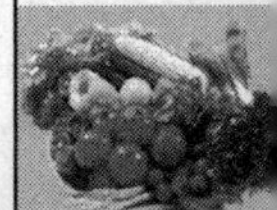

菇片烩鸡丝

【原　料】 鲜蘑菇片250克，熟鸡丝100克，料酒10毫升，精盐、味精、白糖、葱花、姜片、鸡汤、水淀粉各适量。

【制　作】 将鲜蘑菇片择洗净。炒勺上火，放入鸡汤、料酒、精盐、味精、白糖、葱花、姜片、鸡丝，烧至鸡丝入味，放入鲜蘑菇片，待汤汁浓稠时用水淀粉勾芡，出勺装盘。

【功　效】 蘑菇软滑，清淡适口。妊娠早期食用能增进食欲，助消化，补益健身，并促进胎儿大脑等器官的发育。

青笋炒油豆皮

【原　料】 油豆皮200克，青笋100克，猪瘦肉30克。料酒10毫升，精盐3克，酱油5毫升，味精2克，白糖2克，鸡汤150毫升，植物油40克，葱、姜、蒜末、淀粉各10克。

【制　作】 将油豆皮泡软洗净，切成菱形片；青笋洗净切菱形片；猪肉洗净切薄片。炒勺内加油烧热，放入葱、姜、蒜炝锅，放入肉片煸炒至色白，烹入料酒、酱油，放入青笋片煸炒，再放入油豆皮，加鸡汤、精盐、白糖烧沸，略烧入味，加入味精炒匀，调制湿淀粉勾芡，出勺装盘即成。

【功　效】 色泽淡雅，咸鲜香浓，富含蛋白质、维生素E、钙、铁、锌等多种营养素。适宜孕早期食用。

肉末腐竹

【原　料】 腐竹300克，猪肉200克。酱油10毫升，料酒20毫升，精盐3克，味精2克，白糖10克，葱末10克，姜末、蒜末各5克，植物油40克，鲜汤25毫升，香油适量。

【制　作】 将腐竹用温水泡软洗净，切成4厘米长的段。猪肉洗净剁成碎末。锅内加油烧热，下入肉末炒散至熟，放入葱、姜、

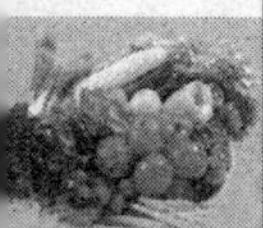

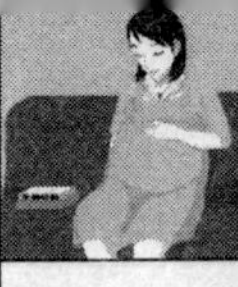

蒜末炒香，加酱油略炒，放入料酒、白糖、腐竹段、鲜汤用小火略烧入味，加精盐炒至汤干时，加味精、香油炒匀装盘即成。

【功　效】 色泽微黄，咸鲜醇香，味美适口，含丰富的动物蛋白质和植物蛋白质、维生素 E、维生素 B_1、钙、铁、锌、硒等营养素。适宜于孕早期食用。

砂仁鲫鱼

【原　料】 鲫鱼 1 条(400 克)，砂仁 25 克。姜丝、葱丝、精盐、淀粉、生抽、料酒各适量。

【制　作】 砂仁洗净，捣碎。鲫鱼去鳞及内脏，洗净，抹干，拌匀，调味料涂匀鱼身，砂仁放在鱼身上，隔水蒸 12 分钟。炒锅烧热后，下一汤匙油，爆香姜丝及葱丝，放在鱼上，淋入少许生抽即可进食。

【功　效】 此菜含丰富的优质蛋白质、烟酸、硒等。砂仁能治疗消化不良、食欲缺乏、胎动不安及呕吐等症，能促进食欲，适合孕早期食用。

虎皮核桃仁

【原　料】 核桃仁 500 克，白糖 125 克，香油 500 克。

【制　作】 将核桃仁放在盘内，倒进开水烫一下，用竹签桃去内衣皮，再用清水冲洗干净。炒锅坐火上，锅内加入适量清水，放入白糖烧化，再投入核桃仁用小火煨烤，至糖汁稠浓并包在核桃仁上离火，将核桃仁倒在盘内。锅内放入香油，用大火烧至四成热时，将核桃仁倒入，改用小火炸至金黄色时捞出，冷却后即可。

【功　效】 本品香、酥、脆、甜，蛋白质、脂肪、糖类、铁、锌、硒、铜、维生素 B_1、维生素 B_2 及烟酸含量丰富，尤其是不饱和脂肪酸含量丰富。孕妇常食有助于胎儿的大脑发育。

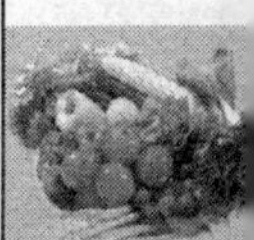

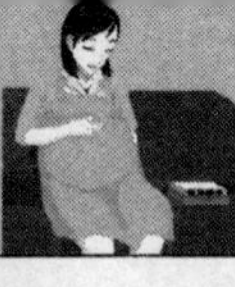

柠檬鸡柳

【原　料】 鸡柳 400 克，鸡蛋 1 个，油 300 克（实耗 30 克），糖 20 克，米醋 10 毫升，柠檬汁 20 毫升，香油、精盐、淀粉适量。

【制　作】 鸡柳捶松切条，加入淀粉及蛋白，腌拌后再加入蛋黄，粘上干淀粉，入油锅中炸熟。调味料煮汁后勾芡，再将鸡柳肉加入拌匀即可。

【功　效】 此菜香脆可口，含有丰富的蛋白质、维生素 A、烟酸、铁、硒等多种营养素。适宜孕早期食用。

冬笋里脊丝

【原　料】 猪里脊肉 400 克，冬笋 250 克，鸡蛋清 30 克。料酒 10 毫升，精盐 4 克，白糖 10 克，味精 2 克，胡椒粉 2 克，水淀粉 5 克，葱 5 克，姜 5 克，猪油 50 克，鲜汤 25 毫升，香油适量。

【制　作】 猪肉顺长切成丝，用水洗净，沥净水，用精盐、料酒、鸡蛋清、淀粉调匀浆好，再放香油抓拌均匀。冬笋顺长切成丝，用沸水焯透。葱、姜切成末。肉丝用温油滑散透，控油；冬笋下锅煸炒，下入葱姜末、肉丝，将对好的汁（料酒、精盐、味精、胡椒粉、白糖、鲜汤、淀粉、少许香油对成）倒入炒匀即可。

【功　效】 颜色白亮，味咸鲜，肉丝滑嫩，含有丰富的蛋白质、维生素 B_1、维生素 B_2、烟酸、铁、锌、硒等。适宜孕早期食用。

芙蓉银耳

【原　料】 银耳 50 克，鸡蛋清 200 克，绿菜叶 250 克。料酒 3 毫升，精盐 5 克，味精 5 克，水淀粉 50 克，葱、姜末、白糖各适量，高汤 250 毫升。

【制　作】 银耳冷水发开，再换温水洗净，去掉根部，选用颜色鲜艳部位，掰成小瓣，鸡蛋清调匀。锅内加水淀粉和调料，对好

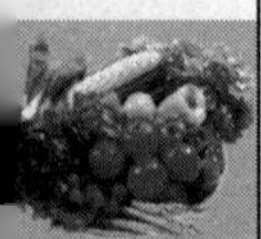

口味，加高汤，同时搅拌，后加银耳，上火坐勺，炒至成型后待用。绿菜或茎或叶(根据季节变化使用)。用高汤烫过，去水分，调味，码盘子周围，中间放银耳。

【功　效】 颜色艳丽，嫩软清鲜，清淡不腻，维生素 A、维生素 C、铁、锌的含量尤为丰富。适宜于怀孕早期妇女调养食用。

荠菜冬笋

【原　料】 净熟冬笋 300 克，荠菜 100 克，熟胡萝卜 20 克，精盐、味精、生抽、水淀粉、鸡汤各适量。

【制　作】 净熟冬笋切成劈柴状块。荠菜择洗干净，用沸水焯一下，捞出放进冷水里冲凉后，挤出水分，切成粗末。熟胡萝卜切成末待用。坐锅，放油烧热，投入冬笋块略炒，加入鸡汤、精盐、味精，烧沸后放入荠菜、水淀粉勾稀芡，开锅后放进胡萝卜末，即可装盘。

【功　效】 此菜清鲜可口，尤其是维生素 A 和钙的含量丰富。适宜于怀孕早期调养食用。

四、妊娠早期宜食的粥羹

五色豆粥

【原　料】 绿豆 25 克，赤小豆 25 克，大豆 25 克，粳米 50 克，陈皮 1 片，红糖适量。

【制　作】 拣去豆中杂质，洗净浸水备用。粳米洗净，陈皮浸软，洗刮净，锅内加水，烧沸后下豆、米及陈皮同煮至熟烂。食时用红糖调味(也可用白糖)。早、晚餐食用。

【功　效】 豆粒酥软，香甜可口。含有丰富的维生素 B_1，适宜于怀孕早期食用。

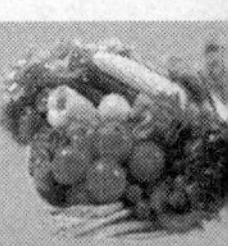

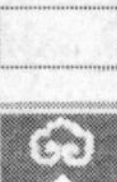

鸡肉粥

【原　料】 生鸡1只(750克),大米50克,芹菜100克,精盐、酱油、香油、生姜、大葱各适量。

【制　作】 将鸡肉洗净。锅内放水,用旺火烧沸,将鸡肉下锅浸烫,一提一放连续烫4～6次,随后向锅内稍加凉水,将鸡放入锅中加盖,用微火(保持水开为准)煮20分钟,再焖煮20分钟,捞出放凉,控干水,在外皮抹上香油,以保持鸡肉光亮,不缩不老。将大米淘洗干净倒入锅内,加原汁鸡汤用大火煮沸,再改用小火煮至粥稠,便成鸡粥。食用时将鸡粥盛入碗内,将鸡肉切片装盘,加葱、姜、精盐、酱油、味精、香油调匀成蘸料,蘸食。早、晚餐食用。

【功　效】 鸡肉香醇、粥味可口。含有丰富的蛋白质,以及钙、铁、磷、B族维生素和烟酸等多种营养物质。适宜于怀孕早期食用。

核桃糯米粥

【原　料】 糯米100克,核桃仁25克。

【制　作】 将核桃敲碎取出核桃肉。核桃壳加水煮20分钟,弃壳留汤。将核桃壳汤加核桃仁、糯米煮成粥。早、晚餐食用。

【功　效】 鲜香滑软,含有优质植物蛋白质,维生素B_1、维生素B_2含量较丰富。适宜于怀孕早期食用。

八宝粥

【原　料】 糯米150克,桃脯15克,蜜枣25克,莲子25克,杏脯25克,冬瓜条25克,核桃仁25克,山楂糕25克,作料、白糖、桂花酱各适量。

【制　作】 将糯米淘洗干净,放入锅中,加水烧沸后改用小火熬,熬成稠粥。要经常搅动,以防糯米煳锅底。把各种辅料切成小

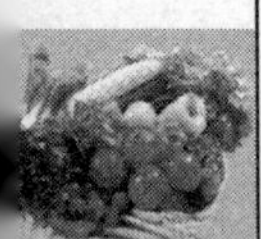

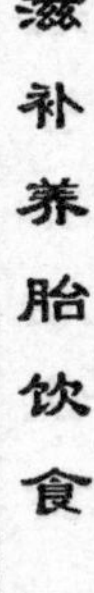

丁,掺和在一起,加入桂花酱和白糖拌匀。食用时,将粥盛入碗内,上面撒上拌好的辅料即成。早、晚餐食用。

【功　效】 粥稠,黏甜,味香,适口,易消化。含有糖类、蛋白质、多种维生素和无机盐。适宜于怀孕早期食用。

黑米粥

【原　料】 黑米 50 克。

【制　作】 将黑米用水洗净,捞出,放在锅里炒。取炒好的黑米放入锅中,加 8 倍的水,用小火烧沸后煮 7～8 分钟。早、晚餐食用。

【功　效】 汤味醇厚,浓郁芳香。富含丰富的 B 族维生素且易被人体吸收。适宜于怀孕早期食用。

什锦甜粥

【原　料】 小米 200 克,大米 100 克,绿豆、花生米、大枣、核桃仁、葡萄干各 50 克,红糖适量。

【制　作】 将小米、大米、绿豆、花生米、大枣、核桃仁、葡萄干均用水淘洗干净。先将绿豆放入锅里,加少量水,用火煮至七成熟时,向锅内加入沸水。将小米、大米、花生米、大枣、核桃仁、葡萄干放入,再加红糖,用勺搅匀,盖上锅盖。开锅后改用小火,煮熟烂即成。早、晚餐食用。

【功　效】 香甜可口,营养丰富。糖类、蛋白质、维生素 B_2、钙、铁尤为丰富,并能提供人体必需的水分。适宜于怀孕早期食用。

橘酪羹

【原　料】 橘子 100 克,白糖 50 克,藕粉、桂花各适量。

【制　作】 将橘子洗净后剥去外皮,将橘瓣分开,剥去橘瓣上

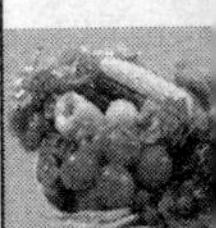

的囊衣，除去内核，放在锅内加适量水煮沸。将藕粉放在碗内，加少许凉水调成稀糊，倒入橘子汤内迅速搅匀，再次烧沸后加入白糖、桂花搅匀即成。

【功　效】 酸甜适口，增加食欲。含有丰富的维生素 C 和适量的糖类。适宜于怀孕早期食用。

鳝鱼猪肉羹

【原　料】 鳝鱼 250 克，猪肉 100 克，精盐、黄酒、味精、胡椒粉、生姜各适量。

【制　作】 将鳝鱼剖背脊后，去头、尾及内脏，切丝备用。猪肉洗净剁成泥。锅上火，加水适量，煮沸后将猪肉入锅，撇去浮沫，加入鳝鱼丝、黄酒，烧沸后改用小火慢煮。生姜去外皮，洗净切成丝，放入锅内。待鳝鱼丝煮烂时加入胡椒粉、精盐、味精调味即成。

【功　效】 鱼香肉鲜，补气养血，滋润肌肤。含大量脂肪、蛋白质和维生素 B_1。适宜于怀孕早期食用。

海参粥

【原　料】 水发海参 200 克，熟火腿末少许，粳米 100 克，葱末、精盐少许，清水适量。

【制　作】 将发好的海参漂洗干净，切成细丁，粳米淘洗干净。锅内放入清水、海参、粳米，先用大火煮沸后，再改用小火煮至粥成，然后加入葱末，精盐拌匀，撒上火腿末即可。

【功　效】 本品具有提神补气，补肾填精之功能。适宜于怀孕早期食用。

小米红枣粥

【原　料】 小米 50 克，大枣 50 粒，黄豆或红豆 25 克。

【制　作】 将豆子洗净泡胀后，先煮至半熟。再将小米、大枣

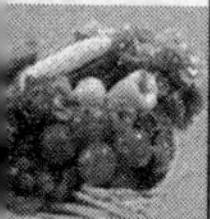

放入粥汤内煮至熟烂。

【功 效】 本品具有清润滋补，滋阴健肺，止咳补气之功能。适宜于女子怀孕早期食用。

胡萝卜糯米粥

【原 料】 糯米100克，胡萝卜150克，猪肉末50克，植物油30克，精盐、味精各适量，料酒20毫升，葱花20克，姜末20克。

【制 作】 将糯米淘洗净，放清水盆中，浸泡2小时，捞出沥水；胡萝卜洗净，去皮，切成小丁。炒勺置火上，放油烧热，将肉末炒熟，放水烧沸，下糯米、胡萝卜丁，再沸后改用小火熬至米粒开花、胡萝卜丁熟烂时，放精盐和味精调味即成。

【功 效】 汁稠鲜咸，能防治贫血。适宜于孕早期食用。

菠菜肉粥

【原 料】 菠菜100克，猪肉末50克，大米100克，熟猪油40克，精盐适量，料酒20毫升。

【制 作】 将大米淘洗干净，放入锅中，加清水适量，煮沸后改用文火熬至米半熟时，加入猪肉末、熟猪油、料酒、菠菜、精盐煮至粥熟即可。

【功 效】 清香爽口。富含丰富蛋白质和钙、铁等元素。孕妇常食能防止胎儿铁、钙缺乏。

胡萝卜肉末粥

【原 料】 大米100克，胡萝卜100克，猪瘦肉末50克，精盐、味精、料酒、葱花、姜末、花生油各适量。

【制 作】 将大米淘洗干净，放入清水中泡1小时，捞出控水；胡萝卜洗净，去皮，切成小丁。炒勺置火上，放油烧热，下葱花、姜末炝勺，待出香味后放入肉末和胡萝卜丁煸炒几分钟，烹入料

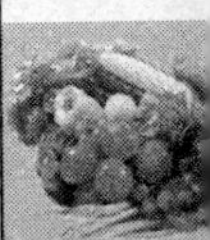

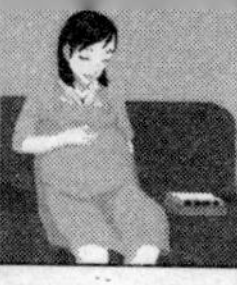

酒，炒匀出勺。锅上火，放适量清水烧沸，下大米和炒好的肉末、胡萝卜丁，再次烧沸后改用小火煮至米粒开花、胡萝卜丁熟烂时，用精盐、味精调味即可。

【功　效】 鲜咸适口。孕早期常食可获得较丰富的营养，并能防止维生素缺乏症，防止便秘，促进胎儿生长发育。

五、妊娠早期宜食的面点米饭

菠萝炒饭

【原　料】 带皮鲜菠萝1个，白米饭100克，熟虾肉25克，叉烧肉丁40克，鲜鸡蛋1个，葱花、香菜叶、精盐、味精、植物油各适量。

【制　作】 将菠萝切去顶部，作盖用，用刀将菠萝中间挖空，把挖出的菠萝肉及菠萝壳分别放入精盐水中稍浸泡，捞起沥干水、将菠萝肉切成小丁，待用。将油锅上中慢火，放入蛋液、白米饭、叉烧肉丁、熟虾肉，炒至有香味逸出，加葱花、精盐、味精调味，再加入菠萝丁。炒匀后，盛入菠萝壳内并放上香菜叶，盖上顶盖即成。正餐食用。

【功　效】 炒饭具有菠萝的香味，醒胃可口，富含钙、铁、优质蛋白质。适宜于怀孕早期食用。

姜汁鳝肉炒米饭

【原　料】大米100克，黄鳝50克，生姜汁10～20毫升。

【制　作】 将黄鳝处理干净，以姜汁、植物油拌匀。待饭煮至水分将干时，放黄鳝于饭上面，放火焖20分钟，煮熟后，加生姜汁、植物油、精盐调味即成。正餐食用。

【功　效】 补血健胃，并含有丰富的维生素 B_2。适宜于怀孕

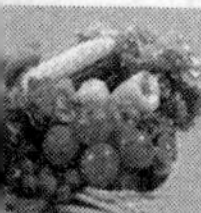

早期食用。

海蜇凉面

【原　料】 面条100克，海蜇100克，黄瓜100克，精盐、酱油、米醋、味精、香油、葱、生姜、香菜各适量。

【制　作】 面条放入沸水锅中煮熟，取出，放入凉水中投凉，然后沥干水分，装入碗中。海蜇放入水里漂洗几次，至无砂粒时，捞出，切成丝。放入沸水中烫一下。黄瓜洗净，切成丝。香菜洗净，切段。将海蜇取出，挤干水分，放葱丝、生姜、香菜、黄瓜丝、味精、精盐、酱油、米醋、香油拌匀，然后放面条即成。正餐食用。

【功　效】 味美脆嫩，富含叶酸、维生素C。海蜇含脂肪极低，富含碘、钙等无机盐。适宜于孕早期食用。

肉丝盖浇面

【原　料】 瘦肉50克，黄瓜100克，面粉75克，植物油10克，酱油、精盐、葱各适量。

【制　作】 用温水将面粉和成团，做成面条下锅煮熟。将肉及黄瓜切成丝，锅内放油加热，先放葱花，后放肉丝煸炒，再放少许酱油加盐倒入黄瓜丝，煸炒几下，浇在面条上拌匀即成。

【功　效】 蛋白质与锌含量较多。适宜于孕早期食用。

双色蒸卷

【原　料】 面粉50克，鲜酵母2克，豆沙馅10克，桂花白糖馅15克，植物油适量。

【制　作】 面粉中加鲜酵母加水和成面团，待发酵后，分剂，擀成面片，一半抹上植物油，均匀地铺上豆沙馅，卷到中间。将面片翻身，另一半抹上植物油，均匀地铺上桂花白糖馅，再卷到中间，即成为正反双卷的卷筒。蒸锅内倒入沸水，铺好屉布，将面卷摆

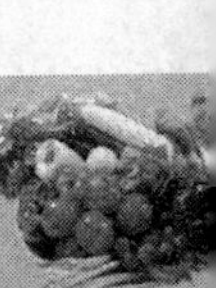
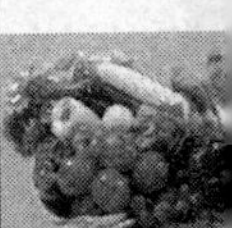

入，盖严锅盖，蒸20分钟出锅，切成小段，竖着摆在盘内即成（当点心食用）。

【功 效】 形态美观，色泽和谐，松软香甜。含有丰富的糖类和蛋白质。并且含有纤维素、无机盐及多种维生素。适宜于孕早期食用。

小米黏糕

【原 料】 小米50克，红糖2克，藕粉适量。

【制 作】 小米洗净，用水浸泡一个晚上，加水煮熟。煮好后，放入研钵内，用研棒捣烂，边捣边加红糖。捣好后加入藕粉，用手团成适当大小的团。上笼蒸熟即成（当点心食用）。

【功 效】 饭团黏软可口。小米所含的蛋白质、脂肪、钙、铁、维生素B_1等具有健脑补脑的功效。适宜于孕早期食用。

松子枣泥糕

【原 料】 糯米粉100克，大米粉50克，大枣100克，豆沙馅40克，松子仁10克，猪油30克，白糖适量。

【制 作】 把大枣洗净，入锅用水煮烂，晾凉，去掉皮和核，成枣泥。将原汤和枣泥一起投入锅内，放入白糖、豆沙馅、猪油一起熬。待白糖溶化，离火晾凉，放入大米粉和糯米粉，拌匀，倒在抹过油的大盘内。上屉用大火蒸40分钟即熟，取出，撒上松子仁即成。

【功 效】 糯软香甜，富含维生素C、维生素B_1等营养素。适宜于孕早期食用。

家常饼

【原 料】 面粉50克，植物油10克，精盐适量。

【制 作】 面粉加水，放盐少许，和成面团。待面团稍饧后，揪成面剂，拉成长条。将面剂擀成长圆片，表面刷油，每10张为一

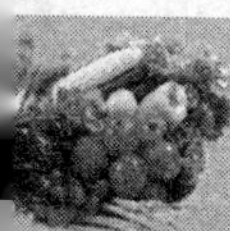

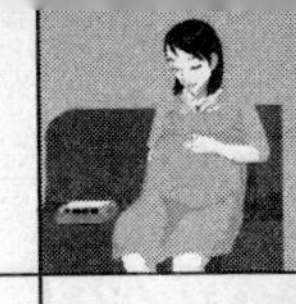

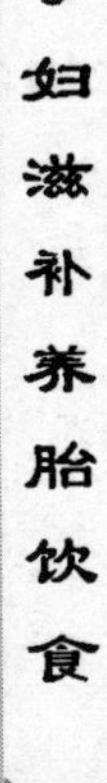

组，然后上下翻个，再依次抻拔成长条。将长条以一头盘成饼形。干锅放入植物油，待锅热时，将饼放入平锅内烙制，饼两面呈金黄色即熟。

【功　效】 饼色金黄，味酥香，含丰富的糖类。适宜孕早期食用。

素馅包子

【原　料】 面粉 50 克，水发黄花菜 20 克，水发木耳 15 克，水发粉丝 20 克，鸡蛋 1 个，精盐、味精、植物油、香油、干淀粉、发酵粉、食用碱各适量。

【制　作】 用水发黄花菜、木耳；粉丝洗净，切成细末，锅内放植物油，烧热，鸡蛋打入碗内搅匀，放入锅内炒熟，取出晾凉。再将植物油烧热，放入黄花菜、木耳、粉丝煸炒，加少量水和味精、精盐和炒好的鸡蛋，淋入湿淀粉，放入锅内，炒拌成馅，最后倒入香油拌匀，将面粉加入发酵粉和水和成面团发酵。面发后对入适量碱水揉匀揉透，揪成剂子，压成圆皮，包入馅料，收好口，上屉用大火蒸 15 分钟即熟。

【功　效】 味道鲜美爽口，营养丰富，含有人体必需的蛋白质、脂肪、糖类，多种无机盐和维生素。适宜于怀孕早期调养食用。

山楂晶片糕

【原　料】 熟猪肉 100 克，山楂糕 80 克，鸡蛋 1 个，淀粉 30 克，面粉 20 克，植物油、白糖、精盐各适量。

【制　作】 将熟肉切成片。将鸡蛋打入大碗中，放入淀粉、面粉，加一点水搅成稠糊，再将切好的肉片放入，搅拌均匀。将山楂糕放入碗内轧成泥，倒入白糖，加适量水调成汁。锅上火，放油烧至七成热，逐一下入肉片，炸成浅黄色时，捞出，控净油。将锅内的油倒出，把调好的山楂糕汁倒入锅内，待烧沸时，下入肉片及少量

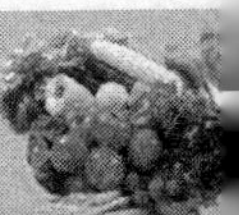

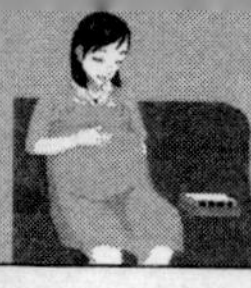

精盐，翻炒均匀，盛入盘中即成。

【功　效】 色泽枣红，滋味甜酸带咸，营养丰富。含有人体必需的优质蛋白质、脂肪、糖类、维生素A、维生素D及多种无机盐。适宜于怀孕早期调养食用。

桃仁芝麻花生包

【原　料】 面粉500克，核桃仁50克，芝麻50克，花生米25克，果酱50克，鲜酵母、白糖、青丝、红丝各适量。

【制　作】 炒勺上火，将核桃仁、芝麻、花生米分别炒熟，然后将核桃仁压碎；花生米搓去皮，压碎，放入小盆内。另外将芝麻、白糖、果酱也放入小盆内，搅拌均匀作馅。面粉放盆内，加鲜酵母和适量温开水和成面团。面板撒上面粉，将发酵好的面团揉匀，搓成长条，做成50克一个的面团，擀成圆皮，放入调好的馅，捏成月牙形，再将两角捏合在一起，呈半圆形，并在顶部粘上少许青、红丝。锅内倒入沸水，铺好屉布，将包子摆好，上屉蒸20分钟左右即可出锅。

【功　效】 香甜松软。孕早期妇女常食能增加营养，促进胚胎的良好发育，尤其是对脑细胞的健康发育有益。

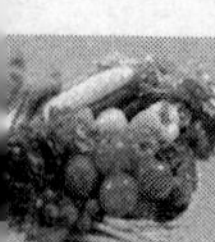

第二章 妊娠中期的饮食营养

一、妊娠中期的饮食营养知识

妊娠中期是指怀孕4～6个月的时期。妊娠中期是整个孕期饮食的重要时期，此时孕妇反应消失，胃口好转，因此要抓紧加强营养，积蓄体力，为孕晚期及分娩做好准备。孕妇此期孕吐已消失，食欲好转，胎儿发育增快，孕妇要充分吸取营养，保证钙、磷、铁、蛋白质、维生素的摄入量，但对糖类食物不宜摄入过量。

（一）妊娠中期生理变化及营养需求

妊娠中期，胎儿和母体都发生了明显变化，胎儿各系统器官迅速增殖发育。怀孕3个月时的胎儿体重大约20克，从第4个月开始，胎儿体重增长加快，逐渐发育成熟，至妊娠中期末时，胎儿体重可增加到1 000克，出生后能啼哭，若具备良好条件，加强护理可存活。

孕妇到妊娠6个月身体变化有两个特点：一是孕妇子宫增大，腹部鼓起来；二是乳房变大，可流出稀薄的乳汁。

孕妇到妊娠6个月，子宫进一步增大，子宫底已高达脐部，自己已能准确地判断出增大的子宫。下腹部隆起更为突出，腰部增粗已很明显，体重也增加了许多。孕妇的体形由于子宫增大和加重而使脊柱骨向后仰，身体重心向前移，出现孕妇特有的体态。孕妇身体对这种变化还不习惯，很容易出现倾倒，腰部和背部也因对身体的这种变化不习惯而特别容易疲劳，孕妇在坐下或站起时常会感到很吃力，甚至出现摔跤。

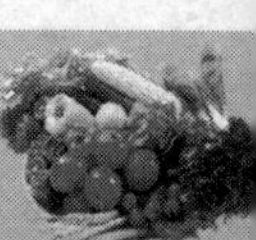

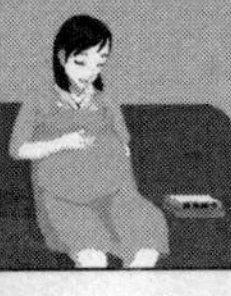

孕妇到妊娠6个月乳房变大，乳腺功能发达，挤乳房时会流出一些黏性很强的黄色稀薄乳汁，内衣很容易被污染。

在妊娠6个月后，因为血液中水分的增多，孕妇可能发生贫血。有些孕妇因钙质被胎儿大量摄取，出现牙痛和口腔炎。因此，这个时期里孕妇更要注意补铁和补钙。

妊娠中期，为了适应胎儿生长发育的需要，母体各系统发生了巨大的适应性变化。子宫的容积随着胎儿、胎盘和羊水的增长而扩大。乳腺增生加速，乳房增大。孕妇血容量扩充。肾脏排泄功能加速，部分营养素可随尿液丢失。孕妇可因雌激素的影响或缺乏维生素C，出现齿龈充血、肿胀、疼痛、出血等症状。蛋白质、糖、脂肪、无机盐等的代谢发生变化，各种营养素的需要量显著增加。整个妊娠期，孕妇体重增加大约10千克，妊娠早期(怀孕期的前3个月)仅增加0.8～1.5千克，妊娠中期和后期每周大约增加0.4千克。妊娠中期，大部分孕妇早期妊娠中毒症状消失，食欲改善，饮食量增加。

(二)妊娠中期蛋白质缺乏会影响胎儿生长发育

胎儿首先需要用蛋白质来构成自己的组织器官。人体的一切细胞、器官组织和体液，以及肌肉、血液、皮肤、骨骼乃至毛发、指甲等没有一处不含蛋白质。因此，蛋白质对胎儿生长发育是最基本的物质。

在胎儿生长过程中，各组织细胞增殖或增大，都必须有充分的蛋白质，妊娠5个月的胎儿对蛋白质的需要明显增加，到胎儿6个月时，其体重为母体的1%，而蛋白质含量则为母体的3%，足月胎儿体重约为母体体重的5%，含蛋白质400～500克，是胎儿自身体重的15%左右。当母体摄入蛋白质不足时，可引起胎儿细胞分化减慢，从而使某些器官细胞数目减少。如果蛋白质缺乏发生在孕早期3个月脑发育最快的时期，那么胎儿不仅生长缓慢，而且脑

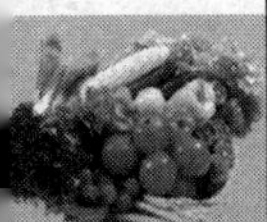

细胞数也会减少，对孩子以后的智力发育会有影响。如蛋白质缺乏发生在孕后期，虽然对胎儿的脑发育影响不大，但由于胎儿往往同时缺乏脂肪、糖原，那么在分娩的时候，就不容易耐受子宫收缩和缺氧的考验，出生后较容易发生低糖和呼吸困难等异常情况。

胎儿生长发育需要大量蛋白质，这些蛋白质要依赖母体供应，同时，孕妇本身对蛋白质的需要量也比孕前有明显增加。因为母体需要一定量的蛋白质供应子宫、胎盘及乳房的变化。

世界卫生组织建议，妊娠后半期每日应增加优质蛋白质 9 克。我国营养学会建议，孕妇从孕中期开始，每日增加蛋白质 15 克。孕后期增加 25 克。含有优质蛋白质的食物有奶类、蛋类、鱼类、肉类和豆类，最好饮食中动物性蛋白质占 2/3 左右为好。

(三)妊娠中期的膳食原则

孕中期是胎儿迅速发育的时期，这时孕妇体内发生一系列变化，妊娠反应减轻，食欲趋于好转，胃口开始大增。因此，孕妇的膳食应根据特点进行如下安排：

(1)增加主粮摄入：孕中期胎儿迅速生长及母体一些组织的生长，需要大量热能，而米、面等主食是我国人们膳食热能的主要来源。为此，孕妇宜增加标准米、面的摄入，并搭配食用些杂粮，如玉米、小米、燕麦、红豆、绿豆等。

(2)增加动物性食品：动物性食品，如动物肉、蛋、肝等，可为人体提供优质蛋白质，这是胎儿和孕妇组织增长的物质基础。

(3)增加植物油摄入：脂质尤其是必需脂肪酸是细胞膜及中枢神经系统髓鞘构成的物质基础。孕中期胎儿机体和大脑发育速度加快，对脂质及必需脂肪酸的需要增加，必须及时补充。因此，孕中期应增加烹调植物油的量，如豆油、花生油、菜油等，也可以直接吃些花生、芝麻、核桃仁等油脂含量多的食物。

(4)合理烹调，减少维生素损失：维生素是人体所必需的，除

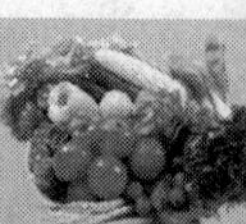

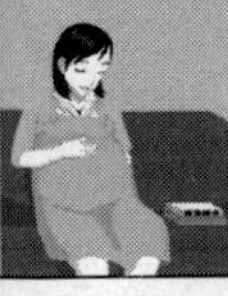
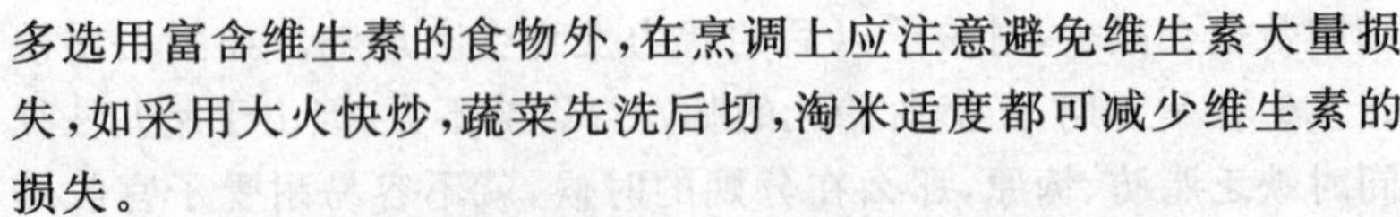

多选用富含维生素的食物外，在烹调上应注意避免维生素大量损失，如采用大火快炒，蔬菜先洗后切，淘米适度都可减少维生素的损失。

(5)增加餐数，食量适度：孕妇可每日进餐4～5次，每次食量不可太多，这样可以多吸收营养，而又不会使胃肠负担过重。

(6)食用一些防止便秘的食物：在妊娠中期孕妇易发生便秘。为防止便秘应多食富含纤维素和果胶的食物，如芋头、蒜苗、韭菜、雪里蕻、香菜、油菜、芹菜、大头菜、白菜等。水果中的桃、橄榄、柑橘、海棠等也富含纤维素。

(7)补充无机盐丰富的食品：供给适量的无机盐对孕妇的健康和胎儿的发育非常重要。孕中期的妇女常出现小腿抽筋等症状，这通常与她们膳食缺钙有关。钙、磷始终是胎儿的骨骼生长发育必不可少的元素，为此孕妇孕中期应选择含钙高的食物，如小白虾、酥鱼、虾皮、奶及奶制品等。

孕中期开始，甲状腺功能活跃，碘的需求量增加，所以孕妇要注意多吃含碘丰富的食物，如海带、紫菜等。锌对胎儿器官的形成极为重要，孕妇从孕中期起要开始增加锌的摄入量，孕妇每日锌的摄入量应从孕前的11.5毫克增至16.5毫克。此外，孕妇还要注意补充铁、镁等无机盐。

(8)注意食品多样化：多吃肝、心、肾等动物内脏，还必须补充蛋白质、糖类、无机盐和维生素。具体地说，饮食每天要荤素、粗细搭配，多吃豆制品，多吃含热能高的食物，多进食大米、面粉等主食，最好每天能达到400克以上。并要适当吃些玉米、小米、麦片等杂粮，做到粗细搭配。孕妇还应进食足量的新鲜水果和蔬菜，以补充胡萝卜素和维生素，每天最好摄入500克蔬菜，蔬菜不足的季节可吃些豆芽以补充维生素C。由于子宫逐渐膨大压迫肠道，容易引起便秘，而蔬菜、水果富含纤维素，还能增加肠蠕动，促进排便，故宜多食。

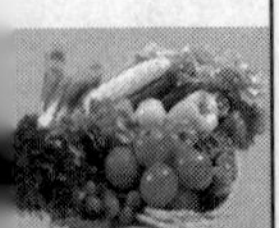

(9)注意饮食清淡：孕中期以后，孕妇心脏负担明显增加，因此要防止水、钠潴留导致下肢水肿。所以，饮食要清淡爽口，不宜过咸过腻。

(四)妊娠中期应增加维生素的摄入量

自妊娠中期开始，孕妇对各种维生素的需要量增加，这时应多吃新鲜蔬菜和水果，以及适当的动物内脏。

叶酸是合成核酸必需的物质，叶酸缺乏时核酸形成减少，影响红细胞成熟，引起巨幼红细胞性贫血。妊娠中、后期，孕妇对叶酸的需要量增加，同时由于孕妇胃酸分泌减少，胃肠功能减弱，吸收率较低。妊娠中、后期，胎儿的生长发育对叶酸的需求量也增加。因此，妊娠中、后期巨幼红细胞性贫血比较多见。叶酸量丰富的食物来源是动物肝脏，其次是绿叶蔬菜，酵母及动物内脏，孕妇应适当摄入。对于严重的叶酸缺乏者，应给予叶酸制剂治疗。

维生素 B_{12} 能促进红细胞的发育成熟，缺乏时，也可引起巨幼红细胞性贫血，一般和叶酸缺乏同时存在。维生素 B_{12} 主要含在动物肝脏中，也含于奶、肉、蛋、鱼中。植物性食品中一般不含维生素 B_{12}。

妊娠中期，胎儿和孕妇对维生素 B_6 的需要量增加，尤其在怀孕 5 个月以后最明显。维生素 B_6 缺乏时，新生儿出生后体重降低。维生素 B_6 的分布很广，其中含量较多的食物有蛋黄、肉、鱼、奶、全谷、豆类及白菜等。

(五)妊娠中期的安胎与保胎

妊娠中期胎儿日渐长大，孕妇肚子大起来，明显有些形态变化，所以要注意安胎与保胎。

(1)合理饮食：孕妇饮食应做到多样化，不偏食，不挑食，而且在进食中注意少食多餐，每餐不可吃得太饱，要忌食辛辣刺激性食

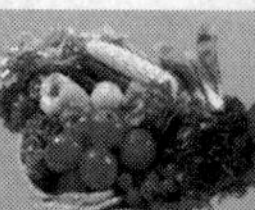

品，饮食要做到低盐偏淡，避免引起孕妇水肿或发生妊娠高血压综合征。吃饭时细嚼慢咽，有利于增进食欲和促进营养的吸收。

(2)衣着要开始穿宽松些的：因为孕妇乳房开始增大，胸径增宽，如衣服过紧，影响呼吸。孕妇下腹部逐渐突出，腰围因此加大，因而衣、裤都要宽松肥大些，以免妨碍胎儿生长。

(3)孕妇要选择左侧卧位休息和睡眠：此时仰卧或右侧位时，增大的子宫会因压迫腹主动及扭转子宫韧带和系膜，使子宫血流量明显减少，直接影响胎儿的营养供给和生长发育。

(4)要注意测量自身体重：孕妇应该从第 4 个月起，每 15 天测量 1 次体重，每次测量时应空腹，并将身上所穿衣物重量除去。孕妇在妊娠中、后期每周体重增加 350 克则为正常，若增加过快或不增加都表明异常，应尽快去医院诊断。

(5)骑车注意安全：孕妇在进入怀孕 4 个月时，要调整自行车座坡度，使车座后边略高一些为宜，同时坐垫要柔软。一定要骑女式车，骑车速度不宜太快，时间不要过长，以防下肢劳累引起盆腔过度充血而影响胎儿。孕妇不宜在太颠簸的路上骑车时间过长，震动过大容易引起会阴损伤。

(6)避免日光直接照射面部：因为这期间孕妇妊娠斑开始在面部显现，经日光照射会更加明显。

(7)对胎儿进行胎教：此时胎儿已能轻微活动，能够听到子宫外的各种声音，并对声音刺激有反应。

(8)不要忘记产前检查：此时检查，可对葡萄胎等及早发现。

(9)日常注意事项：此时母体已看出下腹部隆起，孕妇要防止碰撞，所以孕妇要在行动上开始注意，不要受外力影响而导致流产。

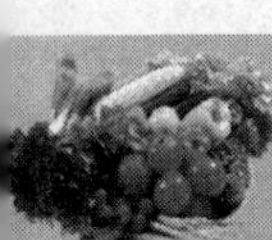

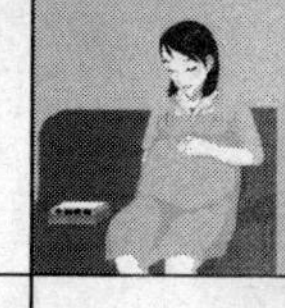

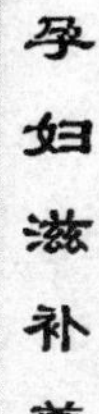

二、妊娠中期宜食的汤饮

红萝卜牛骨汤

【原　料】 牛骨500克，红萝卜1个，番茄2个，椰菜100克，洋葱半个，胡椒3粒。

【制　作】 牛骨洗净斩块备用，红萝卜去皮洗净切大块，番茄洗净切块，椰菜洗净切块，洋葱洗净切片。瓦煲中放入胡椒3粒，加入牛骨、红萝卜块、番茄块、椰菜块、洋葱片，放入适量清水煲两个小时，调味即成。

【功　效】 本品具有健脾养阴，生津止渴之功效。适宜于怀孕中期服用。

生菜豆腐鱼汤

【原　料】 生菜300克，豆腐100克，鱼1条，姜1片，精盐适量。

【制　作】 鱼去鳞和内脏，洗净沥干水；生菜切为寸段；豆腐切丝。鱼下油煎黄铲起，放入姜爆香。加适量水烧沸，放入豆腐煮约15分钟，下生菜煮熟，放盐调味即成。

【功　效】 本品具有补气养血，健脾开胃之功效。适宜于怀孕中期服用。

乳鸽响螺汤

【原　料】 乳鸽1只，响螺肉200克，瘦肉100克，枸杞子25克，姜2片，酒半茶匙，精盐、生抽各适量。

【制　作】 将乳鸽剔好，洗净，响螺肉放沸水内汆水。如购买雪藏的响螺肉，则要洗净才汆水。待煲内水沸时，放下全部材料，

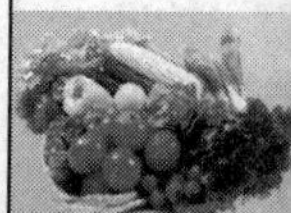

煲2.5小时以上，用盐、生抽调味。此汤鲜美可口，有滋补之效。

【功　效】本品具有补肾填精，养阴清热之功效。适宜孕中期食用。

冬瓜鸡汤

【原　料】熟白鸡肉250克，净冬瓜250克，鸡汤、料酒、酱油、味精、精盐、葱段、姜片、香油各适量。

【制　作】将熟白鸡肉切成象眼块，整齐地码入盘内，加入鸡汤、酱油、精盐、味精、料酒、葱段、姜片，上屉蒸透，取出拣去葱段、姜片，把汤汁滗入碗内，待用。冬瓜洗净，切块，放入沸水中焯熟，捞出后码入汤碗内，再将鸡肉块码放在上面。勺上火，倒入碗内的汤汁，烧开后撇去浮沫，淋入香油盛入汤碗内即可。

【功　效】汤鲜味浓，鸡肉软嫩，爽口不腻。孕妇常食能预防怀孕中期水肿。

口蘑豆腐汤

【原　料】嫩豆腐150克，水发口蘑200克，鲜冬笋50克，香油10克，豌豆苗50克，姜末15克，胡椒粉、高汤、精盐、味精各适量。

【制　作】将口蘑洗净，片成片儿；鲜笋切成菱形片；豆腐洗净后切成三角形片，在沸水锅中焯一下。炒勺上火，放高汤、姜末、豆腐片、鲜笋片、口蘑片、精盐烧沸，撇去浮沫，放味精、胡椒粉，撒豌豆苗，淋入香油即成。

【功　效】清爽可口，质嫩鲜香，营养丰富。适宜于妊娠中期食用。

香菇猪肝汤

【原　料】鲜猪肝250克，水发香菇100克，水发玉兰片30

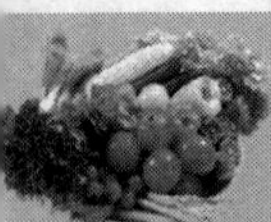

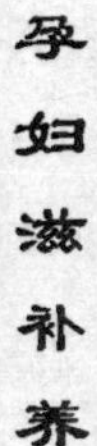

克，熟猪油 20 克，鲜菜心 50 克，料酒 25 毫升，水淀粉、味精、胡椒粉、酱油、精盐、鲜汤各适量。

【制　作】 将猪肝洗净，切成薄片，装入碗内，放精盐、酱油、料酒、水淀粉拌匀；水发香菇、玉兰片切成片；鲜菜心洗净。炒勺上火，掺鲜汤烧沸，放入香菇、玉兰片、胡椒粉，烧沸后放入猪肝片，放味精、精盐、鲜菜心，淋熟猪油烧沸即成。

【功　效】 肝片细嫩，清爽可口。孕中期食用能清热解毒，补肝养血。

黄豆排骨汤

【原　料】 黄豆 100 克，猪排骨 250 克，精盐、味精各适量。

【制　作】 将黄豆用温水泡软；将猪排骨洗净，斩成小块。锅内加清水，大火煮沸，将黄豆、排骨放入锅内，转为小火炖至熟烂，用精盐、味精调味即成。

【功　效】 肉脱骨，豆鲜香，味适口。有补髓养阳、补血益智的功效。孕妇常食有利胎儿大脑、骨骼的发育。适用于怀孕中期食用。

虾皮萝卜丝汤

【原　料】 红皮萝卜 300 克，虾皮 20 克，香油 20 克，熟猪油 30 克，葱 10 克，青蒜 10 克，精盐、味精各适量。

【制　作】 将红皮萝卜洗净后切成细丝；葱、青蒜洗净后均切成细末。勺内放油，上火，烧至八成热，下葱末和萝卜丝，翻炒片刻，放入虾皮，加水煮出虾味，放精盐、香油、味精，撒青蒜末即成。

【功　效】 清淡，虾味浓。有补中益气、增强孕妇抵抗力等作用。适宜于怀孕中期食用。

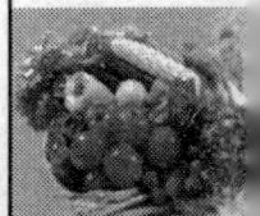

发菜豆腐汤

【原　料】 豆腐 400 克，水发发菜 100 克，笋片 25 克，鲜蘑菇片 25 克，番茄 50 克。植物油 30 克，淀粉 10 克，黄酒 2 毫升，精盐 3 克，味精 1 克。

【制　作】 将植物油烧至八成热，下笋片、蘑菇片炒熟，加入发菜，烹上黄酒，加适量水，煮沸 5 分钟，推下豆腐片、番茄片，待汤再沸调味，用水淀粉勾薄芡即成。

【功　效】 此汤蛋白质、热能含量丰富，并含有丰富的钙、铁、锌等营养素。适宜于怀孕中期服用。

蚬肉蛎黄汤

【原　料】 牡蛎肉 200 克，蚬肉 200 克，白膘 100 克，荸荠 100 克，鸡蛋 2 个，香菜 25 克，精盐 5 克，味精 2.5 克，料酒 25 毫升，葱段 10 克，姜片 25 克，胡椒粉 1 克，菱粉 50 克，香油 10 克，猪油 150 克。

【制　作】 将新鲜牡蛎肉盛在碗内，加少许精盐捏一捏，洗净，随后取 1 000 毫升清水倾入锅内，放入葱、姜略沸片刻，将牡蛎肉下锅焯一下捞起，除去葱、姜，沥干水分待用。将白膘和荸荠分别斩成细末，随后将鸡蛋磕在碗内，加入精盐、味精、料酒、胡椒粉、菱粉打匀，再放入白膘末、荸荠末、蚬肉、葱段拌和待用。锅加入猪油烧热，将拌和的蚬肉、鸡蛋取一半倾入锅内，用微火略煎一下，放入牡蛎肉，然后将剩下的蚬肉、鸡蛋再倾入锅内，两面反复煎后，滗去余油。汤锅重新烧开后，将煎好的蚬肉、鸡蛋、牡蛎肉倒入，略烧一会，调好味，淋上香油，撒上香菜即成。

【功　效】 颜色艳丽，味道鲜美，热能、蛋白质、维生素 A、钙、铁、锌、硒、铜等营养素含量丰富，是适宜于怀孕中期食用的营养价值很高的汤类。

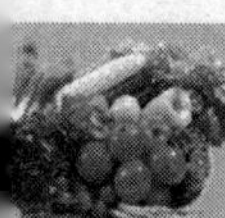

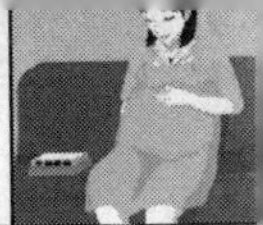

三、妊娠中期宜食的菜肴

四物炖豆腐皮

【原　料】 豆腐皮 250 克，香菇 10 克，当归 25 克，枸杞子 25 克，人参 20 克，大枣 10 枚，料酒、精盐、味精适量。

【制　作】 将豆腐皮切成条，每条折成四叠挽成一个结，香菇泡软。将豆腐皮结、香菇和四种药材入炖锅内，加入料酒、精盐煮沸。移至文火炖 1 小时即可。

【功　效】 本品具有解表发汗，祛痰利尿之功效。适宜于怀孕中期食用。

番茄汁虾片

【原　料】 净虾肉 250 克，黄瓜 60 克，番茄汁 75 毫升，味精 25 克，精盐 5 克，香油 50 克，葱、姜各 50 克，糖适量。

【制　作】 将净虾肉用刀以背脊外一剖两瓣，不要剖断，从虾尾部往前 3 毫米处，坡刀片片，每隔 3 毫米片一片，依次完全片好，放在碗里，加味精、精盐抓匀，腌制使其入味。锅内放上净油，至 6 成热油温，将虾片轻轻滑一下，捞出控油。葱姜切成末，锅内放香油为底油，油温后将葱姜末下锅，煸炒出香味，再放番茄汁煸炒，炒熟后，加入精盐、糖、味精，把过油的虾片倒入锅里，颠翻几下，淋入明油即可。装盘时，把黄瓜洗净消毒，斜刀切成片，围边装入盘里，中间加入番茄虾片。

【功　效】 本品具有壮腰补肾，补心安神之功效。适宜于怀孕中期食用。

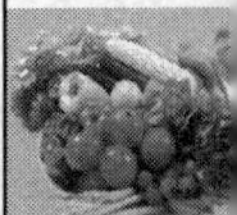

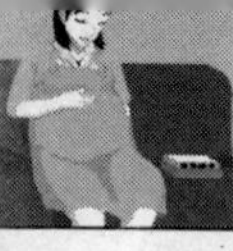

孕妇滋补养胎饮食

炒芙蓉干贝

【原　料】 干贝100克，鸡蛋清6个，料酒15毫升，味精15克，精盐7克，湿淀粉50克，熟猪油75克，高汤250毫升，葱、姜末各适量。

【制　作】 先将干贝洗几遍，将硬边去掉，再用温水洗净，上屉蒸烂，去汤搓碎，与蛋清、高汤、葱姜末、料酒、精盐、味精、水淀粉搅匀。炒勺上火加熟猪油，烧热下入干贝炒熟即可。

【功　效】 本品具有补气开胃，厚肠止泻之功效。适宜于怀孕中期食用。

豉汁蒸排骨

【原　料】 猪肋排500克，豆豉30克，大葱5克，生姜5克，大蒜5克，生抽20毫升，精盐8克，白糖5克，味精5克，花生油10克，香油2克，米醋3毫升，水淀粉适量。

【制　作】 排骨从骨缝逐条切开，剁成小块，豆豉洗净剁碎。葱、姜、蒜切开，香菜择好洗净切段。排骨用豆豉、生抽、精盐、白糖、味精、香油、花生油、水淀粉、米醋拌匀，装入盘中摊平，上笼用旺火蒸约半小时，熟透取出，食时撒上切好的香菜段即可。

【功　效】 本品具有和胃安胎，调补脾胃之功效。适宜于怀孕中期食用。

碧绿鲜贝

【原　料】 鲜贝500克，西蓝花200克，鸡蛋清1个，葱花10克，纯净花生油（或骆驼麦油）750克，料酒10毫升，精盐3克，味精5克，鸡汤（或鲜牛奶）15毫升，水团粉10克，小苏打3克，淀粉适量。

【制　作】 将鲜贝洗净，去掉贝筋，用小苏打加凉水浸泡半小

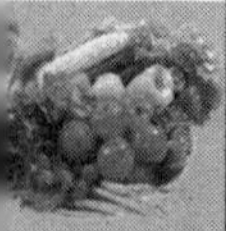

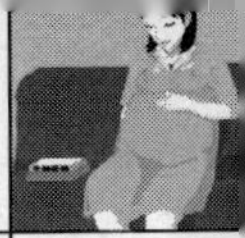

时后用水冲洗干净(去掉苏打味),加蛋清、精盐、味精腌好,用干淀粉装容器浆好放一点油拌匀备用。将西蓝花改刀大小均匀洗净,用沸水氽一下,用油煸炒,加味精、鸡汤立即出锅,摆在盘的四周(相边)。另起油锅,用比温油略热一些的油来滑透鲜贝,倒在漏勺中沥去油,再另起锅放油,煸炒葱花,烹料酒加鸡汤、精盐、味精,打水团粉芡,下滑好的鲜贝,翻几下装入盘中即成。

【功　效】 本品具有生津润肺,除烦醒脑之功效。适宜于怀孕中期食用。

姜汁鸡

【原　料】 熟公鸡肉 500 克,姜末 25 克,葱花 20 克,酱油、醋、水淀粉、肉汤、精盐各适量,花生油 40 克。

【制　作】 将鸡肉斩成块。炒勺上火,放油烧热,下入鸡块、姜末,煸炒出香味,放精盐、酱油、肉汤烧入味,放醋,水淀粉勾芡,放入葱花,起勺即成。

【功　效】 肉质细嫩,姜末味浓。营养丰富,孕妇常食对母体健康及胎儿生长发育非常有利。适宜于怀孕中期食用。

三鲜豆腐

【原　料】 豆腐 250 克,虾米 10 克,蘑菇 250 克,胡萝卜 100 克,油菜 100 克,花生油 50 克,料酒 25 毫升,酱油、味精、精盐、水淀粉、高汤各适量,姜 25 克,葱 20 克。

【制　作】 将豆腐洗净切片;蘑菇洗净,煮一下切片;胡萝卜切片;油菜洗净,沥干;虾米用温水泡发好,葱切丝,姜切末。勺内放油上火,烧热后下虾米、葱、姜、胡萝卜煸炒,放入酱油、料酒、精盐、蘑菇,再炒几下,加高汤,放豆腐,烧开后加油菜、味精,烧沸后用水淀粉勾芡即可。

【功　效】 清淡宜人,含丰富的植物蛋白及钙、锌、烟酸等,有

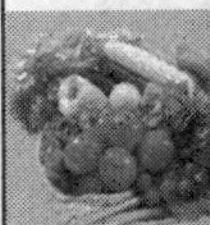

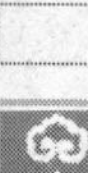

利于胎儿的生长发育。适宜怀孕中期食用。

奶汁带鱼

【原　料】 净带鱼段350克，牛奶100克，料酒、精盐、味精、番茄酱、熟芝麻、胡椒粉、淀粉、香油、水淀粉各适量，花生油500克（约耗100克）。

【制　作】 将带鱼切成小块，放入盆内，用料酒、精盐、胡椒粉、香油腌渍入味，然后蘸匀淀粉入七成热油勺内炸呈金黄色至熟，捞出沥油。勺内留少量余油，加适量清水烧沸，倒入牛奶、番茄酱烧沸，放入味精、精盐调味，用水淀粉勾芡，浇在鱼块上，撒上芝麻，出勺装盘即可。

【功　效】 味鲜香，鱼酥嫩。具有补虚损、益胃气的功效。适宜于怀孕中期食用。孕妇常食能摄入更多的营养成分，有利于健身育胎。

板栗烧鸡

【原　料】 净嫩鸡1只（约750克），板栗250克，酱油、白糖、料酒、葱、姜、精盐、花生油各适量。

【制　作】 将鸡洗净，剁成3厘米见方的块，放盆内，加入酱油、料酒，拌匀后腌10分钟。将板栗逐个切一口，放入开水锅中煮熟捞出，趁热剥去外壳和内衣。将葱洗净，切成段；姜洗净，切成片。炒勺上火，倒入花生油烧热，下鸡块、葱段、姜片，炒至水分不多时，放入酱油、精盐、白糖、料酒和水（淹没鸡块），烧开后撇去浮沫，盖上锅盖儿，改用小火焖10分钟，加入板栗，继续焖至鸡肉熟烂、板栗酥时用大火烧收汁至浓稠时出勺装盘。

【功　效】 鸡肉熟烂，板栗绵软，香鲜味醇。有补肾虚、益脾气、厚肠胃的功效。适宜于怀孕中期食用，有很好的滋补作用，对胎儿发育非常有益。

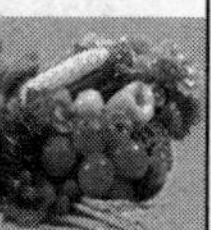

烩乌鱼片

【原　料】 净乌鱼肉250克，料酒、精盐、味精、酱油、葱花、姜丝、鸡蛋清、淀粉、香油、鲜汤各适量，花生油500克(约耗100克)。

【制　作】 将鱼肉去刺片成片儿，放入碗内加入鸡蛋清、淀粉、酱油拌匀；将葱、姜、料酒、精盐、酱油、味精、鲜汤放碗内对成调味汁。炒勺上火，放油，烧至七成热，将鱼片逐片下勺炸呈黄色，出勺沥油；原勺留底油，上火，倒入兑好的调味汁，烧沸后放入鱼片，淋上香油，拌匀出勺装盘。

【功　效】 鱼片外酥里嫩，味鲜美。具有补脾利水、清热、祛风的作用。孕妇常食能健身，并能满足胎儿生长的需要。适宜于怀孕中期食用。

虾子豆腐

【原　料】 豆腐300克，虾子50克，榨菜25克，青菜叶50克，花生油50克，精盐、白糖、味精各适量，料酒30毫升。

【制　作】 将豆腐洗净切成方块；榨菜洗净后切成细末；青菜叶洗净后加适量精盐，用手捏出水后腌10分钟，切成细末。炒勺上火，放油，烧热后倒入虾子炸香，再下豆腐煸炒，烹料酒，放精盐、白糖、水，用中火焖烧5分钟放入榨菜末、青菜末、味精，炒匀即可。

【功　效】 色泽美观，清淡适口。适宜于怀孕中期食用。孕妇常食可获得全面营养，有利于胎儿生长发育。

笋炒鸡丝

【原　料】 鸡脯肉150克，笋片75克，精盐、味精、料酒、水淀粉、葱花、姜丝、花生油各适量。

【制　作】 将笋片切成细丝，入沸水锅焯一下，捞出待用；鸡肉切成丝，放碗内，用精盐、味精、料酒、水淀粉抓匀；油勺烧至四成

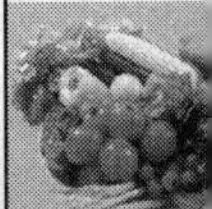

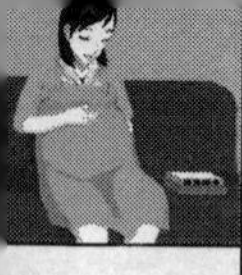

热，下入鸡丝滑透，倒入漏勺沥油。勺内留底油，上火烧热，下葱花炝勺，放入笋丝稍炒，再放入精盐、味精、料酒、姜丝，将鸡丝下入急炒几下出勺装盘。

【功　效】 清淡、鲜嫩。具有润肺滋肾的功效。孕中期妇女食用有滋补作用，并能益气，强身健体，促进胎儿的生长发育。

蜜煮鹌蛋

【原　料】 鹌鹑蛋 6 个，蜂蜜 100 克，姜片适量。

【制　作】 将鹌鹑蛋放入冷水锅中煮熟，去壳待用。将锅置火上，放入适量清水、蜂蜜、姜片、鹌鹑蛋共煮，烧沸后改文火煮 20 分钟即可。

【功　效】 甜香，蛋鲜。适宜于怀孕中期食用。孕妇食用能健体，并能促进胎儿的健康生长发育。

豆芽拌蛋皮

【原　料】 绿豆芽 300 克，鸡蛋 2 个，植物油 30 克，香油 20 克，酱油、精盐、味精各适量。

【制　作】 将洗净的绿豆芽放沸水内焯一下，捞出放在盘里待用；鸡蛋磕入碗内，打匀。炒勺上火，抹一层油，烧热，将蛋液倒入，摊成蛋皮。铲出蛋皮，切成丝，放绿豆芽盘内。将酱油、精盐、味精、香油对成调味汁，浇入菜盘内拌匀即可。

【功　效】 清香爽口。有滋补作用，还可有防治维生素 A、维生素 D 及铁元素等缺乏症。适宜于怀孕中期食用。

萝卜炖海带

【原　料】 豆腐 2 块，萝卜 250 克，水发海带 100 克，黄酱 25 克，葱花 20 克，酱油、白糖、精盐、味精、高汤各适量，料酒 25 毫升，花生油 100 克。

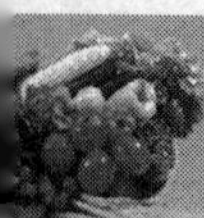

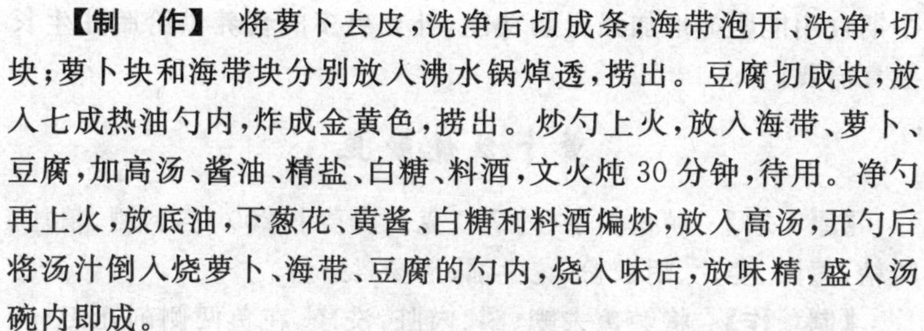

【制 作】 将萝卜去皮，洗净后切成条；海带泡开、洗净，切块；萝卜块和海带块分别放入沸水锅焯透，捞出。豆腐切成块，放入七成热油勺内，炸成金黄色，捞出。炒勺上火，放入海带、萝卜、豆腐，加高汤、酱油、精盐、白糖、料酒，文火炖 30 分钟，待用。净勺再上火，放底油，下葱花、黄酱、白糖和料酒煸炒，放入高汤，开勺后将汤汁倒入烧萝卜、海带、豆腐的勺内，烧入味后，放味精，盛入汤碗内即成。

【功 效】 味美适口，营养丰富，可促进胎儿发育。适宜于妊娠中期食用。

鲜贝烧冬瓜

【原 料】 冬瓜 500 克，鲜贝 100 克，鸡汤、精盐、味精、水淀粉各适量，葱段 40 克，姜片 30 克，花生油 50 克，料酒 30 毫升。

【制 作】 将锅内放入鲜贝、鸡汤、葱、姜、料酒，用小火焖半小时；冬瓜去皮洗净、切条，入沸水中焯一下。勺内放油，上火烧热，放葱、姜炝勺，煸香后捞出葱姜不要，放入鸡汤、精盐、味精、冬瓜条及鲜贝，烧至入味即可。

【功 效】 口感鲜美，色彩宜人。鲜贝富含蛋白质、谷氨酸和琥珀酸。适合怀孕中期食用。

西米木瓜奶露

【原 料】 西米 45 克，木瓜半个，鲜奶 500 克，冰糖适量。

【制 作】 先将西米洗净，用清水浸泡 1 小时，捞出，沥干水分。木瓜去皮、瓤、子，切成小块，用榨汁机榨成木瓜汁，待用。冰糖捣碎，放入鲜奶锅内，慢火煮至冰糖完全溶化，放入西米煮熟，再放入木瓜汁，煮至米汁浓稠时即成西米木瓜奶露。可热食，也可放入冰箱冷却后食用。

【功 效】 香浓嫩滑。秋、冬食用润燥暖胃，益肝补脾。妊娠

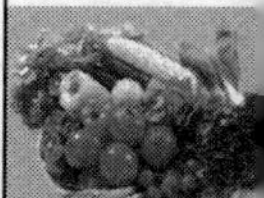

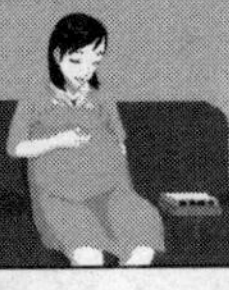

中期食用能明显地加强胃肠功能，补充更多的营养供给胎儿生长发育需要。

萝卜丝炖鲈鱼

【原　料】 鲈鱼1条(约750克)，白萝卜200克，料酒、精盐、味精、葱段、姜片、胡椒粉、花生油、清汤各适量。

【制　作】 将鲈鱼去鳃、鳞、内脏，洗净，在鱼两侧剞几刀，入沸水锅汆一下；萝卜洗净，切丝。炒勺上火，放油烧热，放葱、姜炝勺，放清汤、料酒、精盐、味精烧沸，调好口味，把鱼入勺烧至入味，再放入萝卜丝炖至汤汁浓稠，出勺装盘，撒上胡椒粉即可食用。

【功　效】 味鲜鱼嫩，萝卜熟烂。营养全面，具有益五脏的功效。孕中期妇女常食有利于母体健康与胎儿的生长发育。

蒜薹炒心丝

【原　料】 猪心1个(约250克)，蒜薹200克，鸡蛋1个。淀粉20克，花生油20克，精盐2克，酱油15毫升，料酒10毫升，白糖10克，味精2克，胡椒粉2克，姜1克。

【制　作】 将猪心剖开，洗净淤血，切成细丝。将鸡蛋打入碗内，加精盐、料酒、淀粉调成稠糊，再将切好的猪心丝放入，抓拌均匀。将蒜薹择去老梗和梢，洗净，切成3厘米长的段，放沸水内烫一下，捞出，控净水。将姜洗干净，用刀拍散，切成末。锅置火上，放入花生油，待油热冒烟时，投入拌好的猪心丝，迅速煸炒，待心丝变色时，盛入盘中。锅内放入花生油，加入精盐，待油热时投入姜末、蒜薹段，煸炒几下，放入猪心丝，加酱油、白糖翻炒均匀，倒一点开水，加入味精、胡椒粉，翻炒几下，出锅装盘即成。

【功　效】 心丝脆嫩，味香咸甜，蒜香浓郁，适宜于怀孕中期调养食用。含丰富的蛋白质、维生素 B_1、维生素 B_2、烟酸、维生素C、钙、铁、锌、硒等多种营养素，是孕妇的上好佳肴。

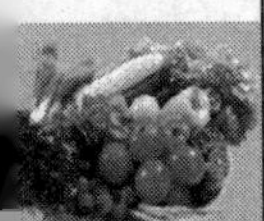

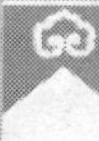

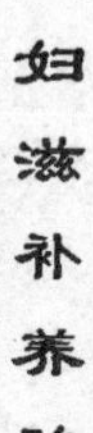

葱爆兔肉

【原　料】 兔子1只(约1 000克),葱100克。花生油1 000克(实耗400克),料酒10毫升,味精1克,白糖5克,酱油10毫升,香油5克,姜片、陈皮、鲜汤各适量,精盐15克。

【制　作】 将兔子的内脏挖去,兔肉洗净后,切成4厘米见方的块,下沸水中烫一下捞出,洗去血沫,控去水分。将葱洗干净,切成3厘米长的段。锅置火上,放入花生油,烧至油八成热时,再将兔肉下锅,炸至兔肉至金黄色时捞出,控去油。将锅内的油倒出,锅置火上,加姜片、陈皮,再将兔肉放入,烹料酒,加入葱段、精盐、酱油、白糖、鲜汤,用大火烧沸,撇去浮沫,改小火煨至汤汁将干时,加入味精、香油拌匀,即可盛起,待自然冷却后再装盘即成。

【功　效】 色泽金红,香酥味浓,适用于怀孕中期调养食用。蛋白质含量高、质量好,烟酸、无机盐含量丰富,但含维生素C少,应注意从其他食物中补充。

三色葫芦

【原　料】 胡萝卜250克,白萝卜250克,青笋250克,小樱桃12个。鸡汤125毫升,精盐3克,熟猪油40克,水淀粉8克,鸡油8克,葱段8克,味精1克,姜丝5克。

【制　作】 先将胡萝卜、白萝卜、青笋分别切成长3厘米的圆柱体,再分别用小刀刻成葫芦形。每种各刻5个,共计15个,放入沸水中焯熟。再把沙锅放在大火上,放入猪油,烧至七成热时,放入姜丝、葱段略炒一下,倒入鸡汤烧沸后,拣出葱、姜,放入葫芦、精盐,待煮入味后,用水淀粉勾芡,加入味精,淋上鸡油,装盘,码好小樱桃即可上桌。

【功　效】 此菜清淡适口,含胆固醇较低,含有较丰富的维生素A、维生素C、钙、铁及纤维素等。适宜于怀孕中期食用。

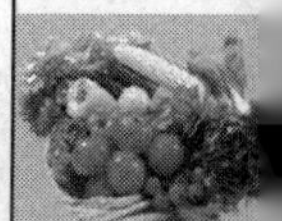

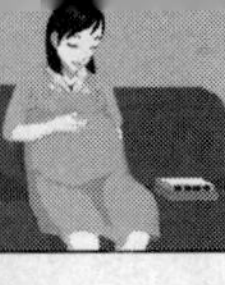

清蒸菜卷

【原　料】 卷心菜叶 250 克，猪肥瘦肉 100 克，鸡蛋 2 个，水发木耳、鸡油、葱末、姜末、青红椒各适量。熟猪油 25 克，精盐 4 克，味精 3 克，料酒 10 毫升，鸡汤 350 毫升，水淀粉 40 克。

【制　作】 猪肉洗净，剁成泥放入碗内，加葱末、姜末、1 个鸡蛋的蛋清、水淀粉、精盐、味精、料酒、熟猪油和清水少许，拌匀成馅。再将 1 个鸡蛋的蛋清放另一碗内，与水淀粉 25 克搅拌成糊。水发木耳、青红椒均切成丝，放入沸水锅内焯一下。卷心菜叶放入沸水锅内略焯，用凉水浸凉，捞出沥干水分。把菜叶上的粗筋用刀片一下。把卷心菜叶摊开切成 5 厘米宽的长条，用净湿布一块铺一层卷心菜叶，再在菜叶上抹上层蛋糊，然后将一份肉馅抹在靠边的一条菜叶上，用手掂住湿布由外往里卷成卷。把全部菜叶和肉馅都卷好后，将菜卷平放在盘内上笼蒸 3 分钟取出，用刀切成 3 厘米长的段，放碗内扣整齐，上笼蒸烂，取出放在海碗内，上放木耳、青红椒丝。炒锅上火，加入鸡汤、味精、料酒、精盐，烧开后撇去浮沫，加入鸡油少许，浇在菜卷上即成。

【功　效】 此菜形色美观，汤鲜菜烂，含有丰富的蛋白质、脂肪、维生素 C、维生素 B_1、钙、铁等多种营养素。适宜于怀孕中期食用。

三鲜腐竹煲

【原　料】 腐竹 300 克，水发海参 75 克，熟鸡肉 75 克，鱿鱼 75 克，油菜心 20 克，料酒 15 毫升，精盐 4 克，味精 3 克，白糖 3 克，米醋 5 毫升，胡椒粉 2 克，鲜汤 500 毫升，鸡油 10 克，葱片 15 克，姜末、蒜末各 10 克，猪油 50 克。

【制　作】 将腐竹用温水泡软洗净，切成 4 厘米长的斜段。海参洗净抹刀成 4 厘米长的条片。鱿鱼洗净切成 4 厘米长的条，

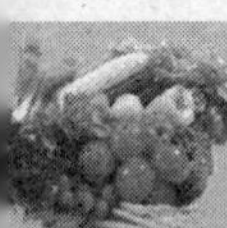

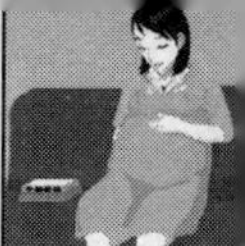

熟鸡肉切成4厘米长的条。勺内加水烧沸，放入鱿鱼、海参焯一下捞出。勺内加猪油烧热，放入葱、姜、蒜炝锅，烹入料酒，加鲜汤，放入精盐、白糖、腐竹段、鸡肉条、海参条、米醋，倒入沙锅内，继续炖至入味，再放入鱿鱼条炖透，加味精、油菜心、胡椒粉略炖，淋入鸡油即成。

【功　效】 色彩美观，醇香清鲜，富含蛋白质、维生素、无机盐等多种营养素，钙、铁、锌含量丰富，对孕妇尤为重要。适宜于怀孕中期食用。

荤素双鸡煲

【原　料】 素鸡350克，肉鸡腿1个（约150克），葱段20克，姜块15克，大茴香5克，桂皮4克，料酒15毫升，酱油10毫升，精盐4克，白糖3克，味精2克，香菜10克，胡椒粉1克，鸡汤750毫升，鸡油15克，植物油30克。

【制　作】 将素鸡切成2.5厘米见方的块。肉鸡腿洗净，剁成2.5厘米见方的块。香菜洗净切段，葱、姜拍松。锅内加水烧沸，下入鸡块略氽一下倒入漏勺。净锅内加油30毫升烧热，下入葱段、姜块、大茴香、桂皮炸香，烹入料酒、酱油，下入鸡块，加鸡汤，用中火烧沸，改小火略炖一会儿，倒入沙锅内，加素鸡块、白糖、精盐、胡椒粉，加盖用小火炖至熟烂，加味精、鸡油，撒上香菜段即成。

【功　效】 汤鲜菜美，醇香浓郁，风味独特，富含维生素及无机盐，尤其是钙质含量丰富。适宜于怀孕中期食用。

果汁白菜心

【原　料】 白菜心2 000克，嫩香菜梗段、红柿子椒各100克，白糖、精盐、熬浓的橘子汁、味精、香精各适量。

【制　作】 将白菜心、红柿子椒切成4厘米长的细丝。将白菜丝、红柿子椒丝、香菜梗段用精盐腌20分钟，控出盐水，加入味

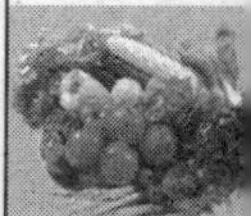

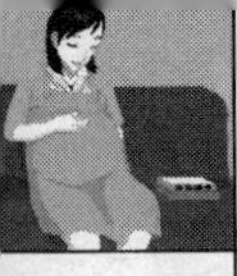

精、熬浓的橘子汁、白糖、香精拌匀，放冰箱冷藏室内数小时即可食用。

【功　效】 色泽鲜艳，嫩脆酸甜，清凉爽口，维生素A、维生素C及无机盐的含量尤其丰富。适宜于怀孕中期食用。

四、妊娠中期宜食的粥羹

芝麻白糖糊

【原　料】 芝麻30克，白糖30克。

【制　作】 将芝麻洗净，晒干后炒香，研碎。芝麻末加白糖，用沸水冲泡。

【功　效】 本品能够滋阴补肾，益脾润肠，乌须发，长肌肉，填精髓。适宜于怀孕中期食用。

鲈鱼粥

【原　料】 鲈鱼肉250克，粳米100克，葱花、姜末、精盐、味精、胡椒粉、熟猪油各适量。

【制　作】 将鲈鱼刮鳞去鳃，除内脏，冲洗干净，抹干水分，卸下两面鱼肉，剔去鱼皮，批成片，放入碗内，加少许精盐、味精、姜末，拌匀稍腌。粳米淘洗干净。锅内放入清水和粳米，熬煮至米粥开花时，加入鱼片，候几沸，再加入精盐、味精、猪油拌匀、撒上胡椒粉即成。

【功　效】 本品具有补血通乳，补虚开胃之功效。适宜于怀孕中期服用。

鸡子粥

【原　料】 鸡蛋2只，阿胶30克，糯米100克，精盐、熟猪油

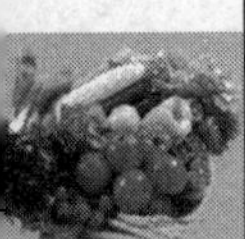

各适量。

【制　作】 将鸡蛋打入碗内,搅散。糯米淘洗干净,用清水浸泡1小时。锅内放入清水,烧沸后加入糯米,待再沸,改用文火熬煮至粥成,放入阿胶淋入鸡蛋,候两三沸,再加入猪油、精盐,搅匀即成。

【功　效】 本品具有祛风止痛,滋补肝肾之功效。适宜于怀孕中期服用。

葡萄干粥

【原　料】 葡萄干50克,粳米100克,白糖适量。

【制　作】 将葡萄干拣净,用清水略泡,冲洗干净。粳米淘洗干净。锅内放入清水、葡萄干、粳米,先用大火煮沸后,再改用文火煮至粥成,以白糖调味进食。

【功　效】 本品具有强壮腰膝,暖胃通乳之功效。适宜于怀孕中期服用。

五、妊娠中期宜食的面点米饭

蚕豆仁饭

【原　料】 大米250克,嫩蚕豆仁100克,春笋100克,腊肉50克。

【制　作】 将大米洗净,倒入锅内,加水上火煮制。春笋、腊肉切成丁;嫩蚕豆仁洗净。待锅内煮的米饭快收水时,将蚕豆仁、春笋丁、腊肉丁铺在饭上,加盖儿焖至肉、饭均熟即成。

【功　效】 色泽美观。有开胃助食欲、和中益气的作用。适宜于妊娠中期食用,以减缓妊娠反应。

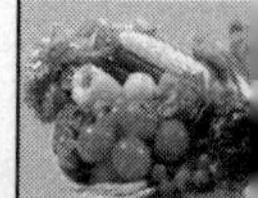

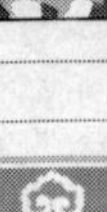

孕妇滋补养胎饮食

葱花鸡蛋饼

【原　料】 面粉 150 克，鸡蛋 125 克，葱花、精盐、花生油各适量。

【制　作】 鸡蛋磕入盆内，加入葱花、精盐搅匀。面粉放入盆内，加温水 150 毫升和成较软的面团，稍饧，上案搓成条，揪成 3 个面剂子，用擀面杖擀开，刷上花生油，撒少许精盐，卷成长条卷，盘成圆形，擀成直径 10 厘米的圆饼。平底锅置火上烧热，把饼放入锅内，定皮后抹油（只抹一面），再烙黄至熟取出。将鸡蛋液分成 3 份，把 1/3 鸡蛋液倒在平底锅上摊开（大小与饼一致），将饼的一面贴放在蛋液上，烙熟即成（共 3 张饼），食时切成小块。

【功　效】 外酥里软，鸡蛋香嫩。孕妇食用能摄入较多的营养，以供胎儿生长发育的需要。适宜于怀孕中期食用。

鸡胗汤面

【原　料】 鸡胗 50 克，面条 100 克，菠菜 100 克，花生油 20 克，木耳 10 克，黄花菜 20 克，精盐、鸡汤、葱花、酱油、香油各适量。

【制　作】 勺内放油烧至八成热，下鸡胗煸炒至断生；菠菜去老根、叶，洗净；木耳、黄花菜均择洗净用温水发好。勺内放油，下葱花炝勺，下木耳、黄花菜、菠菜、酱油、精盐炒至断生。锅内加适量水，烧沸后下面条，煮熟，倒掉面汤，加入鸡汤，烧沸后把炒好的鸡胗、黑木耳、黄花菜、菠菜放入，淋入香油即可。

【功　效】 味道鲜美，易于消化。孕妇常食可增进健康，促进胚胎发育。适宜于怀孕中期食用。

开元面条

【原　料】 面条 300 克，黄豆芽 150 克，黄花菜 10 克，芹菜 5 克，酱油、味精、精盐、葱、姜、花生油各适量。

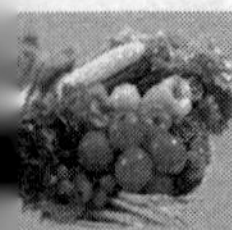

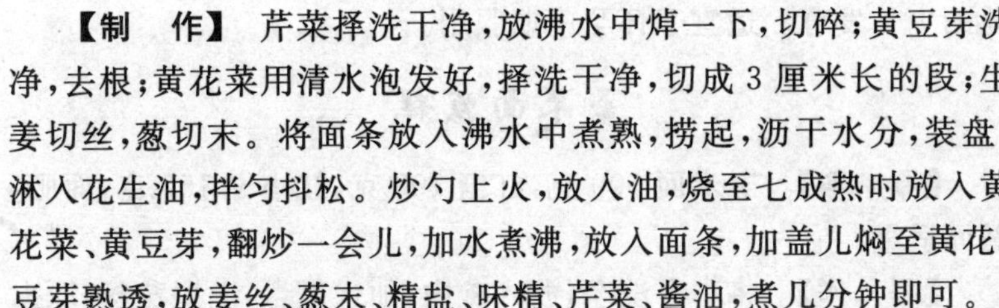

【制　作】 芹菜择洗干净，放沸水中焯一下，切碎；黄豆芽洗净，去根；黄花菜用清水泡发好，择洗干净，切成 3 厘米长的段；生姜切丝，葱切末。将面条放入沸水中煮熟，捞起，沥干水分，装盘，淋入花生油，拌匀抖松。炒勺上火，放入油，烧至七成热时放入黄花菜、黄豆芽，翻炒一会儿，加水煮沸，放入面条，加盖儿焖至黄花、豆芽熟透，放姜丝、葱末、精盐、味精、芹菜、酱油，煮几分钟即可。

【功　效】 味鲜美，易消化。具有健脾益气，补虚安胎的保健作用。适宜于怀孕中期食用。

桂花馒头

【原　料】 面粉 500 克，鸡蛋 500 克，桂花 30 克，白糖、青红丝、花生油各适量。

【制　作】 将面粉蒸熟，晾凉后擀碎过箩；鸡蛋磕入盆内，放入白糖，搅打至起泡发白插筷不倒时，放入干面和桂花，用筷子搅匀。小碗内抹层油，放入少量青红丝，把搅好蛋糊倒入碗内，逐个儿做好后用大火蒸熟，扣入盘内即可。

【功　效】 暄如海绵，甜软清香。具有益肾健脾、滋阴的功效。孕妇食用能强体，对胎儿生长发育有益。

三合面发糕

【原　料】 面粉 500 克，黄豆面 250 克，玉米面 250 克，鲜酵母 20 克，大枣、青梅各适量。

【制　作】 将玉米面用八成沸的水边搅边烫，晾凉后与面粉掺在一起；加入鲜酵母，用水和成稀面团。把大枣用开水泡开，洗净去核；青梅去核，均切成小条。面团发好后，再掺入黄豆面揉匀，然后放入大枣、青梅拌匀。蒸锅内加水烧沸，铺好屉布，倒入面团，用手蘸水拍匀，再用小刀蘸水割成小方块，用大火蒸熟即可。

【功　效】 松软，味微甜。孕妇食用，能健体防病，有利于胎

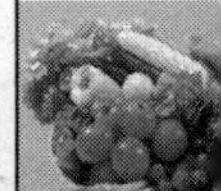

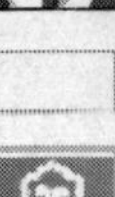

儿的生长发育。适宜于怀孕中期服用。

玉米面发糕

【原　料】 玉米面 500 克，红糖 100 克，红小枣 150 克，面肥、碱面适量。

【制　作】 将小枣洗净，放入碗内，加水适量，上屉蒸熟，取出晾凉。面肥放入盆内，加水澥开，倒入玉米面，和成较软的面团发酵。待面团发起，加碱和红糖搅匀。将屉布浸湿铺好，把面团倒在屉布上，用手蘸水抹平，约 2 厘米厚，将小枣均匀地摆在上面，用手轻按一下，上屉用大火蒸 30 分钟，熟后取出扣在案板上，切成菱形小块即可。

【功　效】 甜香暄软。孕妇食用，可补脾胃、益气血，防止维生素缺乏症。适宜于怀孕中期服用。

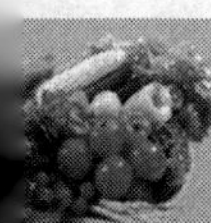

第三章　妊娠后期的饮食营养

一、妊娠后期的饮食营养知识

妊娠后期是指怀孕 7～10 个月的时期。此期是胎儿生长最快的阶段，胎儿体重的增加约为出生前的 70%。这时，除满足胎儿生长发育所需要的营养素外，孕妇和胎儿体内还需要贮存一些营养素，因而孕妇的进食量必须有明显地增加。这时期胎儿迅速发育，孕妇食欲旺盛，孕妇要增加一定的蛋白质、糖类和脂肪，并补充各类维生素和无机盐，特别是含铁丰富的食物，如肝、蛋、蔬菜，孕妇要少吃多餐，调味要尽量清淡，少盐和酱油。孕妇身体越来越笨重，孕妇常会感到劳累、喘不过气及全身不适，这时要保持心情愉快，适当运动。

（一）妊娠后期的保健措施

妊娠 28 周以后，称为妊娠晚期。此时期胎儿逐渐发育成熟，但妊娠高血压综合征、胎盘早期剥离、前置胎盘等也多在此阶段发生。因此，怀孕后期更应注意保健。此期间要做的保健工作有以下 6 项：

(1)定期进行产前检查：每次均应测量血压、体重和听胎心音。

(2)胎动监护：此法简单可行，且可靠性很大，以了解胎儿状况。具体做法见孕妇如何检查胎儿各问。

(3)宫底测量：通过宫底测量，可及早发现胎儿发育停止或发育迟缓。宫底测量指标见各月胎儿变化诸问。

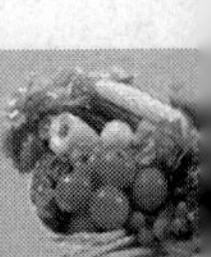

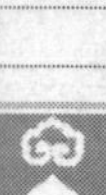

(4)预防早产：孕妇要适当活动，妊娠最后1个月禁止性交，详见孕妇防止早产章节。

(5)做好乳房保健：怀孕37周后可每日按摩乳头2次，每次15～30分钟，以助乳房保健和防过期妊娠。

(6)加强产前检查：超过预产期时，应增加检查次数，适时引产分娩。

(二)妊娠后期的安胎养胎

到了妊娠第10个月，孕妇的子宫底高已达到30～35厘米。由于胎儿下降，感到腹部的隆起有些靠下了。这是等待分娩的关键时刻。孕妇应尽量改变担心不安的心态，应该用轻松的心情考虑一些产后的事情。一过36周，孕妇的产前检查要每周进行1次。面临分娩，为尽早捕捉异常，以利掌握分娩时可能发生的种种情况。

此期在日常生活中要注意安全，避免向高处伸手和压迫腹部的动作，因为仍有早产的可能。此期间孕妇尽可能每天洗澡，清洁身体，准备随时可能发生分娩。洗澡时要用淋浴或擦浴。特别要注意外阴部的清洁。进入妊娠第10个月，孕妇更要注意睡眠充足，休息充分，以积蓄体力，准备分娩时用力。饮食营养也要注意，多吃些量小营养成分高的食物，也有利于增加分娩时的产力。

孕妇从孕后期就应禁止性生活，尤其进入分娩前的妊娠10个月时，绝对不可性交，因为性交可能造成胎膜早破和早产。

进入妊娠10个月时，要准备好分娩地点，如果去医院分娩，就要准备好交通工具，如在家分娩就要请好助产士并准备好分娩时的用品，以及产房的卫生环境。

妊娠后期，孕妇一定要记住预产期，以防分娩时措手不及。另外，还可以准确的知道是否怀孕过期，如果过期对胎儿健康不利，必须请医生帮助娩出胎儿。

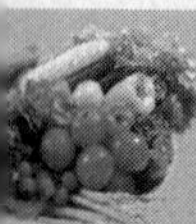

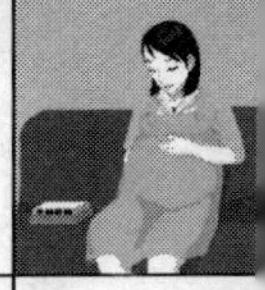

孕妇要知道临产前的征兆，这对于有准备地安全分娩很重要，以防突然分娩，准备不足，手忙脚乱，给分娩带来困难。

(三)妊娠后期要防早产

早产多发生在妊娠 28～37 周，也就是妊娠 8～9 个月。早产是新生儿死亡的重要原因之一。

孕妇发生早产的原因主要是母胎两方面。胎儿的主要原因有：双胎、多胎、羊水过多、胎儿畸形、胎盘位置不正常，如前置胎盘、胎盘早期剥离、胎盘功能不全等。

孕妇方面的原因有：急性传染病、慢性病，如心、肝、肾等疾病和严重贫血及孕期合并症状、子宫畸形、胎膜早破、阴道内上行感染、产前出血、孕后期性生活、活动过多、震动性工作、持重物、外伤、腹泻、咳嗽等。

早产不仅使婴儿死亡的可能性增大，而且还会影响到小儿神经系统的发育，因此孕妇必须严加重视。

(四)妊娠后期要合理饮食避免胎儿长得太快

孕妇在妊娠 8～10 个月时，胎儿身体长得特别快，胎儿的体重通常是在这个时期增加的。主要特点是大脑、骨架、筋脉、肌肉都在此时完全形成，各个器官发育成熟，皮肤逐渐坚韧，皮下脂肪增多。此期间如果孕妇营养摄入不合理，或者摄入得过多，就会使胎儿长得太大，出生时就会造成难产。因此，孕妇要注意合理安排饮食。

(1)孕妇的体重增长每周不应超过 500 克，如超过应适当控制饮食摄入量，多吃些蔬菜。

(2)孕妇要少吃过咸的食物，每天饮食中的盐应控制在 7 克以下，不宜大量饮水。

(3)孕妇应适当限制食糖、甜食、油炸食品及肥肉的摄入，油脂

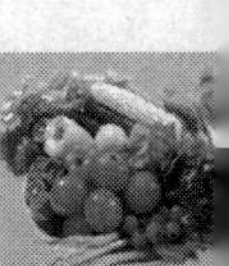

要适量。

(4)孕妇应选体积小、营养价值高的食物,如动物性食品,避免吃体积大营养价值低的食物,如马铃薯、红薯,以防止胃部被增大的子宫顶得有胀满感。

(5)每天食物的品种和量的建议。主食(大米、面粉、小米、玉米和杂粮)370~420 克,蛋类(鸡蛋、鸭蛋、鹌鹑蛋)50 克,牛奶 500 克,肉类和鱼类 150 克,动物肝脏 50 克(每周 1 次),豆类 60 克,蔬菜 500 克,水果 100 克,烹调油 20 克。

(五)妊娠后期的日常生活注意点

孕妇怀孕到 8 个月,已接近临产期,孕妇在生活上应更加注意安全和保健,为此提示以下注意事项,供孕妇参考。

(1)孕后期孕妇尽量不要外出旅行,避免早产的发生。即使在近处外出也要有人陪伴。

(2)孕妇每天晚上入睡前,做 5 分钟的乳房按摩,以疏通乳腺管,为哺乳做准备。

(3)睡觉前按摩足部,并将腿抬高一些,这样可以防止腿抽筋,有利于休息。睡觉时枕头不宜太高,太高的枕头可使头部、颈、胸弯曲过大,不利于呼吸,而且压迫胎儿。

(4)每日早晨起床后,先喝 1 杯凉开水,再吃好早餐,以此加强起床的直立反射和胃及肠反射,预防便秘发生。

(5)为减轻胃部胀满感,孕妇每次进食不要太多,进餐次数增加到 5 次以上,少吃多餐。

(6)孕妇外出时应避免强烈的日光直晒,应戴上遮阳帽或撑上遮阳伞,以防色素斑点加重。

(7)孕妇应坚持经常散步。妊娠后期,孕妇的血容量增加了 40%,对心脏压力很大,仅靠心肺循环,就难以接近人体血液循环的远端,如脚出现供血不足,易引起全身血液循环不良。孕妇若常

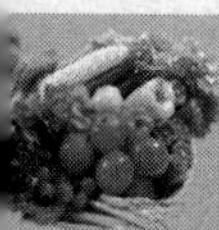

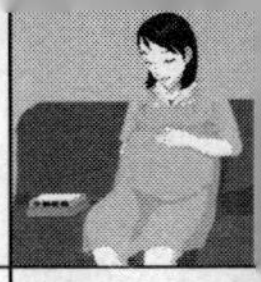

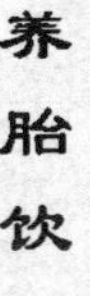

散步，便可增强血脉运动，有利于分娩，这对胎儿和孕妇都有利。

(8)孕妇应经常测体重，查看是否有水肿或增重。

(9)孕妇应该测查血型，以利于意外情况时好立即配血、输血。

(六)妊娠后期不宜多吃黄芪炖母鸡

妇产科医生观察到，一些孕妇尤其是临产前的孕妇，由于吃了黄芪炖鸡，不少人引起过期妊娠，或因胎儿过大而造成难产，结果只好做会阴侧切、产钳助产，甚至于不得不剖宫分娩，给孕妇带来痛苦，同时也增加了胎儿损伤的机会。

这是因为，黄芪炖鸡有益气、升提、固涩的作用，干扰了妊娠后期胎儿正常下降的生理规律，再加之黄芪有“助气壮筋骨，长肉补血”的功能，加上母鸡本身是高蛋白食品，两者起滋补协同作用，使胎儿骨肉发育长势过猛，造成难产。还有，黄芪有利尿作用，通过利尿，羊水相对减少，以致延长产程。

(七)妊娠后期要防便秘

妇女怀孕后，活动明显减少，肠和腹部肌肉松弛，肠的蠕动减弱。尤其是妊娠后期，宫体下降，腹腔内的器官被挤压，肠的蠕动更慢，肠内的粪渣要经很长时间才能运到直肠，由于时间长，粪中水分渐被吸干，因而形成便秘。如果孕妇活动少，饮食缺乏蔬菜和膳食纤维，便秘情况会更为严重。由于便秘粪便干燥，大便时用力，还会引发痔疮。痔疮出血，往往引发孕妇贫血。这时，便秘严重，痔疮也严重，痔疮严重更引发便秘的发展，造成恶性循环，对孕妇十分不利。还有，便秘使孕妇便时用力过大，还有引发流产、早产的危险。因此，对孕妇便秘不可轻视。

(八)妊娠后期的膳食原则

(1)热能的供给应适量：孕后期热能的摄入量同孕中期。特

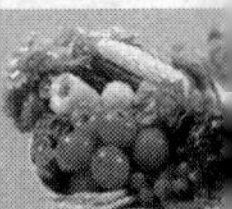

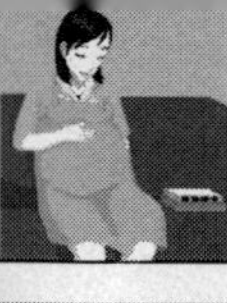

别是在妊娠的最后两个月，孕妇的体力活动有所减少，要适当限制脂肪和糖类的摄入量，以免胎儿长得过大，增加难产的机会。

(2)提供充足的蛋白质：孕后期孕妇对蛋白质的需要量增加以满足母体、胎盘和胎儿生长需要。特别是最后10周，胎儿需要更多的蛋白质以满足组织合成和快速生长的需要。同时，分娩过程中带给身体的亏损及产后流血等，均需要蛋白质补充。妊娠期膳食中蛋白质丰富，能使产后泌乳量多，乳质良好。建议孕妇妊娠后期每日蛋白质摄入量达到85～100克。

(3)提供适量的脂肪：孕后期是胎儿大脑细胞增殖高峰，神经髓鞘化迅速，需要充足的亚油酸转化为花生四烯酸，满足大脑发育。另外，二十二碳六烯酸(DHA)为神经突触发育所必需，多吃海鱼可以提供较多的DHA。

此外，孕后期胎儿开始蓄积脂肪，所以孕妇要摄入适量的脂肪。

(4)防止维生素缺乏：孕后期需要充足的水溶性维生素，特别是维生素B_1，这是因为孕妇需要维持良好的食欲与正常的肠道蠕动。孕妇妊娠后期维生素B_1摄入不足，容易发生呕吐、倦怠、机体无力，还会影响分娩。

(5)限制食盐的摄入：在孕后期孕妇不要过多地摄入盐分和水分，因为怀孕后容易发生水肿，引起妊娠中毒症。调味要做到清淡。

(6)注意铁的补充：整个孕期都要注意铁的摄入，尤其孕中、后期更需要多摄入铁。因为到孕后期，孕妇需要储备一定量的铁，以利补血，应付分娩时的失血。含铁量不足，容易发生难产和失血过多。胎儿必须储备出生后6个月的用铁量，因为母乳中很少含铁，如果胎儿铁储备不足，出生后就会发生缺铁性贫血。

(7)摄入足量的钙：妊娠全过程皆需要补充钙质，但妊娠后期钙的需要量显著增加。这是因为，一方面母体钙的储备要增加，另

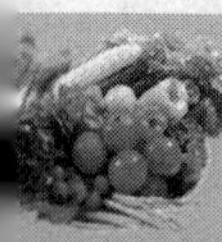

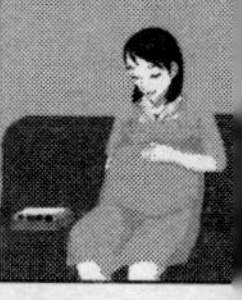

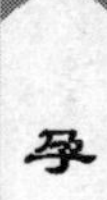

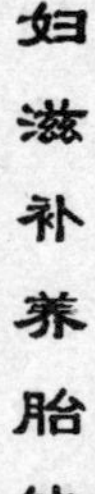

一方面胎儿的牙齿、骨骼钙化加速。孕妇钙的摄入量不足时,胎儿可动用母体骨骼中的钙,致使母体发生软骨病。胎儿缺钙时,还会发生腭管及牙齿畸形,出现不对称现象。孕妇在多摄入含钙丰富的食物时,还应多摄入维生素 D,因为维生素 D 能促进人体对钙的吸收。

由于孕妇此期活动量减少,孕妇进食过多会造成营养过剩,使胎儿长得过大,造成难产,因此孕妇应适当控制主食和脂肪的摄入量,不要一次进食过多或过快,每周体重增加不要超过 500 克。此外,为了减少体内水的储留,孕妇还应减少盐、碱的摄入量。

二、妊娠后期宜食的汤饮

枸杞牛肝汤

【原　料】 牛肝 100 克,枸杞子 30 克,精盐 3 克,味精 2 克,花生油 25 克,牛肉汤适量。

【制　作】 将牛肝洗净,切块;枸杞子去杂,洗净。锅置火上,加花生油烧至八成热,放牛肝煸炒一下,放入枸杞子,注入适量牛肉汤、盐,共煮炖至牛肝熟透,再以精盐、味精调味即成。

【功　效】 此菜肝鲜嫩,汤清淡。牛肝能补肝明目、养血,枸杞子能滋阴明目、益精填髓。此汤具有滋补肝肾、明目益精的功效。适合孕妇食用,能防止妊娠后期夜间视力减退、夜盲症、贫血的发生,可强健身体。

鱼头豆腐汤

【原　料】 鲢鱼头 250 克,豆腐 1 块,葱 1 根,香油、姜、胡椒粉、精盐各适量。

【制　作】 将鱼头去鳃,洗净;豆腐洗净,切块;葱洗净,切成

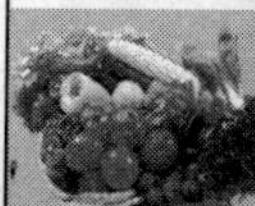

葱花;姜洗净,切丝。将鱼头放入锅中,加适量清水,煮至奶白色,加入豆腐一起煮约 10 分钟,然后加入葱花、姜丝、香油、胡椒粉、精盐,搅匀即可。

【功　效】 此菜清淡,微辣,鲜香可口。鲢鱼含蛋白质、脂肪、钙、磷、铁、维生素 B_1、维生素 B_2、烟酸等,尤其含钙较多。此汤菜具有补钙益髓的作用。孕后期常食,能强健身体,预防缺钙,也有利于胎儿大脑、骨骼、牙齿的生长发育。

鸡块白菜汤

【原　料】 白条鸡半只(约 500 克),白菜 500 克,精盐、味精、葱、姜各适量。

【制　作】 将鸡洗净,剁成小块,放入沸水锅内烫一下捞出,用清水洗净。白菜切成小块,葱切段,姜切片。锅置火上,放入鸡块,加葱段、姜片和清水烧沸,转微火煮至筷子能插入鸡肉,撇去浮沫,捞出葱、姜。白菜放入汤锅内略煮,加精盐、味精调味,盛入汤盆内即成。

【功　效】 此菜汤清爽口,肉烂脱骨,适宜于怀孕晚期妇女调养食用。含有丰富的优质蛋白质、钙、磷、铁、维生素 A、维生素 B_2、烟酸、维生素 C 等营养素。

柠檬煲鸭汤

【原　料】 光鸭 1 只(约 1 000 克),鲜柠檬 1 个(约 150 克)。姜 3 片,盐适量,糖 10 克(或随口味添加)。

【制　作】 光鸭去除内脏,切除鸭尾,放入沸水中煮 5 分钟,取出洗净。柠檬洗净,切薄片。将清水约 10 杯烧沸,放入姜片、鸭,转慢火煲 2 小时。将柠檬片放入,再煲约 30 分钟,放入盐、糖拌匀,即可趁热食用。

【功　效】 此汤清鲜可口,营养丰富,可提供丰富的热能、蛋

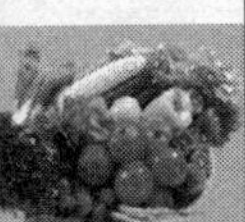

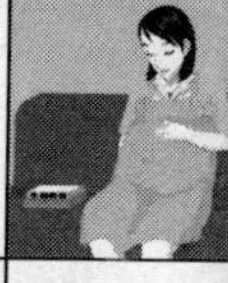

白质、维生素A、维生素B_2、烟酸、钙、铁、锌、硒等多种营养素。适宜于怀孕后期饮用。

番茄土豆牛尾汤

【原　料】 牛尾2条(约300克),胡萝卜300克,土豆400克,番茄300克,洋葱500克,姜3片,精盐、白糖、生抽各适量。

【制　作】 将牛尾刮去皮毛,洗净斩段。土豆、胡萝卜去皮,切块。番茄、洋葱洗净,切开。把适量清水煲沸,放入牛尾煲2小时,加入胡萝卜、姜再煲半小时,再放入土豆,煲至土豆软烂,最后放入番茄、洋葱,沸15分钟,用精盐、白糖、生抽调味即成。

【功　效】 酸甜可口,刺激食欲,营养丰富,可提供丰富的蛋白质、维生素A、烟酸、维生素C、钙、铁、锌、硒等多种营养素。适宜于怀孕后期饮用。

高丽参炖鸡

【原　料】 光鸡1只(约600克),高丽参15克,熟地黄60克,天冬30克。大枣8枚,生姜2片,精盐、味精、胡椒粉各适量。

【制　作】 鸡洗净,去头颈、脚、肥膏及尾部皮。高丽参切片,洗净。熟地黄洗净,切小块。天冬、大枣(去核)洗净。将高丽参、熟地黄、天门冬、大枣、姜放入鸡肚内,把鸡放入炖盅内,加沸水适量,炖盅加盖,文火隔水炖3～4小时,调味供用。

【功　效】 补气益阴,滋养肺胃,可为孕妇提供丰富的蛋白质、维生素A及多种无机盐,但需注意维生素C的补充。

香菇木耳淡菜汤

【原　料】 淡菜30克,香菇15克,木耳20克。精盐、味精、胡椒粉各适量。

【制　作】 香菇(去菌茎)浸软洗净。木耳浸开洗净,去蒂。

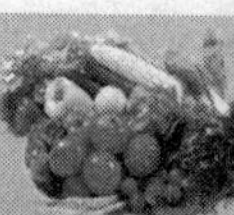

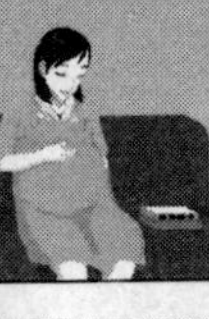

淡菜浸软洗净。把香菇、淡菜放入锅内，加清水适量，武火煮沸后，文火煮半小时，再放入木耳，煮沸10分钟，调味供用。

【功　效】 滋润凉血，补益肝肾，并可提供丰富的钙、铁、锌、硒等多种营养素。适宜于妊娠后期食用。

冬菇牛肉汤

【原　料】 嫩瘦牛肉250克，水发冬菇70克，香油3克，酱油6毫升，精盐4克，胡椒粉1克，料酒20毫升，葱、姜各10克。

【制　作】 牛肉切成2厘米见方的块，洗净，放入冷水锅内，用大火烧沸，然后倒入漏勺洗净血污。葱切段，姜切块，拍松。水发冬菇去蒂洗净，切成片。牛肉放入锅内，加清水1 000毫升，放葱段、姜块、料酒，用小火焖至牛肉熟烂，加酱油、精盐、冬菇，再焖10分钟，盛入大碗内，撒胡椒粉，淋香油即成。

【功　效】 此汤蛋白质、烟酸、铁、锌、硒等含量丰富。适宜于怀孕后期食用。

三、妊娠后期宜食的菜肴

大枣炖兔肉

【原　料】 大枣10枚，兔肉250克，精盐适量。

【制　作】 将大枣洗净；兔肉洗净，切成小块。沙锅洗净，放入适量清水，加入大枣、兔肉，锅加盖，置于火上，煲4小时，加入精盐调味即成。

【功　效】 此菜肉鲜嫩，味咸中带甜。兔肉含卵磷脂、游离氨基酸、蛋白质、钾、钠、钙、铁、磷、维生素B_1、维生素B_2等成分，其蛋白质含量高，脂肪含量很低，具有解热毒、利大肠、祛湿、益气等作用。兔肉与补中益气、养胃健脾、养血壮神、悦颜色的大枣组成菜

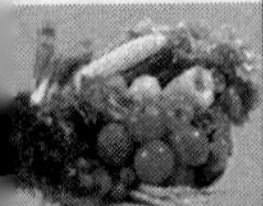

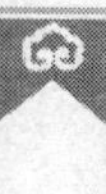

肴，具有健脾胃、补肝肾、润五脏等作用，孕后期食用可健身。

柠檬鳜鱼

【原　料】 鳜鱼500克，虾仁20克，冬笋10克，香菇10克，鲜豌豆10克，鸡汤200毫升，料酒10毫升，精盐5克，白糖5克，番茄酱10克，蒜末5克，玉米粉10克，姜末5克，葱末5克，植物油500克(实耗75克)，香油适量，柠檬1只。

【制　作】 ①鳜鱼去鳞，用刀从尾部往上片至鱼头下，然后横着切下鱼肉，用刀轻轻拍至稍扁，翻转鱼身以同样动作片下另一侧鱼肉，用凉水冲洗干净，用刀在鱼肉上均匀地直划，再斜划至鱼皮，使鱼肉呈松软的菱形小块，加入料酒、盐、葱、姜腌渍10分钟，然后蘸上干玉米粉，提着尾部抖去余料。②柠檬1只挤成汁，放入碗内，加番茄酱、鸡汤、白糖、料酒、玉米粉调成汁。③锅置火上，放油烧至八成热时，顺锅边放入鱼肉，炸至浅黄色时捞出，鱼头醮玉米粉入油锅炸干。油锅烧至冒烟，再将鱼肉、鱼头放入炸制第二遍，呈金黄色时捞出，摆入盘内呈鱼状。④炒锅烧热，加少许油，放入洗净的虾仁、香菇丁、冬笋丁、鲜豌豆，翻炒，倒入调好的调汁，炒熟，倒些香油，浇在鱼上，然后撒上蒜末即可上桌供食。

【功　效】 此菜鱼外酥里嫩，酸甜可口，易消化。鳜鱼含丰富的蛋白质、脂肪、胡萝卜素、维生素B_1、维生素B_2、烟酸、铁、钙、磷等，是高蛋白、低脂肪的食物，具有益气力、补虚劳的作用。适宜于怀孕后期食用。此菜有健脾、益肾、开胃、健体强身、增加营养、助消化的作用。孕妇常食，可强健身体，并有利于胎儿发育。

豆芽炒猪肝

【原　料】 豆芽200克，猪肝200克，淀粉10克，花生油、精盐、酱油、米醋、料酒、味精各适量。

【制　作】 将豆芽择去须、根，洗干净，放入沸水中烫一下，捞

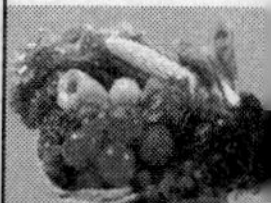

出，控净水；猪肝洗净，切成薄片。将淀粉放入大碗内，加适量水调成稠糊，再将切好的肝片放入，搅拌均匀。锅置火上，放油烧热，将豆芽倒入，翻炒几下，滴入几滴米醋、精盐，炒匀，盛入盘中。锅置火上，放入花生油，烧至七成热，倒入肝片，迅速炒散，然后加入酱油、料酒，翻炒均匀，放入味精炒匀，装盘即成。

【功　效】　此菜豆芽脆，猪肝嫩，味美爽口。含有丰富而优良的蛋白质及人体易于吸收利用的铁、锌等无机盐，并含有丰富的维生素A、维生素D、维生素B_{12}、维生素C及叶酸。猪肝有养血、补肝、明目的作用。孕妇食用此菜，能摄入较全面的营养素，预防妊娠贫血，并使胎儿正常发育。

虾皮拌香菜

【原　料】　虾皮50克，香菜350克，酱油、味精、香油各适量。

【制　作】　将香菜去杂、洗净，用沸水烫一下，捞出用凉开水洗净，挤去水，切段。虾皮去杂，用凉开水洗净，放在香菜上，加酱油、味精、香油，拌匀即成。

【功　效】　此菜鲜香适口。香菜芳香健胃、驱风解毒。还能补肾、补钙，适宜于怀孕后期食用，以补充钙质，有利于健身和胎儿骨骼的发育。

荔枝鸭

【原　料】　肥光鸭1只，干荔枝30枚，料酒、酱油、鸭油、精盐各适量。

【制　作】　将荔枝去壳、核，取肉，待用；光鸭洗净，下盐水锅煮至半熟，捞起晾干，用刀剔骨，将鸭肉片成薄片，调以料酒、酱油、精盐。锅中放鸭油烧热，将鸭片铺于锅底，荔枝肉铺在鸭片上面，倾入煮鸭子原汤，烧沸后改文火炖至鸭肉熟烂即成。

【功　效】　此菜肉嫩烂，味浓香。鸭肉含丰富的蛋白质、脂

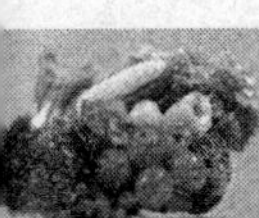

肪、钙、磷、铁、维生素A、维生素B_1、维生素B_2、烟酸等，其中每100克鸭肉含蛋白质16.5克，烟酸4.7毫克，具有健脑和维持神经功能正常的作用。此菜适宜于怀孕后期食用，有较好的益智健脑作用，对孕妇的健康与胎儿大脑的发育大有益处。

烩鱼肚

【原　料】 菠菜500克，干鱼肚50克，胡萝卜25克，姜末25克，葱末15克，料酒40毫升，高汤、胡椒粉、白糖、精盐、水淀粉各适量，香油20克，花生油50克。

【制　作】 将鱼肚泡发好后洗净，在开水锅中稍煮，取出切成块，沥干水。锅上火，加清汤，放入料酒、精盐，烧沸后放入鱼肚煨煮5分钟，取出，沥干水。将菠菜择洗干净，入沸水锅中焯一下，捞出，切成段。炒勺上火放油，烧热后放葱、姜炝勺，下菠菜、胡萝卜片炒熟，放入鱼肚，再放入精盐、白糖、胡椒粉、高汤，煨至鱼肚入味，水淀粉勾芡，淋入香油拌匀即成。

【功　效】 色泽鲜艳，清香适口。适宜于怀孕后期食用。可预防妊娠贫血及牙龈出血。

酿番茄

【原　料】 番茄3个，鲜虾仁50克，熟猪瘦肉50克，水发香菇50克，水发冬笋25克，鸡蛋1个，水发海参25克，水淀粉、精盐、料酒、酱油、白糖、味精、高汤各适量。

【制　作】 将番茄洗净，从蒂处片下一个盖，将番茄的子挖去；香菇、海参、冬笋、虾仁均洗净，并将香菇、冬笋用沸水焯一下，捞出，沥水，与猪肉、虾仁均切成丁，全放入碗内，用酱油、料酒、味精、鸡蛋液和水淀粉搅匀成馅。将调好的馅，填入番茄内，抹平后上面撒上少许白糖，将盖儿盖好，放入盘内，上屉用大火蒸15分钟，取出。炒勺上火，加高汤、精盐，烧沸后用水淀粉勾芡，放入味

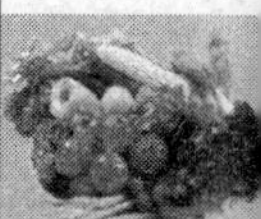

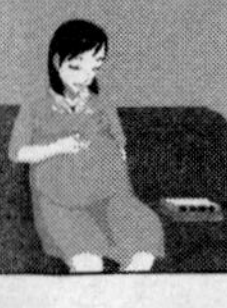

精，浇在番茄上即可。

【功　效】 色鲜味美。孕妇食用有利于母体健康和胎儿生长发育，还可防止孕妇在妊娠后期身体发胖。

核桃鸡丁

【原　料】 核桃仁100克，鸡肉300克，冬笋75克，水发香菇25克，淀粉10克，鸡蛋清1个，味精、酱油、料酒、姜、葱、精盐、花生油各适量。

【制　作】 将鸡肉片成厚片，剞十字花刀，改切成丁，在碗内用鸡蛋清、淀粉拌匀上浆；核桃仁用水泡软去皮；冬笋、香菇切丁，用开水焯一下；葱切花；姜切末。取一只碗，放入适量清水，加精盐、味精、淀粉、酱油对成调味汁，待用。炒勺上火，放花生油烧热，下核桃仁炸呈金黄色时迅速捞出，再将鸡丁、冬笋丁下勺划透捞出。勺留底油，下姜末、葱花炝勺，放鸡丁、香菇丁、冬笋丁、核桃仁，烹料酒翻炒，倒入调味汁，炒匀出勺装盘。

【功　效】 甘香鲜嫩。有补肾固精、温肺定喘、润肠通便、健脑增智及滋补作用。适宜于妊娠后期食用。

酱汁鱼条

【原　料】 鲜鱼500克，清汤适量，甜面酱25克，白糖、酱油各适量，料酒25毫升，蒜、葱、姜末、香油各20克，花生油100克。

【制　作】 将鱼去内脏、鳃、鳞，洗净，对剖开后去脊骨刺，切成条，装碗内，用少许酱油、料酒腌渍片刻。炒勺上火，放油烧至八成热，把鱼条放入，炸熟捞出。勺内留底油，放入白糖炒至呈红色，用葱、姜、蒜炝勺，放入甜面酱随即放酱油、清汤、料酒、鱼条，文火煨烧至鱼肉入味，淋上香油即成。

【功　效】 香味浓醇，营养丰富。孕妇常食鱼有利于胎儿生长发育。

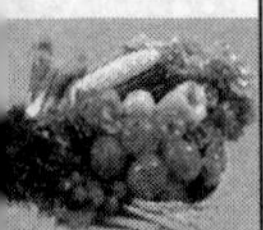

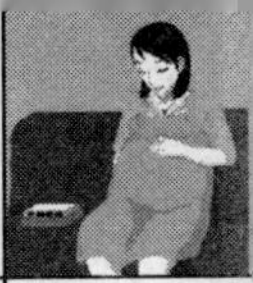

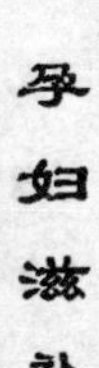

鲜奶冬瓜

【原　料】 冬瓜500克，鲜牛奶100克，熟鸡油40克，姜片35克，葱段25克，水淀粉、鸡汤、精盐、味精、大料各适量。

【制　作】 将冬瓜去皮、去瓤，洗净，切成片，码放碗内，放鸡汤、大料、葱段、姜片、精盐，上屉蒸半小时。取出蒸碗，去掉大料、葱、姜，将冬瓜连汤倒入锅内，加少量鸡汤，烧沸，撇去浮沫，加牛奶、精盐、味精，用水淀粉勾芡，淋入鸡油即成。

【功　效】 色泽美，味清淡。冬瓜有清热解毒、利尿消肿、止渴除烦等功效。牛奶含蛋白质、钙、锌等多种营养素，可治疗妊娠水肿。适宜妊娠后期食用。

三鲜烩鱼唇

【原　料】 发好鱼唇250克，叉烧肉50克，西蓝花100克，冬菇3个，红萝卜片花数朵，姜片、葱段、精盐、生抽、白糖、料酒、淀粉、香油、胡椒粉、花生油、清汤各适量。

【制　作】 将冬菇用清水泡软，去蒂洗净；叉烧肉切成小块。西蓝花掰成小朵，洗净，沥干水，放入油勺中，加精盐、少许水炒至断生，待用。鱼唇洗净，放入沸水锅中加姜片、葱段煮5分钟取出，冲洗干净。炒勺上火，放入花生油烧热，下葱段、姜片炝勺，放生抽、白糖、料酒、清汤煮沸后，放入鱼唇至软熟，放入红萝卜片花、叉烧肉、西蓝花炒匀，再用淀粉、香油、胡椒粉、清水调成的芡汁勾芡即可。

【功　效】 菜鲜嫩，鱼唇软烂、适口。孕后期妇女常食能补充蛋白质的摄入量，促进胎儿健康生长，避免因蛋白质摄入不足而影响胎儿生长发育。

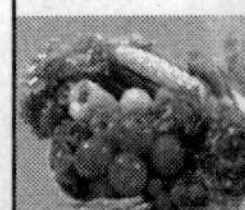

虾皮炒茭白

【原　料】 茭白300克，虾皮50克，青椒25克，花生油、葱末、姜末、精盐、白糖各适量。

【制　作】 将茭白去皮，洗净切成片，放开水中焯一下捞出。青椒去蒂、去籽，洗净，切成片；虾皮洗净，捞出待用。炒勺上火，放花生油烧热，下葱、姜末和虾皮炝勺，下茭白、青椒、精盐、白糖，煸炒均匀即可装盘。

【功　效】 鲜嫩爽口，味咸甜微辣。茭白有清热生津、通利二便的作用。孕妇妊娠后期可常食。

韭菜炒海螺

【原　料】 海螺肉150克，韭菜250克，花生油40克，葱25克，料酒40毫升，酱油、精盐、味精各适量。

【制　作】 将海螺肉片成薄片，放沸水锅内焯一下捞出，沥净水；韭菜择洗净，切成段；葱择洗净，切成段。炒勺上火，放油，烧热后下葱段炝勺，放入韭菜迅速翻炒，再放入海螺、料酒、酱油、精盐炒匀，用味精调味即成。

【功　效】 海螺鲜美细嫩。有温中、补虚之功效。适宜于妊娠后期食用。

绣球黑木耳

【原　料】 黑木耳、瘦火腿、冬笋各25克，发菜10克，鱼蓉250克，净笋40克，蛋皮50克，鸡蛋1个。熟猪油50克，香油10克，精盐4克，味精1克，姜末15克，水淀粉30克，鲜汤50毫升。

【制　作】 木耳用温水泡发，择洗干净。冬笋切片。蛋皮、火腿、净笋分别切丝，放入盘内加发菜拌匀成混合丝。将鱼蓉放入碗内，加入姜末、蛋清、水淀粉、精盐，搅成鱼糊，并挤成枣大的丸子。

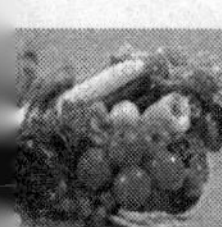

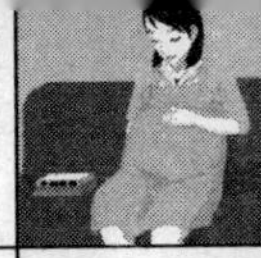

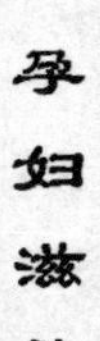

在混合丝内滚几下，摆入平盘内，上笼蒸透。炒锅上火，放猪油烧热。下笋片、木耳煸炒几下，加鲜汤、味精、精盐烧沸，再放入蒸好的绣球，用水淀粉勾芡，淋入香油，起锅装盘即成。

【功　效】 此菜鲜美可口，含有丰富的蛋白质、糖类、钙、磷、铁、维生素A、维生素E等多种营养。适宜于怀孕后期食用。

松花肉

【原　料】 猪瘦肉50克，鸡蛋200克，冬笋9克。酱油3毫升，白糖1.2克，香菇1.8克，味精1.2克，香菜叶0.6克，葱3.6克，面粉18克，五香粉、精盐各适量，猪油500克(约耗50克)。

【制　作】 先把香菇用沸水泡开，摘去根蒂。香菜洗净，摘取青叶待用。将猪瘦肉、冬笋、泡好的香菇、葱等切碎，加入酱油、白糖、味精、五香粉等调和，用少许猪油炒成熟的肉馅。将鸡蛋的蛋清和蛋黄分开，用筷子把鸡蛋清搅打出浓泡沫，然后加进面粉、蛋黄、味精、精盐等搅匀。在油锅内放入少许猪油用微火熬热，先倒入一半已打好的鸡蛋清泡沫，随时摇转炒锅，待蛋清煎成直径约20厘米的圆形时，再把炒好的熟肉馅倒在圆饼的中心，铺平，再把剩下的另一半鸡蛋清倒在肉馅的上面，形成一个圆盖，盖在馅的上面然后把洗好的香菜叶撒在蛋泡上。将剩下的猪油用大火烧沸，用勺慢慢地盛起浇在蛋饼上，把蛋白烫熟呈淡黄色时，取出蛋饼沥去余油即成。

【功　效】 本菜营养丰富，适宜于怀孕后期食用。富含蛋白质、脂肪、维生素A、维生素B_1、铁、硒等营养素。

三元蒸鸡

【原　料】 鸡半只(约250克)，干桂圆15粒，大枣12枚，枸杞20克，精盐适量。

【制　作】 鸡洗净，在关节处先剁下翅膀，鸡身顺直切，切成

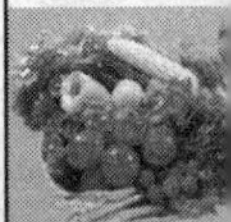

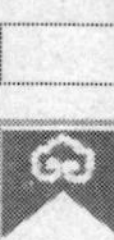
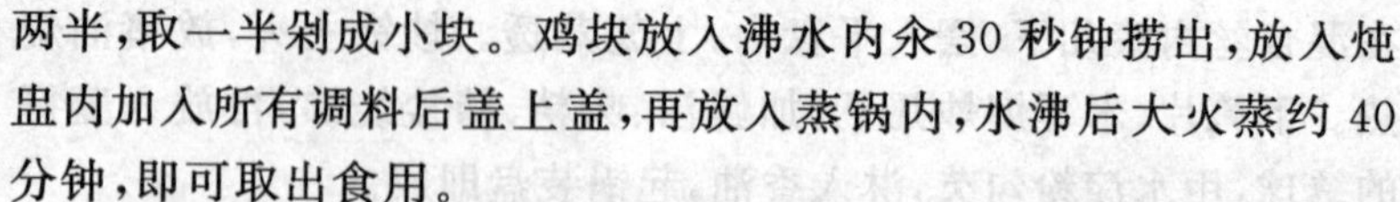

两半，取一半剁成小块。鸡块放入沸水内氽30秒钟捞出，放入炖盅内加入所有调料后盖上盖，再放入蒸锅内，水沸后大火蒸约40分钟，即可取出食用。

【功　效】 此菜鸡肉滑嫩，味道鲜香，含有丰富的优质蛋白质、维生素A、维生素B_1、维生素B_2、烟酸、钙、铁、锌、硒、铜等。适宜于怀孕后期食用。

五彩炒鱼丝

【原　料】 鲜生鱼肉500克(生鱼即墨鱼)，冬菇100克，胡萝卜150克，青椒100克，绿豆芽100克，鸡蛋清2个，精盐7克，味精8克，料酒5毫升，胡椒粉0.5克，水淀粉20克，淀粉40克，香油5克，花生油750克(耗100克)，上汤75毫升，葱10克，姜适量。

【制　作】 鱼肉去掉皮和大刺，先切成5厘米长的段，然后片成片，切成丝。冬菇、青椒、胡萝卜切成与鱼丝相同的丝，豆芽择去两头，葱、姜切成末。鱼丝用精盐、料酒、味精、胡椒粉、鸡蛋清、淀粉调匀浆好，再放入5毫升左右的香油拌匀备用。冬菇、胡萝卜用开水氽过，再用凉水冲凉备用。用精盐、味精、上汤、香油(少许)、胡椒粉、白糖、水淀粉调匀对成汁。锅洗净，上火烧热，放入猪油，待油有五成热时，下入鱼丝滑散、滑透，倒入漏勺沥油。锅再上火，放入猪油，下入冬菇、胡萝卜、青椒、豆芽、葱姜末煸炒片刻，再把滑好的鱼丝倒入，用料酒炝锅，把对好的汁搅匀倒入锅内，翻炒均匀即成。

【功　效】 味香色艳，营养丰富，是营养价值极高的食品，富含动物性蛋白、各种无机盐和维生素。适宜于怀孕后期营养不良者食用。

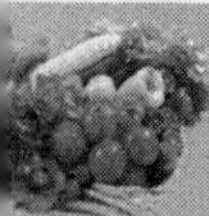

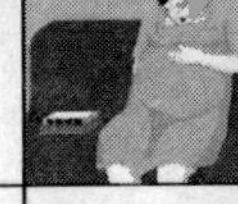

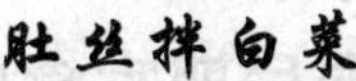

肚丝拌白菜

【原　料】 猪肚 200 克，白菜 150 克，芝麻酱 3 克，酱油 6 毫升，米醋 6 毫升，香菜末 3 克，葱、姜各 1.5 克，料酒 1.5 毫升，盐 3 克，香油 2 克。

【制　作】 将猪肚用精盐、米醋洗好，冲净，再用精盐、米醋加水煮沸捞出(不要煮得太老)，将附在肚上的皮去掉，再加料酒、水煮熟，捞出切成 4 厘米长的细丝。将白菜用 0.3% 漂白粉溶液泡一下(或用目前市场上用于消毒清洗蔬菜的清洁液亦可)，消毒后再用冷开水冲洗后，也切成细丝，装在盘中。然后把肚丝放在白菜丝上面，加芝麻酱、米醋、香油、酱油、香菜末、葱、姜等即成，食时拌匀。

【功　效】 本品性味甘、温，能补虚损，健脾胃，特别适合于体质虚弱，食欲欠佳，或有慢性浅表性、萎缩性胃炎的孕妇食用，可提供丰富的维生素 A 及钙等多种营养素。

火腿拌芹菜叶

【原　料】 芹菜叶 250 克，火腿肉 100 克，白糖 10 克，香油 10 克，葱花、酱油、米醋、味精、精盐各适量。

【制　作】 将择好的嫩芹菜叶洗净，放开水锅中烫几下，捞出放凉沥尽水，用刀切几下放在菜盘中。将火腿肉切成菱形薄片或小丁，撒在芹菜叶上。把酱油加热，倒在芹菜叶上，加入白糖、米醋、香油、葱花、精盐、味精，拌匀即可。

【功　效】 色泽艳丽，荤素搭配，蛋白质、维生素 A、维生素 E、钙等含量丰富。适宜于怀孕后期食用。

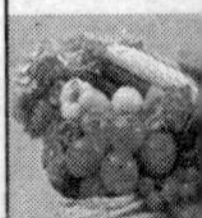

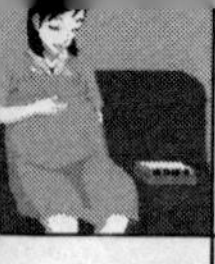

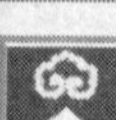

四、妊娠后期宜食的粥羹

猪血粥

【原　料】 猪血200克，粳米100克，葱花、精盐、味精、香油各适量。

【制　作】 将猪血切成小块，放在清水中浸泡待用；粳米淘洗干净。锅置火上，放适量清水烧开，加入粳米熬煮至粥成，再加入猪血，煮沸后加精盐、味精调味，撒上葱花，淋上香油即成。

【功　效】 此菜黏稠，咸香，猪血鲜嫩。猪血每100克含蛋白质4.3克，脂肪0.2克，糖类0.1克，钙69毫克，磷2毫克，铁15毫克。猪血中赖氨酸含量相当高。此菜还具有生血、补血作用，适宜于妊娠后期食用，以补充铁质，强壮身体。

鲤鱼白菜粥

【原　料】 鲤鱼1条(约500克)，白菜500克，粳米100克，精盐、味精、料酒、葱末、姜末各适量。

【制　作】 鲤鱼去鳞、鳃及内脏，洗净。白菜择洗干净，切丝。锅置火上，加水烧沸，放入鲤鱼，加葱末、姜末、料酒、精盐，煮至极烂后，用汤筛过滤去刺，倒入淘洗干净的粳米和白菜丝，再加适量清水，转小火慢慢煮至粳米开花、白菜熟烂，加入味精即成。

【功　效】 此粥鲜美可口，营养丰富，含有丰富的蛋白质、糖类、维生素C等多种营养素，适宜于妊娠后期水肿的辅助治疗，连食3～5天为好。熬制此粥除用白菜外，还可用萝卜、冬瓜，其他用料不变。

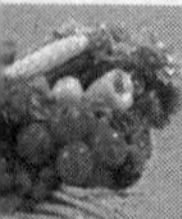

黑米粥

【原　料】黑米30克,大米70克,大枣、银耳、芝麻、黄豆各适量。

【制　作】先将黑米与大米一起放入清水中淘洗干净;黄豆拣去杂质,用温水浸泡4小时,换水洗净;大枣去核,洗净;银耳去老蒂,用温水浸泡后用清水洗净;芝麻淘洗干净。锅置火上,放入适量清水,先下入黄豆、黑米、大米,煮至粥将熟时,放入大枣、银耳、芝麻,续煮成粥即可。

【功　效】此粥黏稠,甜香适口。有补气养血、保产育胎作用。适宜于怀孕后期食用。常食此粥,有利于孕妇及胎儿的健康,尤其对胎儿的大脑发育有着特殊的作用。

甜浆粥

【原　料】豆浆500克,粳米100克。

【制　作】将粳米淘洗干净,放在锅内,加入豆浆及适量清水。先用旺火煮沸,再用文火煎熬半小时,取适量冰糖,加水熬成汁,待粥将成时加入,搅拌均匀,稍煮一、两沸停火,早、晚餐食用。

【功　效】本品具有益气养血,健胃理肠之功效。适宜于怀孕后期食用。

藕粉粥

【原　料】藕粉100克,粳米粉50克,白糖100克。

【制　作】将藕粉、粳米粉分别放入碗内,用温水调成糊。锅内放入清水,调入粳米粉,大火加热,并不断用筷子搅动,待烧沸后,再冲入藕粉,候再沸,加入白糖调味即成。

【功　效】本品具有补中益气,健脾养血之功效。适用于怀孕后期食用。

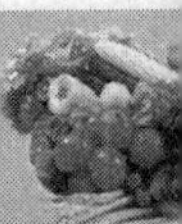

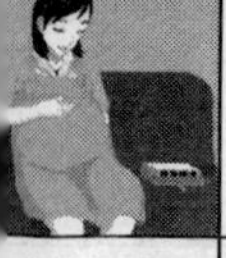

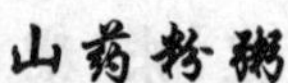

山药粉粥

【原 料】 山药粉100克,白糖适量。

【制 作】 将山药粉放入碗内,加入适量清水,搅匀呈糊。锅内放入清水,调入山药粉,用旺火加热,并用筷子不断搅动,煮两三沸即成,再加入白糖调味。

【功 效】 本品具有温肝散寒,养血调经之功效。适宜于怀孕后期体弱者食用。

乌骨鸡肝粥

【原 料】 雄乌骨鸡肝1具,粳米100克,葱末、料酒、精盐、香油各适量。

【制 作】 将鸡肝冲洗干净,切成片,放入碗内,加入精盐、味精、葱末、姜末调拌均匀。粳米淘洗干净。锅内放入清水、粳米,熬至粥成时,加入鸡肝,候沸,再加入精盐、味精调味,淋上香油即成。

【功 效】 本品具有养肝补血,通利乳汁之功效。适宜于怀孕后期食用。

银 耳 羹

【原 料】 银耳25克,鸽蛋10克,冰糖适量。

【制 作】 将鸽蛋煮熟去壳;银耳洗净,用沸水泡发,择去老根,掰成小朵。将银耳放入沙锅内,加适量清水,烧沸后,用中火慢熬,待银耳软烂时,加入冰糖熬一会儿,盛入碗内,鸽蛋摆放四周即可食用。

【功 效】 银耳黏糯,鸽蛋细嫩。营养丰富,有滋补保健作用。适宜于怀孕后期食用。

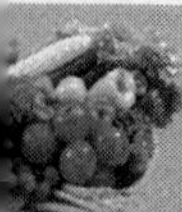

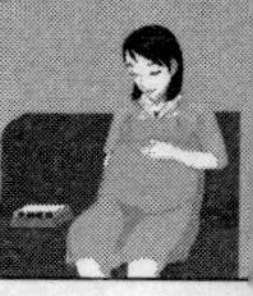

黄鱼羹

【原 料】 鲜黄鱼肉200克,鸡蛋1个,熟猪油50克,水淀粉75克,精盐、味精、料酒、葱段、姜末、香油、鸡汤各适量。

【制 作】 将鱼肉切成1厘米见方的丁。炒勺上火,放入熟猪油烧热,下葱段、姜末炝勺,烹料酒,加鸡汤,用漏勺将葱段捞出不用。将鱼丁放入勺内,放入精盐,烧沸1分钟后,用水淀粉勾芡,并将鸡蛋打匀,慢慢淋入勺内,不断搅拌,使蛋液均匀地与卤汁混合,再放入味精、香油,出勺盛入大汤碗内即可。

【功 效】 味鲜美,鱼蛋嫩。具有补益脏腑、养血生精、养肝养心等作用。适宜于怀孕后期食用。孕妇食用能健体,促进乳汁分泌,为产后哺乳做准备。对婴儿佝偻病有预防作用。

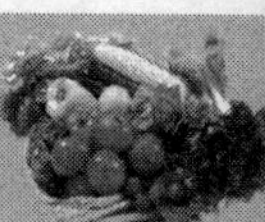

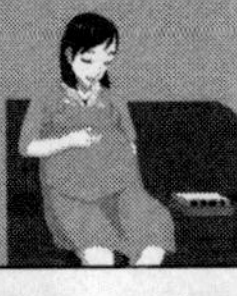

第四章　妊娠呕吐的饮食调养

一、妊娠呕吐的相关知识

妇女怀孕40天至3个月的时期会出现一系列的生理反应，这是因为孕妇肌体分泌大量的雌激素刺激肝脏，并产生应激性胃肠反应，以致孕妇食欲缺乏，厌食择食，恶心呕吐，头重目眩，倦怠思睡，喜食酸味，恶闻食臭，头晕厌食，或食入即吐等，这些症状统称早孕反应。中医学将本病称为恶阻，又称子病或病儿。

一般来说早孕反应、妊娠呕吐等到怀孕3个月后会自行消失，一般对工作、生活影响不大，只需调节饮食，注意休息即可。

发生妊娠剧吐时，孕妇饮食上要特别注意做到清香新鲜、营养丰富、容易消化、合乎口味几点。如多食新鲜水果、蔬菜、豆浆、牛奶、藕粉等。菜谱要做到色、香、味俱全，少吃多餐、少油多淡。同时，避免在呕吐时进餐，呕吐后要注意卧床休息，保证睡眠充足，室内保持空气畅通新鲜，并且精神要愉快。

(一)妊娠呕吐的原因

妇女怀孕后，在停经40天左右常可发生恶心呕吐、食欲下降、偏食、嗜睡等反应，持续到怀孕后60～70天，以后逐渐减轻、消失。严重者又反复呕吐，胃内容物、胆汁甚至小肠液都可吐出来。这是因为：①怀孕后妇女体内的激素即绒毛膜促性腺素水平升高，引起不适。②黄体位置在右侧卵巢，即右卵巢排卵，则会发生呕吐。黄体是卵子排出后形成的囊肿。③精神因素。妇女怀孕后，大脑皮质及皮质下中枢的功能失调，导致自主神经功能紊乱。这种情

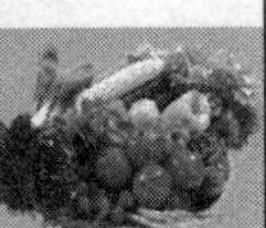

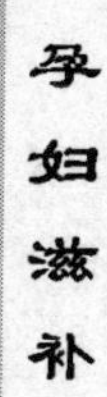

况多见于对怀孕、分娩及哺乳等有恐惧心理或精神紧张、焦虑、忧郁等类型的孕妇。

(二)妊娠剧吐的处理

妊娠剧吐不但能影响胎儿的生长发育和孕妇的健康,甚至会构成孕妇的生命危险。因此,应及时请医生治疗。孕妇本身还要特别注意以下几点:

(1)坚持休息,避免过度疲劳。

(2)避免一切可能引起恶心、呕吐的不良刺激,如油、烟、异味等,尤其室内应保持空气新鲜。

(3)保持情绪稳定,解除思想顾虑,做到精神愉快,多做些有利于心情愉快的事。

(4)少吃多餐,可随时进食,而且饮食要清淡可口,易于消化。

(5)要输液,补充维生素。

(6)如治疗无效,呕吐严重,出现脏器功能损害,如肝功、肾功异常等,不应再盲目治疗呕吐,应及时终止妊娠,以保证孕妇的生命安全。

(三)妊娠呕吐不宜禁食

孕妇在孕早期发生呕吐,认为不吃东西或少吃东西可以减轻恶心呕吐,所以有的孕妇干脆采取禁食的方法,很少吃东西。

孕妇恶心、呕吐现象的产生,主要是由于增多的雌激素对胃肠内平滑肌的刺激作用所致。轻度恶心呕吐,可以不必治疗,更不要禁食或少吃。相反,如果多吃一些食物,还会感觉好一些,最好每天吃 6 次饭,少吃多餐,准备一些饼干,随时吃一点,清晨喝杯牛奶或豆浆更好。孕妇本身和胚胎都需要营养,呕吐就减少了营养的供给,再少吃则更不利。

初孕期反应,调整一下饮食是必要的,不要吃难消化的食物,

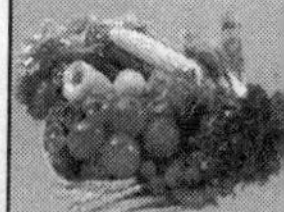

多吃些淀粉类食物如面包、饼干、马铃薯、米饭等。不要吃油腻的食物和油炸的食物，以多吃水果、牛奶及少量含碳酸气的饮料为宜。

(四)妊娠呕吐的日常生活调护

(1)孕妇衣着要宽大，寒暖适宜，不宜穿用窄紧的袜带、裤带、腹带及紧身裤等，内裤选用棉质，吸湿透气良好。

(2)每天保证 8～9 小时睡眠，中午要有 1 小时午休，室内空气流通清新，温度适中，不宜过冷或过热。

(3)经常洗澡，勤洗外阴，勤换内衣，沐浴时要采用淋浴，水不可过冷或过热。

(4)经常做体操和散步，避免剧烈运动和颠簸的长途旅行。

(5)可照常参加劳动，但要避免过度劳动。

(6)妊娠 5～6 个月起，要每日用肥皂和温水擦洗乳头 1 次，乳头凹陷要慢慢拉出。

(7)妊娠初 3 个月禁止性交，孕后期特别是临产前 3 周必须禁房事，妊娠 4～8 个月间，虽可性交，但要节制，有流产史者，更要节制性生活。

(8)多饮水，多吃水果、蔬菜，保持大便畅通。

(9)早、晚刷牙，保持口腔清洁，龋齿要修补或及早拔除。

(10)严禁妊娠期吸烟。

(五)妊娠反应的饮食调养

妊娠早期发生恶心、呕吐、食欲缺乏，当然影响孕妇的进食和营养的摄取，严重的会不利于孕妇健康和胎儿发育，所以要注意饮食调理。

(1)为了防止呕吐严重时引起脱水，可选食一些含水多的食品，如各种水果、西瓜、新鲜蔬菜等，这些食品不仅含有大量水分，

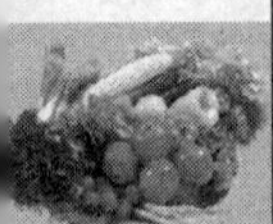

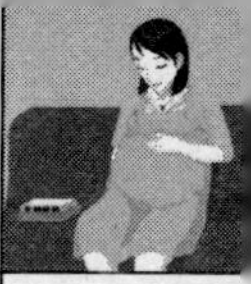

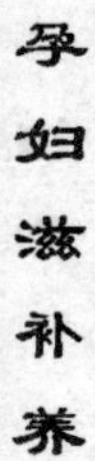

而且含有丰富的维生素 C 和钙、钾等无机盐。

(2)也可以在烹调食物时使用一些香辛料,如姜、辣椒等,使食物略有刺激性,可增进食欲。

(3)热食气味大,妊娠呕吐者比较敏感,可以适当食用些冷食或热食晾凉再用。

(4)可多食用些蛋白质、维生素含量高的食物,如奶酪、牛奶、豆浆、藕粉、鸡蛋、水果、蔬菜等。

(5)少食多餐。恶心呕吐时间多在早晨起床或是傍晚,也就是说胃中太空或太饱时对孕妇都不利。这样采用少食多餐的方法,不拘泥一日三餐的规定习惯,想吃就吃。晚上可准备一些容易消化的食品,如面包干、馒头片、乳儿糕、饼干等,在早上起床前先喝一杯白开水,再将食物吃下去,稍躺一会再起床,可减少恶心与呕吐。

(6)在膳食和食物烹调中,少吃或少用油腻食物,烹调中可采用植物油,少用动物油,以减少油腻。

(7)汤类和油腻食物特别容易引起呕吐,吃饭时孕妇不要喝汤、喝饮料及吃油腻食物。孕妇应避免吃过油或刺激性强的食物,如辛辣食品。

孕妇在清晨起来若有恶心感,可吃些咸饼干、烤馒头片。此时不必考虑营养去吃自己不喜欢或不易消化的食品。多吃些蔬菜和水果,有利减轻呕吐,适当服用维生素 B_6,维生素 C,防止体内酸中毒。

(六)妊娠呕吐的膳食原则

(1)多食易于消化的食物,如面包、稀饭等。也可根据孕妇的喜爱,饮用富尔康、麦乳精、乐口福、太阳神等营养品。

(2)少食多餐、细嚼慢咽,既可保证足够的摄入量,又不使胃肠积滞。

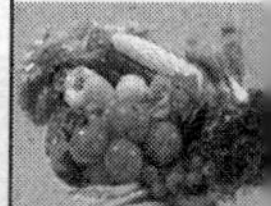

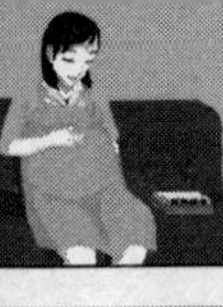

(3)饭后立即躺下休息，早晨起床前先吃少量食物，对减轻恶心有帮助。

(4)有的孕妇会对酸味、辣味或其他味道喜爱，烹调时可使用相应的作料，使食物具有一定刺激性，以增进食欲。

(5)妊娠呕吐的孕妇对气味非常敏感，冷食比热食气味小，所以许多食品可以凉后再吃。

二、调养妊娠呕吐的汤饮

柚皮饮

【原　料】 柚皮15～20克。

【制　作】 将柚子皮洗净切碎，加适量水，武火烧沸，文火煎15分钟。

【用　法】 每日1剂，代茶随意饮服。

【功　效】 理气健胃，降逆下气。适用于脾胃虚弱所致的妊娠呕吐。

陈皮大枣饮

【原　料】 陈皮10克，大枣5枚，生姜3克。

【制　作】 陈皮、大枣、生姜洗净，加水适量，大火烧沸，小火煎20分钟。

【用　法】 每日1剂，代茶饮服。

【功　效】 补气调中，开胃止呕。适用于脾胃虚弱型妊娠呕吐。

生姜红糖茶

【原　料】 生姜10克，红糖15克。

【制　作】 生姜洗净切丝，放入瓷杯内，以沸水冲泡，盖上盖

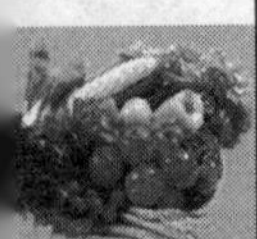

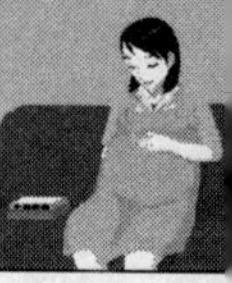

温浸5分钟,再调入适量红糖。

【用　法】 趁热饮服,每日2剂。

【功　效】 补脾益胃,止呕下气。适用于脾胃虚弱型妊娠呕吐。

姜汁米汤

【原　料】 粳米500克,生姜汁10克。

【制　作】 粳米洗净,加水常法煮粥。粥稠后取米汤200毫升,加入鲜姜汁5滴,调匀。

【用　法】 随意饮服。

【功　效】 补中益气,止呕开胃。适用于脾胃虚弱型妊娠呕吐。

甘蔗生姜汁

【原　料】 甘蔗汁100毫升,生姜汁10毫升。

【制　作】 将甘蔗汁,生姜汁混合,隔水烫温。

【用　法】 趁温服用,每次服30毫升,每日3次。

【功　效】 清热和胃,润燥生津,降逆止呕。适用于脾胃虚弱所致的妊娠呕吐。

太子参山药饮

【原　料】 山药30克,太子参30克,红糖适量。

【制　作】 将山药、太子参洗净,加水适量,武火烧沸,文火煎20分钟,加红糖适量即成。

【用　法】 温热服用,每日2次。

【功　效】 补益脾胃、降逆止呕。适用于脾胃虚弱型妊娠呕吐。

梅干菜猪肉汤

【原　料】 梅干菜15克,榨菜15克,猪瘦肉丝100克。食盐、味精各适量。

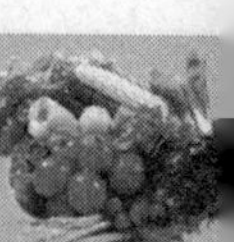

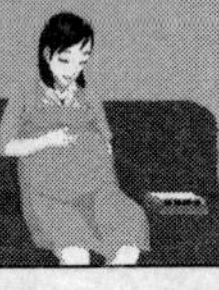

【制　作】 煮汤服用。

【功　效】 每日1次。常服有开胃消食、化滞消积之功效，可减少孕期反应。

生姜乌梅饮

【原　料】 乌梅肉、生姜各10克，红糖适量。

【制　作】 将乌梅肉、生姜、红糖加水200毫升煎汤。

【用　法】 每次服100克，每日2次。

【功　效】 和胃止呕，生津止渴。适用于肝胃不和型妊娠呕吐。

姜橘饮

【原　料】 黄橘皮10克，生姜6克。

【制　作】 先将橘皮、生姜洗净，加适量水煎，沸后去渣取汁。

【用　法】 趁温频频少饮，每日1剂，连服7日。

【功　效】 行气健脾，和胃止呕。适用于肝胃不和型妊娠呕吐。

紫苏姜橘饮

【原　料】 苏梗5克，生姜6克，大枣10枚，陈皮5克，红糖15克。

【制　作】 将生姜切片，与苏梗、大枣、陈皮一道，加水适量，置武火烧沸，文火煎10分钟，下红糖煎3分钟，去渣滤汁。

【用　法】 趁温频频服用，代茶饮。每日1剂，连用7日。

【功　效】 舒肝和胃、健脾止呕。适用于肝胃不和型妊娠呕吐。

橘茹饮

【原　料】 陈皮10克，淡竹茹15克，柿饼1个，生姜3克，白糖适量。

【制　作】 将陈皮切丝，淡竹茹挽成10个小团，柿饼切片，生

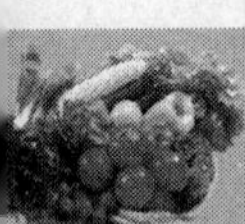

姜切薄片。加水约1 000毫升，置中火上烧沸煮约20分钟，滤出药汁，再煎一次，合并煎液，去渣滤汁，加白糖搅匀。

【用　法】 每次服100毫升，可服多次。

【功　效】 理气开胃，降逆止呕。适用于肝胃不和型妊娠呕吐。

芦芪瘦肉汤

【原　料】 鲜芦根50克，鲜芦笋50克、黄芪15克，猪瘦肉100克。

【制　作】 将鲜芦根、鲜芦笋洗净，切小段，黄芪切片。猪瘦肉洗净，切块。与药材一起放入沙锅内，武火烧沸，文火炖熟烂，食盐调味，去渣后即可食用。

【用　法】 食肉饮汤，1日2次，连服7日。

【功　效】 滋阴润燥，清热生津，除烦止呕。适用于气阴两虚型妊娠呕吐。

醋蛋止呕汤

【原　料】 鸡蛋2个，米醋50克，白糖25克。

【制　作】 将鸡蛋磕入碗内，用筷子搅匀，加入白糖、米醋，再搅匀。锅置火上，加适量清水，用旺火煮沸，将碗内的鸡蛋倒入，煮沸即成。

【功　效】 此汤甜酸可口，开胃。有健胃消食、降逆止呕的功效。适用于减轻妇女妊娠呕吐反应。如每日1次，连服此汤3日，就不会再有呕吐现象。胃酸多者不宜食用。

豆腐酸辣汤

【原　料】 豆腐2块，冬笋、油菜各50克，酱油、植物油、香油、米醋、胡椒粉、大葱、生姜、味精、香菜各适量。

【制　作】 豆腐切成2厘米见方的丁，放入沸水锅中烫透捞

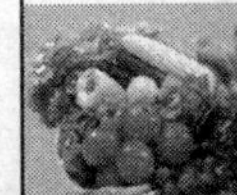

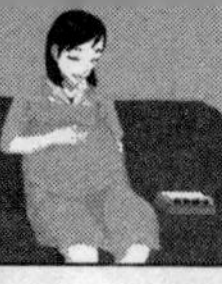

出;将冬笋、油菜切片;葱姜一部分切末,一部分切丝。将锅放火上,倒入少许植物油,油热后放葱姜末炸一下,随即添入汤,并将豆腐丁、冬笋、油菜、酱油加入,汤沸后撇去浮沫,加入米醋、大葱、生姜丝、香菜段、香油即可食用。

【功　效】 豆腐鲜嫩,酸辣适口,健脾开胃。适宜于妊娠早期脾胃虚弱,食欲缺乏,口淡无味者。

生菜滑肉汤

【原　料】 猪里脊肉 200 克,生菜 100 克,植物油 20 毫升,清汤 300 毫升,鸡蛋清 1 个,精盐、味精、料酒、酱油、葱姜丝、水淀粉、香油各适量。

【制　作】 将猪里脊肉洗净后切成薄片,放入碗内,加入精盐、味精、料酒、鸡蛋清、水淀粉搅匀上浆,入沸水中氽熟捞出;生菜洗净后切成大片备用。炒锅置旺火上,加入熟猪油烧至五成热,放入葱姜丝炝锅,加入清汤、精盐、味精、酱油、氽熟的肉片,烧沸后,用手勺撇去汤面浮沫,放入生菜,淋入香油搅匀,起锅盛入汤碗内即可。

【功　效】 猪肉嫩滑鲜香,生菜翠绿爽口,汤色浅红清鲜。有健脾、清热、开胃作用。适宜于怀孕早期脾虚胃热所致呕吐,口干、口苦、食欲缺乏、腰背酸困者。

芙蓉鱼片汤

【原　料】 鲩鱼肉 200 克,鸡蛋清 200 克,姜片、香菜、精盐、味精、胡椒粉、香油各适量。

【制　作】 将鲩鱼肉切片,与精盐、味精和姜片拌匀腌制 10 分钟。把鸡蛋清打匀后,加入冷开水 100 毫升、精盐、味精打匀,撇去面上浮油和泡沫,用慢火蒸至熟。香菜洗净,切段,吸去水,放入汤锅内,把香油滴在香菜面上。把 900 毫升清水烧沸,放入精盐、味精及鱼片,然后用金属汤匙把蒸熟的鸡蛋清控成芙蓉花瓣状蛋

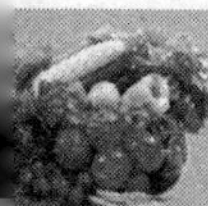

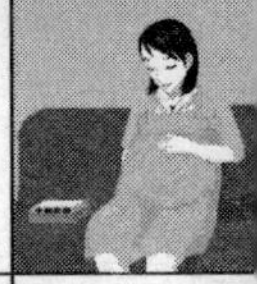

片放入汤里，待鱼片煮熟后，马上把汤倒入盛有香菜的汤锅内，撒上胡椒粉即成。

【功　效】 补脾益肾。适宜于女子脾虚所致妊娠恶心呕吐、食欲缺乏、倦怠乏力及肾虚所致口干乏津、腰腿无力者。

茯苓洋参鸡肉汤

【原　料】 鸡肉150克，西洋参9克，茯苓9克，姜半夏9克，大枣9克，生姜3克，伏龙肝15克，柿蒂15克，陈皮4克。

【制　作】 茯苓、姜半夏、大枣、生姜、伏龙肝、柿蒂、陈皮分别洗净，放入沙煲内，加清水适量，取药汤，连煎两次，每次煎煮45分钟，两汤并，去药渣。鸡肉洗净斩块，西洋参洗净，切片，与鸡肉齐放入药汤中，用文火煲1～2小时，调味供用。

【功　效】 健脾和中、益胃生津。适用于脾胃虚弱所致的妊娠剧吐。症见食入则吐、食欲减少，或不能进食和进水，并感身乏力、明显消瘦、小便少、呕吐剧烈、面色苍白或萎黄。

柿蒂二花汤

【原　料】 柿蒂10个，佛手花5枚，白梅花5枚。

【制　作】 将柿蒂、佛手花、白梅花同入锅中，加适量水，煎煮20分钟，去渣取汁，即成。

【功　效】 疏肝理气，和胃止呕。适用于肝胃不和型妊娠呕吐。

参乳雪梨汤

【原　料】 白参3克，甘蔗30克，雪梨30克，鲜牛奶250克。

【制　作】 将白参洗净，晒干或烘干，研成极细末，备用。对甘蔗、雪梨分别洗净，去外皮后，榨汁待用。烧锅置火上，放适量清水，加入甘蔗、雪梨汁，小火煨煮至沸，调入参末及鲜牛奶，拌匀，继续用小火煨煮至沸即成。

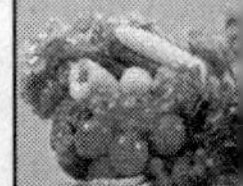

【功　效】 健脾和胃，生津止吐。适用于脾胃虚弱型妊娠呕吐，对兼有气阴两虚者尤为适宜。

参术五汁汤

【原　料】 党参10克，白术10克，茯苓10克，姜半夏10克，陈皮10克，西瓜汁、草莓汁、甘蔗汁、生梨汁、藕汁各50毫升。

【制　作】 将党参、白术、茯苓、姜半夏、陈皮分别拣去杂质，洗净，晒干，切成片或切碎，同放入沙锅，加适量水，浸泡片刻后，煎煮30分钟。用洁净纱布过滤，收取滤汁，盛入容器中，依次调入西瓜汁、草莓汁、甘蔗汁、生梨汁、藕汁，拌和均匀，即成。

【功　效】 健脾和胃，生津止吐。适用于脾胃虚弱型妊娠呕吐，对兼有气阴两虚者尤为适宜。

大枣五味汤

【原　料】 大枣30克，鲜鸭梨250克，鲜芦根200克，荸荠100克，鲜藕100克，鲜麦冬30克。

【制　作】 将大枣洗净，放入沙锅，加适量水，浓煎2次，每次40分钟，合并2次煎液，连同大枣放入2只杯中，备用。将鲜鸭梨、鲜芦根、荸荠、鲜藕、鲜麦冬分别洗净，放入温开水中浸泡片刻，再清洗一次，取出后，切碎，捣烂，一同放入家用果汁机中，快速绞取汁，用洁净纱布过滤，将收取的滤汁分放在2只盛放大枣煎液的杯中，待用。

【功　效】 健脾养胃，和中止吐。适用于脾胃虚弱型妊娠呕吐。

佛手汤

【原　料】 佛手9克，生姜6克，白糖适量。

【制　作】 将生姜去皮，与佛手一齐放入清水中洗净，取生姜切片，待用。沙锅洗净，把生姜片、佛手放入锅内，加清水适量，置

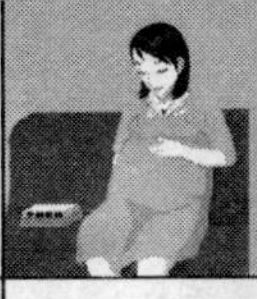

旺火上煮 1 小时，去渣留汁，加入白糖即成佛手汤。

【功　效】 甜中带酸。适用于妊娠期肝胃不和而引起的胸堵闷，疼痛作胀、呕恶时作，善长叹气，纳食不香等症。

三、调养妊娠呕吐的菜肴

黄蜡鲤鱼

【原　料】 鲤鱼 1 条(约 250 克)，黄蜡 60 克。

【制　作】 清除内脏后，把黄蜡放入鱼腹内，鱼身适当加作料。然后放入屉上加火蒸熟。

【功　效】 1～2 次吃完。鲤鱼有补中益气、利水通乳的作用，配以黄蜡可有效缓解妊娠呕吐。

粟米丸子

【原　料】 粟米粉 200 克，精盐适量。

【制　作】 将粟米粉中放入温水，拌匀，和成粉团，再用手搓成长条，分成粟子大小的小丸子，放入一个干净的盘内。锅置火上，加入适量清水，锅加盖，用旺火煮沸，掀锅盖，将丸子下入锅内，文火煮至丸子浮在水面 3～4 分钟后，即成。食用时可加少许精盐调味。

【功　效】 此丸子鲜嫩，清淡适口。粟米其性味甘、咸、凉，含蛋白质、脂肪、淀粉、烟酸、钙、磷、铁及维生素 B_1，维生素 B_2 等。此丸子具有滋阴养胃、清热止呕的功效，适用于防治胃阴亏虚所致的呕吐或时作干呕、口燥咽干、胃中嘈杂不适等症。

糖醋胡萝卜

【原　料】 胡萝卜 250 克，白糖 25 克，米醋 13 克，精盐、香油各适量。

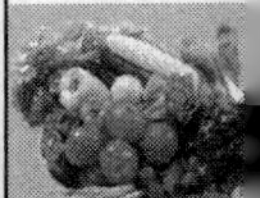

【制 作】 将胡萝卜去根、叶，洗净，用刀刮去皮，切成6厘米长的细丝。将胡萝卜丝放小盆内，撒上精盐拌匀。把盐渍的胡萝卜丝用清水洗净，沥净水，放入碗内，加入白糖、米醋、香油拌匀后放入盘内即可。

【功 效】 酸甜爽口，清淡。此菜适合孕妇早期食用，以增加营养，增进食欲，缓解孕妇妊娠呕吐。

拌和菜

【原 料】 菠菜150克，胡萝卜100克，白菜心50克，豆腐皮25克，蒜苗15克，香菜1棵，猪瘦肉100克。香油15克，精盐3克，味精1克，米醋10毫升，花生油、水淀粉各适量。

【制 作】 菠菜择洗干净，用沸水焯一下，捞入凉开水内投凉，捞出沥水，切成约3厘米长的段，放在大盆内。胡萝卜洗净，切成细丝，放入沸水锅内焯一下，捞入凉开水内投凉，捞出沥水，放在菠菜上。白菜心切成细丝，放在胡萝卜上。蒜苗、香菜择洗干净，均切成3厘米长的段，撒在白菜丝上。豆腐皮切成细丝，放在盘内。猪肉洗净，切成细丝，加水淀粉上浆。炒锅上火，放入花生油，烧至五成热，下肉丝滑散，至色白熟透时捞出，放入温水中冲去油分，沥净水，放在菜的最上面，加入精盐、味精、米醋、香油，拌匀即成。

【功 效】 此菜由菠菜、胡萝卜、猪瘦肉等多种原料拌制而成，色泽艳丽，营养丰富，诱人食欲，含有丰富的蛋白质、纤维素、无机盐、维生素等多种营养物质。适用于妊娠呕吐。

砂仁蒸鲫鱼

【原 料】 新鲜鲫鱼1条(约250克)，砂仁、味精各3克，生姜6克，葱1根，精盐1克，花生油25克，料酒6毫升，湿淀粉适量。

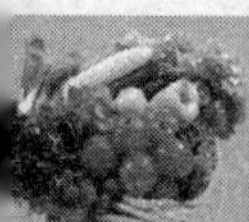

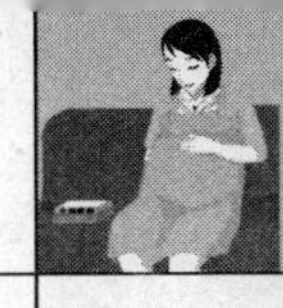

【制　作】 将鲫鱼去鳞、鳃、内脏，用清水洗净，沥干水分；葱去须及老黄叶，洗净，切成段；生姜去外皮，洗净，切成丝；砂仁洗净，沥干，研成末。把花生油、精盐与砂仁末拌匀纳入鱼腹，用湿淀粉封刀口，把葱段、姜丝铺在鱼身上，加上料酒和味精后，用碗盖严，隔水蒸熟食用。

【功　效】 此鲫鱼鲜嫩。砂仁味辛，性温，有行气破积作用，能开胃增进食欲。

鲫鱼含蛋白质、脂肪、氨基酸、钙、磷、铁、维生素 B_1、维生素 B_2、烟酸等，具有健脾利湿、通乳等作用。

生姜能解表散寒、降逆止呕。葱含多种维生素和无机盐，磷的含量较高，其他营养素如蛋白质、脂肪、糖类、粗纤维，具有发散风寒、解毒止痛之功效，并能促进消化液分泌，增加食欲。

此菜具有醒脾温胃，降浊止呕的功效。适用于妊娠中胃虚气逆、呕吐不食等症状。

蛋黄拌双泥

【原　料】 茄子 100 克，马铃薯 50 克，熟鸡蛋 1 个，番茄酱、精盐、香油各适量。

【制　作】 把茄子、马铃薯用水洗净，上屉蒸烂，剥去皮，分别捣成泥蓉，加入精盐。把熟鸡蛋剥去壳，将蛋清、蛋黄分开，然后把蛋黄捣成泥，把蛋清切成细末，各加少许精盐拌匀。把拌好的茄泥、马铃薯泥对放在盘内，再把蛋清、蛋黄分别放在茄泥和马铃薯泥的两侧，将番茄酱堆放中间，浇上香油即成。

【功　效】 此菜清香利口，富于营养。适宜于妊娠呕吐者食用。茄子、马铃薯中蛋白质、糖类含量丰富，还含有较多的维生素 C、维生素 A、维生素 D，以及多种无机盐。适用于妊娠呕吐。

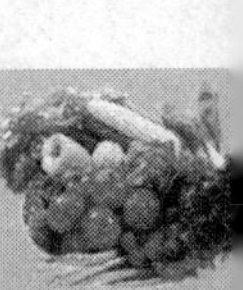

党参砂仁鸭条

【原　料】 党参30克，砂仁10克，陈皮10克，白豆蔻10克，鸭1只（约1 000克），绍酒20毫升，精盐15克，大葱20克，生姜15克，胡椒粉3克。

【制　作】 将鸭宰杀后，去毛及内脏；葱切段，姜拍松，砂仁、白豆蔻打粉，陈皮洗净切小块，党参切片。将鸭置蒸盆内，把党参、砂仁、白豆蔻粉、葱、姜放入鸭腹内，加入精盐、绍酒和上汤1 000毫升，把蒸盆置蒸笼内，蒸1小时即成。

【功　效】 此菜健脾和胃，调气降逆。适用于胎气上逆之妊娠呕吐。

四、调养妊娠呕吐的粥羹

姜汁炒糯米粉

【原　料】 糯米250克，生姜汁3匙。

【制　作】 将炒锅放在文火上倒入糯米、生姜汁同炒，炒到糯米爆破，研粉即成。每次1汤匙，每日2次，沸水调服。一般5～7剂有效。

【功　效】 补中益气，止呕暖胃。适用于脾胃虚弱型妊娠呕吐。

乌梅陈皮粥

【原　料】 乌梅20克，陈皮30克，粳米50克。

【制　作】 乌梅、陈皮加水适量同煎煮30分钟，去渣取汁，与粳米同煮粥。

【功　效】 少量频服，不拘次数。乌梅、陈皮均可开胃助食、生津利咽，常服可缓解妊娠呕吐。

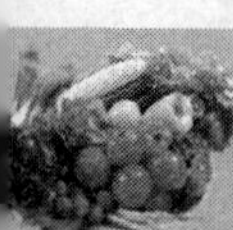

芦根竹茹粥

【原　料】 鲜芦根100～150克，竹茹15～20克，生姜2片，粳米100克。

【制　作】 先将鲜芦根洗净，切成小段，与竹茹一同加水煎汁，去渣后与淘洗干净的粳米一同煮粥，临熟时加入生姜稍煮即成。

【功　效】 此粥清热，除烦，生津，止吐。适用于妇女妊娠恶阻及一切高热引起的口渴心烦，胃热呕吐，呃逆不止等症。

麦冬生地粥

【原　料】 鲜麦冬汁50毫升，鲜生地黄汁50毫升，生姜10克，薏苡仁15克，粳米100克。

【制　作】 先将薏苡仁、生姜与淘洗干净的粳米一同入锅，加水1 000毫升，用旺火烧沸，再转用文火熬煮成稀粥，再下麦冬汁与生地黄汁，调匀，稍煮即成。

【功　效】 此粥安胎，降逆，止呕。适用于女子妊娠恶阻，呕吐等症。

参砂脊骨粥

【原　料】 党参、黄芪各15克，砂仁、橘皮各10克，猪脊骨200克，粳米100克，姜丝、香油、精盐、味精各适量。

【制　作】 猪脊骨洗净，砍成小块；各药洗净，装于纱布袋中，扎紧袋口。粳米淘净，加水1 000毫升，大火烧沸后，加入猪脊骨、药袋、姜丝和精盐，转用小火慢熬成粥，取出药袋，下味精，淋香油，调匀。

【功　效】 此粥调和气血，下气止呕。适用于女子气血不调型妊娠恶阻，症见恶心呕吐，不思饮食者。

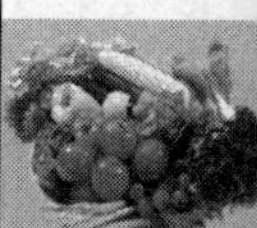

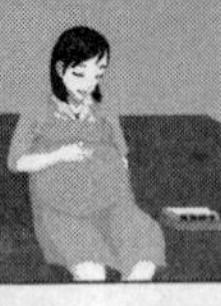

孕妇滋补养胎饮食

人参竹茹粥

【原　料】 人参5克，竹茹、橘皮、茯苓、麦冬、枇杷叶各10克，姜丝5克，大枣5枚，粳米100克，冰糖适量。

【制　作】 人参泡软，切薄片；其余各药分别洗净，装于纱布袋中，扎紧袋口；大枣去核。粳米淘净，加水1 000毫升，大火烧沸后，加入人参片、大枣和药纱袋，转用小火慢熬成粥，取出药纱袋，下冰糖，熬熔。

【功　效】 此粥益气健脾，和胃降逆。适用于脾胃虚弱型妊娠恶阻，平素体弱，症见呕不能食，胸满腹胀，全身无力者。人参可泡茶、泡酒饮用，可切成薄片直接嚼食，可将人参粉拌入牛奶同饮。还可与大枣、当归、甘草、枸杞子等同食。

干姜参夏粥

【原　料】 干姜、法半夏各10克，人参5克，粳米100克，冰糖适量。

【制　作】 干姜切薄片，法半夏捣碎，同装于纱布袋中，扎紧袋口；人参润软，切薄片。粳米淘净，加水1 000毫升，大火烧沸后，加入人参片和药袋，转用小火慢熬成粥，取出药袋，下冰糖，熬溶。

【功　效】 此粥益气温胃。适用于女子脾胃虚弱型妊娠恶阻，症见食欲缺乏，胸满腹胀，呕不能食，面色苍白，嗜卧懒言，口淡无味者。

山药半夏粥

【原　料】 山药30克，法半夏10克，粳米100克，白糖适量。

【制　作】 山药洗净焙干，与法半夏共捣成细末。粳米淘净，加水1 000毫升，大火烧沸后，转用小火慢熬成粥，下白糖和药末，

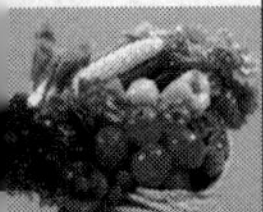

调匀。

【功　效】 此粥健脾和胃，止呕祛痰。适用于脾胃虚弱型妊娠恶阻，症见胸膈满闷，少食即吐，倦怠思睡者。

姜汁砂仁粥

【原　料】 砂仁15克，粳米100克，姜汁30毫升，红糖适量。

【制　作】 粳米淘净，加水1 000毫升，大火烧沸后，再将砂仁捣碎，用纱布包好放入，转用小火慢熬成粥，取出药包，下红糖和姜汁，至红糖熬熔。

【功　效】 此粥行气调中，和胃止呕。适用于脾胃虚弱型妊娠恶阻，症见恶心呕吐，胸满腹胀，面色苍白，嗜卧懒言，口淡无味者。砂仁对孕妇妊娠恶阻反应，以及孕妇偶因跌倒，以致胎动不安而腹痛具有显著的食疗作用。

姜汁梅花粥

【原　料】 梅花15克，粳米50克，姜汁20毫升，香油、精盐、味精各适量。

【制　作】 梅花洗净，焙干研末。粳米淘净，加水800毫升，大火烧沸后，转用小火慢熬成粥，下梅花末、姜汁、精盐和味精，淋香油，调匀。

【功　效】 此粥平肝和胃。适用于肝胃不和型妊娠恶阻，症见胸胁胀痛，夜卧不宁者。

陈皮乌鸡粥

【原　料】 陈皮10克，乌鸡肉、粳米各50克，料酒150毫升，精盐2克，味精1克，大葱10克。

【制　作】 将陈皮去白，洗净，切成细丝；乌鸡肉洗净，切丁，粳米淘净姜切片，葱切段。将粳米、乌鸡肉、姜、葱同放炖锅内，加

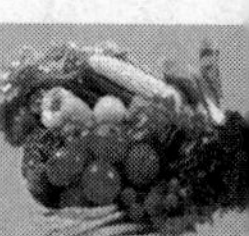

水 800 毫升，置武火上烧沸，再用文火煮 35 分钟，加入精盐、味精即成。

【功　效】 行气健脾，降逆止呕。适用于妊娠呕吐、脘腹疼痛、咳嗽、痰多等症。乌鸡肉具有提高生理功能、延缓衰老、强筋健骨等作用，常食对防治骨质疏松、佝偻病、妇女缺铁性贫血等也有明显功效。

藿香生姜粥

【原　料】 藿香 15 克，生姜 15 克，粳米 150 克，白糖 15 克。

【制　作】 将藿香用清水煮 25 分钟，过滤，留取汁液；生姜洗净，切成薄片；粳米淘洗干净，去泥沙。将藿香、粳米、生姜同放炖锅内，加水 800 毫升，置武火烧沸，再用文火炖煮 35 分钟，加入白糖即成。

【功　效】 此粥化湿和中，止呕，适用于妊娠呕吐、暑热感冒、胸闷食少等症。生姜为何能“温胃止呕”，这是由于吃了生姜后，姜辣素首先刺激舌头上的味觉神经，随之感到有股辣味，之后又刺激胃肠黏膜上的感受器，通过神经反射促使胃肠道充血，消化道蠕动增强，消化液分泌旺盛，又能刺激小肠，使肠的吸收能力加强，从而达到“温胃止呕”的效果。

砂仁大枣糯米粥

【原　料】 砂仁 10 克，糯米 150 克，大枣 4 枚，红糖 15 克。

【制　作】 将砂仁打成细末；糯米淘洗干净，去泥沙；大枣洗净去核。将砂仁、糯米、大枣同放沙锅内，加水 800 毫升，置武火烧沸，再用文火炖煮 35 分钟，加入红糖即成。

【功　效】 此粥温胃止呕、安胎。适用于女子妊娠呕吐、脘腹胀痛、食欲缺乏、胎动不安等症。

【宜　忌】 《药品化义》中说砂仁：“肺有伏火忌之。”因此，阴

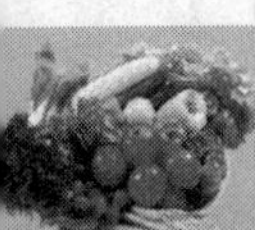

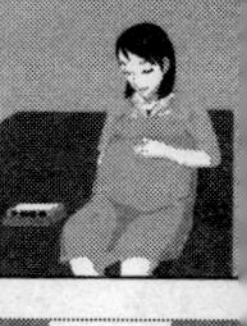

虚有热之人忌食砂仁。另外,在肺结核活动期,支气管扩张,干燥综合征,以及妇女产后忌食。

茯苓大枣粥

【原　料】 茯苓15克,大枣4枚,粳米150克,冰糖15克。

【制　作】 将茯苓研成细粉,大枣去核,洗净,粳米淘洗干净,去泥沙。将茯苓、大枣、粳米同放炖锅内,加水800毫升置武火上烧沸,再用文火炖煮35分钟,加入冰糖即成。

【功　效】 此粥渗湿利水,滋补气血,止呕。适用于妊娠呕吐、水肿胀满、小便不畅等症。冰糖有养阴生津、润肺止咳作用,对肺燥咳嗽、干咳无痰、咳痰带血等症都有很好的辅助治疗作用。

陈皮鱼肚粥

【原　料】 陈皮10克,鱼肚50克,粳米150克,姜3克,葱6克,精盐2克,味精1克。

【制　作】 将陈皮去白,洗净,切成细丝;鱼肚水发后,切成2厘米见方的小块;姜切片,葱切段,粳米淘洗干净,去泥沙。将陈皮、鱼肚、粳米、姜、葱同放炖锅内,加水800毫升,置武火上烧沸,再用文火炖煮35分钟,加入精盐、味精即成。

【功　效】 行气健脾,降逆止呕。适用于妊娠呕吐、咳嗽、痰多等症。

木香陈皮兔肉粥

【原　料】 木香10克,陈皮10克,兔肉50克,料酒10毫升,姜3克,葱6克,精盐2克,味精1克。

【制　作】 将木香研成细粉;陈皮去白,洗净,切细丝;兔肉洗净,去骨,切2厘米见方的块;姜切片,葱切段。将木香、陈皮、粳米、兔肉、料酒、姜、葱同放炖锅内,加水800毫升,置武火上烧沸,

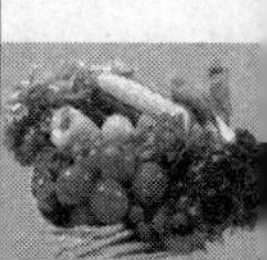

再用文火炖煮35分钟，加入精盐，味精即成。

【功　效】 行气健脾，温中止呕。适用于妊娠呕吐、脘腹疼痛等症。兔肉能补血益气，利大肠、治消渴。

木香莲子糯米粥

【原　料】 木香10克，莲子30克，糯米150克，红糖15克。

【制　作】 将木香研成细粉，莲子去皮、心，糯米淘洗干净，去泥沙。将木香、莲子、糯米同放炖锅内，加水800毫升，置武火上烧沸，再用文火炖煮35分钟，加入红糖即成。

【功　效】 行气，止呕。适用于女子妊娠呕吐、脾虚腹泻、白带等症。莲子中所含的氧化黄心树宁碱有抑制鼻咽癌的作用。

木香苡仁粥

【原　料】 木香10克，薏苡仁30克，粳米120克，红糖15克。

【制　作】 将木香研成细粉；薏苡仁淘洗干净，去杂质；粳米去泥沙，洗净。将木香、粳米、薏苡仁同放炖锅内、加水500毫升，置武火上烧沸，再用文火炖煮35分钟即成。

【功　效】 此粥行气，止呕，清热，利湿。适用于妊娠呕吐、水肿、淋浊等症。

【宜　忌】 脾胃虚寒呕吐者忌用。习惯性流产，胎动不安者少用薏苡仁。

白术鲫鱼粥

【原　料】 白术10克，鲫鱼30～60克，粳米30克。

【制　作】 鲫鱼去鳞甲及内脏，白术洗净先煎汁100毫升，然后将鱼与粳米煮粥，粥成入药汁和匀，根据孕妇口味入盐或糖。

【功　效】 健脾和胃，降逆止呕。适用于脾胃虚弱型妊娠恶阻，症见孕后2～3个月，脘腹胀闷，呕恶不食或食入即吐，浑身无

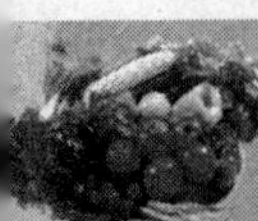

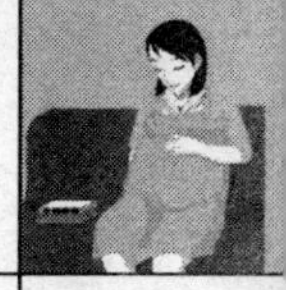

力，倦怠思睡，舌质淡，苔白，脉缓滑。鲫鱼，亦称鲋鱼、土鱼、童子鲫、喜头等。鲫鱼肉嫩味美，营养丰富，为群众喜欢的上等鱼。

鲜竹茹粥

【原　料】 鲜竹茹、糯米各 50 克。

【制　作】 先用鲜竹茹煎汁去渣，加入糯米煮成稀粥。

【功　效】 益气和中。适用于怀孕 2 个月后发生呕吐，服药不见效者。禁食硬、冷食物。

芦藕粥

【原　料】 鲜芦根 60 克(干者用 30 克)，鲜藕 50 克，粳米 50 克，冰糖 10 克。

【制　作】 将芦根切断去节，水煎取汁约 300 毫升；把藕切成小块，与粳米放入芦根汁中，文火煮成粥，加适量冰糖。

【功　效】 每日 1 剂，分 2 次服食。芦根味甘性寒，有清热生津、止呕除烦之功效。适宜于妊娠呕吐者食用。

生芦根粥

【原　料】 鲜芦根 100～150 克，淡竹茹 15～20 克，粳米 100 克，生姜 2 片。

【制　作】 取鲜芦根洗净切成小段，与竹茹同煎取汁，去渣，入粳米同煮粥，粥欲熟时加入生姜稍煮即可。

【用　法】 每日 2 次，3～5 日为 1 个疗程。

【功　效】 清热，除烦，生津止渴，降逆止吐。适用于肝胃不和型妊娠呕吐。

麦冬粥

【原　料】 鲜麦冬汁 50 毫升，鲜生地黄汁 50 毫升，生姜 10

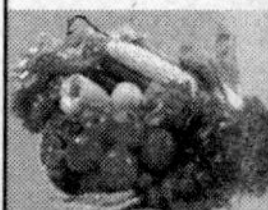

克，薏苡仁 15 克，粳米 50～100 克。

【制　作】 先将薏苡仁、粳米及生姜煮熟，再下麦冬与生地黄汁，调匀，煮成稀粥。早、晚空腹食，每日 2 次。

【功　效】 本品具有止咳祛痰，滋养脾肺之功效。适宜于妊娠恶心呕吐，不思饮食者食用。

木香大枣粥

【原　料】 木香 10 克，大枣 4 枚（或生姜 10 克），粳米 150 克，红糖 15 克。

【制　作】 将木香研成细粉；大枣去核，洗净；粳米淘洗干净。将木香、粳米、大枣同放炖锅内，加水 800 毫升，置大火上烧沸，再用小火炖煮 35 分钟，加入红糖即成。

【功　效】 行气止痛，止呕。适用于女子妊娠呕吐、脘腹疼痛者。

麦地粥

【原　料】 鲜麦冬汁、鲜生地黄汁各 50 毫升，生姜 10 克，粳米 50～100 克。

【制　作】 先将粳米及生姜煮粥，再下麦冬汁与生地黄汁，调匀煮沸成稀粥。

【功　效】 安胎，降逆，止呕。适用于女子妊娠恶阻，呕吐不下食。脾胃虚寒呕吐、便溏者忌用。

五、调养妊娠呕吐的面点

萝卜饼

【原　料】 白萝卜 250 克，面粉 250 克，猪瘦肉 100 克，生姜、

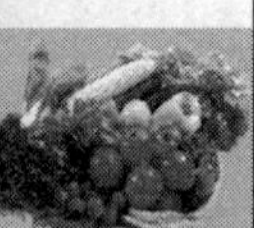

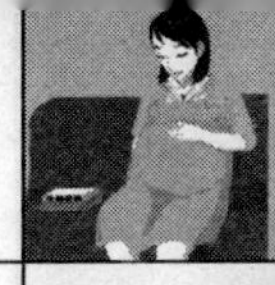

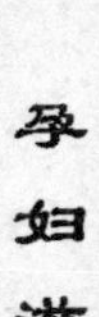

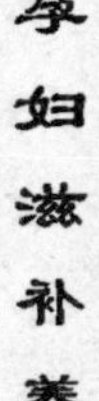

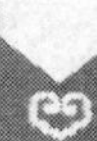

葱、精盐、植物油各适量。

【制 作】 将白萝卜洗净，切成（或刮）细丝，用植物油（或豆油）煸炒至五成熟时，待用。将肉剁细，加生姜、葱、精盐调成白萝卜馅料。将面粉加水适量，合成面团，软硬程度与饺子皮软度一样，分成若干小团。将面团擀成薄片，将白萝卜馅填入，制成夹心小饼，放入油锅内，烙熟即成。

【功 效】 本品具有益气滋阴，润肺消胀之功效。适宜于怀孕后恶心，不思食者服用。

豆蔻馒头

【原 料】 白豆蔻 15 克，面粉 1 000 克，发酵粉 50 克。

【制 作】 将白豆蔻除去杂质，打成细末。将面粉加水和匀，揉进发酵粉成面团，待发好后，适时加入碱水量，撒入白豆蔻粉末，用力揉面，直至碱液、药粉均匀后，制作馒头。将生坯放入蒸笼，间隔距离合适，用沸水武火蒸约 15 分钟即成。

【功 效】 本品具有润肺补肾，健身延年之功效。适用于妊娠呕吐。

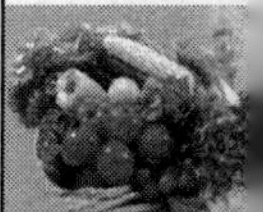

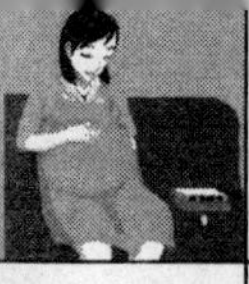

第五章　保胎益智的饮食

一、保胎益智的饮食营养知识

妇女怀孕后行为举止都应倍加小心，防止动伤胎气，造成流产。同时，要采取积极态度，增强营养，保证胎儿的大脑正常发育。这就需要孕妇在饮食上要特别注意，在食品的选择上遵循自然的原则。

不要刻意追求所谓保胎的药物。而应选择一些顺应妊娠各个时期特点的食品。

（一）有利于胎儿脑发育的肉类食物

(1)牛肉：牛肉含蛋白质特别多，每100克可达20克左右，比猪肉要多3.3%，比羊肉多10%。每100克牛肉中还含有脂肪10.2克，维生素B_1 0.07毫克，维生素B_2 0.15毫克，烟酸6毫克，钙7毫克，磷170毫克，铁0.9毫克。牛肉蛋白质组成的氨基酸种类多，结构合理，为完全蛋白质，是传统的益智食品。

(2)兔肉：兔肉属于高蛋白、高铁、高钙、高磷和低脂肪、低胆固醇的食物。每100克兔肉中含蛋白质20.3克，脂肪0.4克，钙35毫克，磷163毫克，维生素B_1 0.11毫克，维生素B_2 0.1毫克，烟酸8.5毫克，维生素E 0.47毫克，维生素A和锌含量也较丰富，还含有部分氨基酸、卵磷脂，所以也是传统健脑益智食品。

(3)鸡肉：鸡肉每100克含蛋白质24.4克，脂肪2.8克。所含脂肪主要为不饱和脂肪酸，还含有钙22毫克，磷194毫克，铁4.7毫克，维生素B_2 0.17毫克，烟酸3.4毫克。鸡肉所含蛋白质

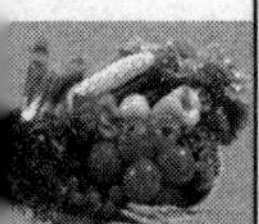

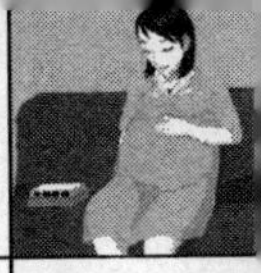

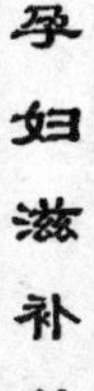

比猪、牛、羊肉多。

(4)鹌鹑肉：鹌鹑肉营养丰富，每 100 克含蛋白质 20.8 克，脂肪 1.3～5.7 克，维生素 B_1 0.036 毫克，烟酸 6.4 毫克，维生素 E 0.44 毫克，还有钙、磷、铁及维生素 C 等，是健脑食品。

(二)孕妇喝牛奶有利于胎儿脑发育

牛奶含有丰富而全面的营养成分。每 100 克牛奶含蛋白质 3.1 克，脂肪 3.5 克，糖类 6 克，钙 120 毫克，磷 90 克，铁 0.1 毫克，维生素 A 140 国际单位，维生素 B_1 0.04 毫克。牛奶所含蛋白质系完全蛋白质，含有 8 种人体的必需氨基酸。牛奶脂肪为较多的低碳链和不饱和脂肪酸所组成。牛奶中含卵磷脂、胆碱等。牛奶可补充人体蛋白质和钙等成分，有利于健脑。所以，孕妇常喝牛奶有利于胎儿脑发育。

(三)有利于胎儿健脑的谷类和干果类食物

谷类、玉米、大米、黄米、糯米，这类谷物的构成基本相同，含有纤维素、蛋白质、脂肪、无机盐和维生素。尤其是玉米，其含有丰富的蛋白质、脂肪、糖类、维生素和无机盐，还可向人提供充足的胡萝卜素(维生素 A 原)，对智力发育有益。

(1)麦类：大麦、小麦、荞麦、燕麦、莜麦，都富含营养成分，为滋补佳品。含自然糖类丰富，食用这些麦类，有益于智力发育。

(2)豆类：大豆及其制品，含有人脑中极为重要的营养物质谷氨酸、天冬氨酸、赖氨酸等物质，对健脑作用很大。

(3)油类：芝麻是非常好的健脑食品，其脂肪、蛋白质、钙、磷、铁等的含量都相当高。香油约有 80％是不饱和脂肪酸，对人脑很有好处，芝麻酱也是健脑食品。花生 100 克中含蛋白质 26.5 克，脂肪 45 克，糖类 20 克，还有粗纤维、钙、磷、铁等。其脂肪中脂肪酸的组成是油酸、亚油酸、棕榈酸、花生酸，这些营养素都对人脑发

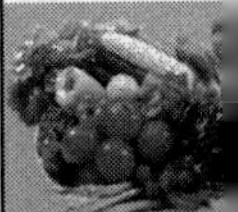

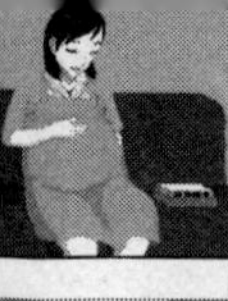

育有良好的作用。

(4)大枣:鲜枣含维生素C丰富,100克可食部分含540毫克,酸枣每100克含维生素C 830～1 170毫克,且在人体内的利用率达86.3%。枣是益智健脑作用比较强的食品,其还对神经衰弱有防治作用。干枣去水分,其营养素含量大大高于鲜枣。

(5)柿子和柿饼:柿子含有蛋白质、脂肪、钙、磷、铁、铜、锰等无机盐和B族维生素、维生素C、烟酸等,有利于活化体内代谢功能,促进脑的发育。

(6)核桃、栗子:属于自然食品。日本研究把核桃、栗子、花生仁三种食品称为健脑食品"三杰"。每100克核桃中含脂肪63克,主要为不饱和脂肪酸。核桃中的磷脂是构成细胞膜的重要原料,也是脑和神经细胞的重要组成物质,缺乏时可使胎儿发育不良,婴幼儿智力迟钝。

(7)葵花子、南瓜子、西瓜子、松子、榛子:这些果仁含脂肪、蛋白质、糖类、粗纤维、钙、磷、铁、胡萝卜素、维生素B_1、维生素B_2、烟酸、维生素E都比较多,是健脑的好食品。

此外,葡萄、柑橘、银杏、猕猴桃、苹果、莲子、菱角都有健脑作用,孕妇可经常食用。

(四)蜂蜜是益智健脑的佳品

蜂蜜所含主要成分是果糖、葡萄糖、蔗糖、麦芽糖、蛋白质、氨基酸和转化酶、还原酶、氧化酶、过氧化氢酶、淀粉酶等酶类,有机酸类、乙酰胆碱、维生素A、维生素B、维生素C、维生素D、维生素K、烟酸、泛酸、叶酸及铜、铁、锰等微量元素。从智力饮食五大营养素来看,蜂蜜是一种天然的益智佳品。

值得注意的是,蜂蜜也同其他饮品一样,不要过量饮用,否则易引起腹泻。作为滋补饮品,成年人每日可饮用蜂蜜40克左右,用温开水冲服,也可配豆浆、牛奶或蔬菜汁冲服。孕妇服蜂蜜不宜

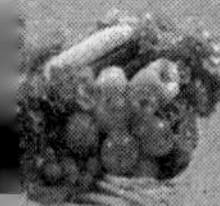

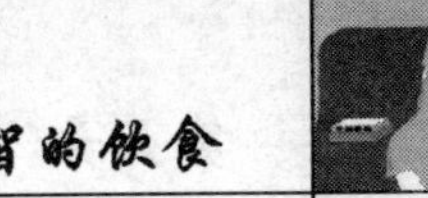

过多，以免发生腹泻。

(五)孕妇忌食或不宜多食的食物

(1)忌食薯条、薯片：据报道，德国最新研究成果表明：怀孕妇女和哺乳期的妈妈们应当尽量少食甚至禁食法式炸薯条、薯片或其他含有化学物质丙烯酰胺的食物。研究人员指出，胎儿和新生儿特别容易受到丙烯酰胺——一种可能致癌的化学物的危害，能够对神经造成损害的丙烯酰胺很容易进入他们幼嫩的大脑，对其造成威胁。

(2)不宜多吃黄芪炖鸡：黄芪具有益气健脾之功，与母鸡炖熟食用，有滋补益气的作用，是气虚者食用的很好的补品。但快要临产的孕妇应慎食，避免其干扰妊娠晚期胎儿正常下降的生理规律而造成难产。

(3)不宜多吃动物肝脏：据西班牙先天性疾病合作研究所最近的研究表明，动物肝脏中维生素A的含量较高，孕妇过量食用可能导致胎儿畸形。他们对实验室部分动物进行了喂食维生素A的实验，结果发现维生素A摄入过量的动物的后代均出现了不同程度的先天性缺陷。此外，动物肝脏在新陈代谢中可能会存在有毒物质，对胎儿造成损伤。因此，怀孕妇女不宜多吃动物肝脏。

(4)肉类不宜多吃：人体呈徽碱性状态是最适宜的，若偏食肉类，则使体内偏于酸性，致使胎儿大脑迟钝，不灵活。

(5)精白糖不宜大量食用：精白糖能够直接进入血液中，使血液不能畅通。精白糖进入脑细胞，可带进水分，使脑细胞呈“泥泞”状态，不仅有损大脑，还可导致脑出血、脑血栓。孕妇吃白糖多，对胎儿大脑细胞的发育不利。

(6)只吃精米、精面不利于脑发育：米、面在精制过程中，会使有益于大脑的成分丧失很多。而大脑所需要的是多种营养成分。所以，孕妇不可只吃精米精面，要吃些糙米、杂粮、标准面粉。

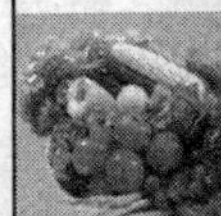

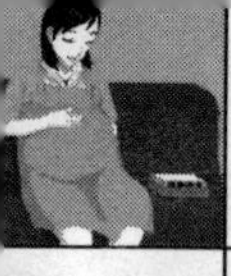

(7)黄油不利于脑发育：黄油其实是脂肪块，脂肪容易滞留在血管壁上，妨碍血液流动。脑中为数众多的毛细血管是输送脑细胞所需营养的，若是脂肪使毛细血管不通畅，则会引起大脑缺乏营养，导致大脑正常发育受阻。

(8)不宜多饮可乐：可乐中含有咖啡成分，刺激性较大，如果孕妇多饮可口可乐，就可能对胎儿的中枢神经系统造成损害，影响胎儿的正常发育，并有出现脑畸形的潜在危险。因此，孕妇不宜多饮可乐，更不宜以可乐代替开水来解渴。据医学专家研究发现，补充体液消耗最好的物质是白开水。煮沸后自然冷却到20℃～25℃的凉开水较容易透过细胞膜促进新陈代谢，增加血液中血红蛋白含量，改善人体的免疫功能。所以，孕妇夏天应注重饮用白开水。

(9)忌多吃海带：海带中含有较多的碘、吸收入血液后，可以通过胎盘进入胎儿体内，孕妇每日摄入海带量超过20克，即可对胎儿产生不良影响。过多的碘可引起胎儿甲状腺发育障碍，婴儿出生可能出现甲状腺低能症。因此，妇女孕期和哺乳期不宜多吃海带。

(10)不宜过多吃菠菜：有人误认为菠菜富含铁质，多吃菠菜可供给人体较多的铁，有利于补铁，对胎儿生长发育有益。其实菠菜含铁量并不很丰富，每100克菠菜只含1毫克多，而苋菜每100克含铁4.8毫克，白菜每100克含铁5毫克，芹菜每100克含铁8.5毫克。菠菜的主要成分是草酸，而草酸对人体所需的重要营养素锌、钙有着不可低估的破坏作用。锌和钙是人体内不可缺少的元素，如果孕妇多吃菠菜，破坏了人体对锌、钙的吸收，将会给孕妇和胎儿带来严重恶果。如果在烹调菠菜时先用沸水焯一下，其所含草酸可减少一大半，对锌、钙的破坏作用会大为降低。

(11)不宜多吃油炸食品：油炸食品色泽金黄，香脆可口，孕妇可适当少食，但不宜过多食用。这是因为，油炸食品大都经高温油

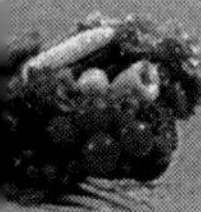

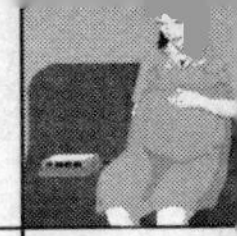

加工而成，食用油在高温下可产生苯并芘类有毒物质，如果孕妇经常食用会对母体及胎儿产生影响，可致胎儿畸形。尤其油条更不能多食，因为油条在制作时需要加入一定量的明矾，而明矾正是一种含铝的无机物。如果孕妇每日吃 100 克油条，铝的摄入量为 50～100 毫克。孕妇常吃含铝的食品，对胎儿脑功能有一定影响，会使胎儿大脑形成障碍，增加痴呆儿发生几率。孕妇一般都有妊娠反应，吃油炸食品会影响食欲。孕中、后期，吃多了油炸食品易发生便秘。

(12)不要饮酒：饮酒对孕妇的影响是多方面的，乙醇能妨碍叶酸和维生素 B_1 的吸收，引起贫血或多发性神经炎。经常饮酒会影响食欲，造成营养不良，大量饮酒必然加重肝脏负担。饮酒还能使呼吸道防御功能降低，使孕妇易患呼吸道疾病。这些危害孕妇身体健康的因素，均可直接或间接地影响到胎儿的生长发育。

酒里含有乙醇，乙醇对胎儿影响极大，会使胎儿直接受到毒害。乙醇使胎儿发育缓慢，而且还会造成胎儿某些器官的畸形。饮酒过多的孕妇可以导致胎儿酒精综合征。1/3 以上存在不同程度的缺陷，如小头、小眼、下巴短、脸扁平窄小、身子短，甚至发生心脏和四肢畸形及智力低下，且胎儿大脑的发育贯穿于整个孕期。胎儿生长的高峰是在妊娠的 6 个月以后，这个时期孕妇饮酒将会给胎儿带来更严重的损害。据统计，在饮酒过多的孕妇中有 20%～30%可发生胎儿酒精综合征，因此孕妇应忌饮酒。育龄妇女在孕前有饮酒习惯者，在计划怀孕前几个月也应停止饮酒。

(13)不宜多食刺激性食物：刺激性食物主要是指葱、姜、蒜、辣椒、芥末、咖喱粉等调料和蔬菜。这些食物用于调味或做菜，可以促进食欲，促进血液循环和补充人体所需的维生素、微量元素(如锌、硒)等作用，这些食物正常人吃了大为有利。葱、姜、蒜少量作佐料调味，而且制熟后食用，其产辣性大大减弱，因而对人体的刺激性也大大减轻，孕妇还是可以食用的。甜辣椒因没有辛辣之

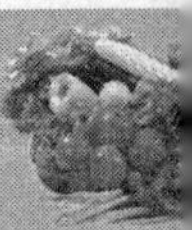

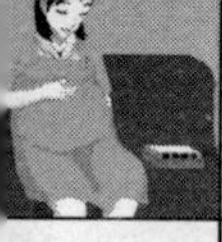

味，制熟食用也无妨。

但是，辣椒、生葱、生姜、生蒜及芥末、咖喱辛辣过重，孕妇不宜食用。这是因为，这些辛辣物质会随母体的血液循环进入胎儿体内，给胎儿造成不良刺激，影响正常生长发育。从孕妇身体来说，怀孕后大多呈现血热阳盛的状态，而这些辛辣食物从性质上来说，都属于辛温，而辛温食品会加重血热阳盛状态，使体内阴津更感不足，会使孕妇口干舌燥、生口疮、心情烦躁等症状加剧，这样不利于胎儿的正常发育。

(六)孕妇应注意补充维生素和微量元素

(1)妊娠期必须保证维生素的供应：因为妊娠期缺乏维生素，可能生出低体重儿、死胎或畸形儿。孕妇要特别注意不可缺少以下几种维生素。

①维生素A、维生素D。妊娠期缺乏维生素A、维生素D，会影响胎儿骨骼发育。维生素A能促进体内组织蛋白质的合成，可加速生长发育。维生素D在人体内帮助钙的吸收，有利于人体补钙。

②维生素C。维生素C对胎儿骨骼、牙齿的正常发育、造血系统的健全和机体抵抗力等有促进作用。一般孕妇每日应摄入维生素C 80～100毫克。

③维生素B_1、维生素B_6。它们是体内重要的辅酶，与蛋白质、脂肪及糖代谢极为密切。妊娠期母体除自身调整生理和激素等变化需要很多维生素B_1和维生素B_6外，胎儿生长发育同样需要这两种维生素，尤其在胎儿生长发育快的妊娠中期以后，更需有充足的维生素B_1和维生素B_6，否则胎儿发育不良，将出现胎儿体重不足和先天性抵抗力弱等病症。

④叶酸、维生素B_{12}。缺乏叶酸和维生素B_{12}，会导致孕妇巨细胞性贫血。贫血严重时，还能引起流产、死胎。孕妇缺乏叶酸，胎

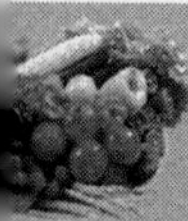

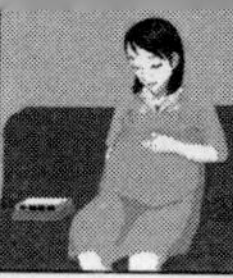

儿可能发生神经系统缺陷;缺乏维生素 B_{12},胎儿可能发生脑积水、眼睛晶体扭曲等。

(2)孕妇注意摄取微量元素:微量元素在人体内具有非常重要的作用,它们在参与代谢,维持人体正常功能,增进智力等方面都是不可缺少的。如果孕妇只吃精米精面,或者有偏食挑食现象,就会发生微量元素缺乏症,会给胎儿带来不良后果,出现畸形。

微量元素不能像某些维生素那样能够在人体内合成,只能靠日常食物供应,而且这些日常食物还必须是没有经过精制或过细加工的。因为食物中的微量元素极易通过精制或不合理加工损失掉。因此,应多吃粗面、粗加工米和比较完整的蔬菜、水果。微量元素主要指铁、锌、铜、锰、铬、碘、氟、硒等。

①铁。含微量元素铁丰富的食物有猪肝、猪肾、猪血、猪瘦肉、蛋黄、芝麻酱、黑木耳、黄豆、芹菜等。

②锌。含微量元素锌丰富的食物有蛤贝类的牡蛎、扇贝,以及动物肝、虾、猪瘦肉、牛肉、鸡肉、蛋等。

③铜。含微量元素铜丰富的食物有酸枣、番茄酱、海参等。

④硒。含微量元素硒丰富的食物有芝麻,动物内脏、蘑菇、海米、鲜贝、淡菜、海参、牡蛎、苋菜、黄油、啤酒等。

⑤碘。含微量元素碘丰富的食物有海藻、海带、紫菜、干贝、海参等。

(七)糖类对胎儿脑发育的作用

糖类又称碳水化合物,它主要供给机体能量。糖类中以葡萄糖为胎儿主要的能量来源,它完全来自母体。正常情况下,葡萄糖是胎儿脑惟一能量来源,胎儿脑细胞的迅速增加和整个神经系统的发育需要大量的葡萄糖。此外,胎儿心肌发育所需要的能量——ATP,它主要来源于糖类的糖酵解和乳酸氧化。

由于胎儿消耗母体葡萄糖较多,所以母体摄入糖类食物不足

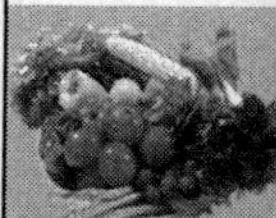

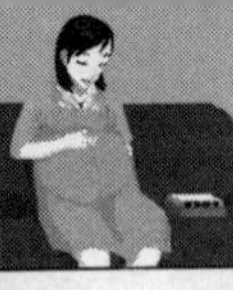

时就不得不动用脂肪和蛋白质供能，脂肪动用过快，氧化不完全时，孕妇易出现酮症或酮症酸中毒，若酮体进入胎儿体内作为主要能量来源，就会对胎儿的脑和神经系统有不良作用。血液酮体高的孕妇所生婴儿常出现智力发育不良，智商低的现象。

研究还发现，有些糖类（如某些低聚糖）对于炎症感染时子宫内的胎儿具有免疫保护作用，为维持胎儿在宫内的正常发育提供了保证。因此，孕妇应该重视糖类的摄入。

孕妇即使妊娠反应严重，每日至少也应摄入150～200克糖类，这样可以避免酮症的发生。

（八）大豆食品对保胎益智的作用

豆类是重要的健脑食品，如果孕妇能多吃些豆类食品，将对胎儿健脑十分有益。

大豆中含量相当高的氨基酸和钙正好弥补米、面中这些营养的不足。又如，脑中极为重要的营养物质谷氨酸、天冬氨酸、赖氨酸、精氨酸在大豆中的含量分别是米中含量的6、6、12、10倍，可见其含量之高，对健脑作用之大。

大豆中含蛋白质占40%，不仅含量高，而且多为适合人体智力活动需要的植物蛋白，也有利于健脑。

大豆含脂肪量也很高，约占20%，在这些脂肪中油酸、亚油酸、亚麻酸等优质不饱和脂肪酸又较多。

此外，大豆中每100克含钙240毫克，铁9.4毫克，磷570毫克，维生素B_1 0.85毫克，维生素B_2 0.30毫克，烟酸2.2毫克。这些营养物质也都是智力活动所必需的。

所以，孕妇宜多吃大豆和大豆制品，如豆豉、豆腐、豆浆、豆腐皮、腐竹、豆腐干等。

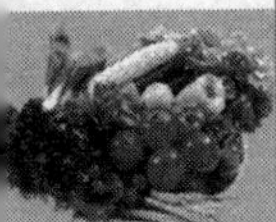

(九)对胎儿有健脑益智作用的食物

人脑的发育在胎儿期是基础,也就是说胎儿期是脑发育最重要的时期之一。胎儿的生长发育完全依赖于母体的营养供应。因此,孕妇注意多摄入健脑食品,可为后代的聪明智慧打下坚实的基础。有利于胎儿健脑的食品现介绍几种,以供孕妇选食。

(1)鱼:各种鱼均有促进大脑功能的作用。鱼类是蛋白质的良好来源,所含蛋白质的质量优于禽肉,更优于畜肉,其所含的人体必需氨基酸比较全面,特别是海洋冷水鱼类,如沙丁鱼、鲭鱼、鳕鱼等含较多的 DHA(即二十二碳六烯酸)和 EPA(二十碳五烯酸)。海产鱼的脂肪中,不饱和脂肪酸可达 70%~80%,对智力的发育有一定作用。鱼肉中的无机盐种类很多,如钾、钠、钙、镁、硫、磷、铁。鱼类中含无机盐一般为每 100 克中含 1.1~2.6 克,稍高于肉类。海产鱼特别富含碘,是禽肉的 10~50 倍。鱼肉中还含有镍、钴、锰等人体必需的微量元素。鱼肉含钙比畜肉高,海水鱼中的含量比淡水鱼的高。鱼类中某些维生素含量相当丰富。海产鱼的肝及肠含有丰富的维生素 A 与维生素 D。鱼肉中含有一定量的烟酸和维生素 B_1 等。鱼肉中所含的营养素均是脑发育、促进智力活动的必不可少的物质。常吃鱼有利健脑益智,正如前人所说"鱼是人脑的粮食,吃鱼能健脑"。

(2)鸡蛋:鸡蛋的营养价值高是人所共知的,它含有 14.7%的蛋白质,为完全蛋白质,最容易被人体吸收,吸收率为 99.7%。所含脂肪为 11.6%,其中有大量卵磷脂、三酰甘油、胆固醇。卵磷脂对人的神经系统和身体发育大有好处。鸡蛋中的乙酰胆碱有增强记忆力的作用。鸡蛋还含有多种无机盐,铁的含量较牛奶丰富。鸡蛋是健脑食物。

(3)鹌鹑蛋:营养价值高,其蛋白质的氨基酸组成模式与人体十分相近,消化吸收率很高。还含有较多的磷脂,其卵磷脂的含量

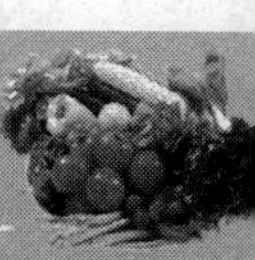

比鸡蛋高5～6倍，蛋白质比鸡蛋高30%，所含铁、维生素A、维生素B_2都比鸡蛋高2倍左右，有很好的健脑功效。

(4)鸡肉：鸡肉富含蛋白质，比牛肉、猪肉、羊肉都丰富，而脂肪含量比猪、牛、羊肉少，且多为不饱和脂肪酸，还含有钙、磷、铁、镁、维生素B_1、维生素B_2、维生素C、维生素E等。《神农本草经》上说鸡肉能“通神”，后世医家大多认为鸡肉“食之令人聪慧”。鸡肉所含的营养成分是胎儿脑发育必不可少的。山鸡健脑最好。

(5)玉米：玉米所含的营养成分很丰富，尤其卵磷脂含量较高，有明显的健脑作用。另外，还含有较高的脂肪、蛋白质、B族维生素、烟酸、钙、磷、铁等。经常吃玉米既可健脑又可强身，降脂减肥、抗癌。现有一种玉米为高赖氨酸，营养价值更高，实为健脑佳品。孕妇可有意地多食些玉米，以利胎儿健脑。

(6)黄豆及其制品：黄豆是重要的健脑食物。每100克黄豆含蛋白质36.3克，品质较好，是适合人体智力活动需要的植物蛋白，富含人体需要的8种必需氨基酸，接近全价蛋白。黄豆中含脂肪丰富，高达15%～20%，且以不饱和脂肪酸为主。还含有较多的钙、磷、铁及维生素等。这些都是健脑所必不可少的营养物质。另外，黄豆制品如豆豉、豆腐、豆浆也有健脑作用。孕妇可适当多吃些黄豆及其制品，对胎儿健脑非常有益。

(7)芝麻：芝麻是常用的健脑食品。芝麻含有脂肪油为60%，主要为油酸，亚油酸等不饱和脂肪酸，还含有20%左右的蛋白质、芝麻素、维生素E、叶酸、卵磷脂、戊聚糖等，微量元素中的铁与钙的含量较高。这些物质都是大脑发育所必不可少的。《神农本草经》指出，芝麻具有“益气力、长肌肉、填脑髓”的作用。

(8)金针菜：金针菜的营养价值高，其综合营养价值在各类蔬菜中名列前茅。近来国外学者研究后把金针菜列为8种健脑副食品之首，认为金针菜具有获得营养平衡的健脑效果，被称为“健脑菜”。孕妇食用对胎儿健脑十分有益。

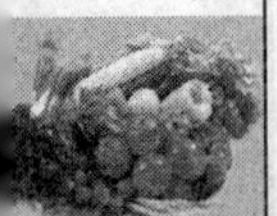

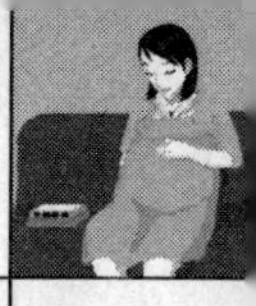

(9)金针菇：营养丰富，其干品含大量蛋白质、钙、铁、烟酸、维生素 B_2、维生素C，胡萝卜素等。金针菇还含有8种人体所必需的氨基酸，其中赖氨酸的含量特别多。金针菇是健脑增智食品。

(10)花生：花生仁含有丰富的蛋白质、脂肪，其中不饱和脂肪酸占80%，还含有除维生素C以外的多种维生素和多种无机盐及卵磷脂、脑磷脂，这些与脂肪中的亚油酸，都是有利于大脑发育的必不可少的物质，为健脑佳品。

(11)大枣：含有蛋白质、脂肪、糖类、有机酸、磷、钙、铁、胡萝卜素、维生素B、维生素C、维生素P等物质。据测，每100克鲜枣果肉中，含维生素C多达300～600毫克之多，仅次于刺梨和沙棘，被誉为“天然的维生素丸”。维生素P、维生素D含量也很多。由此可见，大枣有很好强身健脑的作用。

(12)苹果：富含微量元素钾、锌、镁、铁等，还含有大量维生素及糖类。锌是构成与记忆息息相关的核酸和蛋白质的物质，因此苹果有“记忆果”之称，对促进青少年身体发育，增加记忆力至关重要。孕妇食之，对胎儿脑的发育非常有利。

(十)孕妇多吃蔬菜有益处

蔬菜含有丰富的多种维生素，可以调节人体的新陈代谢，促进胎儿生长发育。具体讲，蔬菜对孕妇有以下的作用。

(1)防止早产、流产：母体维生素A缺乏时，其早产率为正常孕妇的2.5倍，而且影响胎儿的眼组织发育，出现先天性近视眼。蔬菜中的维生素B和维生素E能有效地预防流产的发生和减少妊娠反应。

(2)有利于血的补充：蔬菜中含有丰富的多种无机盐，尤其是供给人体铁元素的很好来源。苋菜、白菜、芹菜都富含铁，有利于孕妇补血。

(3)有利于防治便秘：孕妇易发生便秘，如果再少吃蔬菜，缺

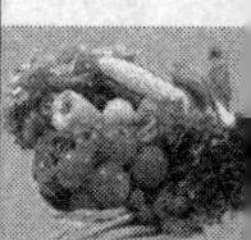

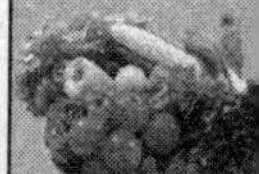

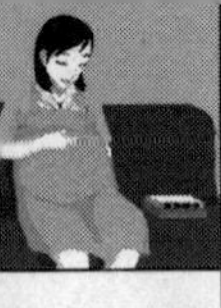

乏植物纤维。更易发生便秘。

总之,孕妇宜多吃蔬菜,尤其要注意冬、春季蔬菜少时,应尽可能多吃些蔬菜。如果孕妇吃蔬菜少,饮食偏荤,易出现高脂肪、高蛋白的饮食结构,就会造成胎儿过大,孕妇发胖,分娩困难。

(十一)孕妇过度素食会影响胎儿视力

平时我们提倡多吃素食,但对孕妇来说如果全吃素食则不利。

孕妇只吃素食而不吃荤食,就会造成牛磺酸缺乏。实验证明,牛磺酸有助于视力正常发育,孕妇如果缺牛磺酸,就会造成胎儿视力不佳,甚至生出失明的新生儿。

荤食大多含有一定的牛磺酸,再加上人体自身亦能合成少量的牛磺酸,因而正常人的饮食不会出现牛磺酸缺乏,而对孕妇来说,由于需要牛磺酸的量比平时增大,人体本身合成牛磺酸的能力又有限,再加之全食素食,必然造成牛磺酸缺乏,使胎儿视力受损。

另外,只吃素食也会不利于脂溶性维生素的吸收。维生素 A、维生素 E、维生素 D、维生素 K 需要有脂肪的协助才能被人体吸收。

为了婴儿正常发育和自身健康,孕妇在多吃素食的同时,不要抛弃荤食,要适当食用鲜鱼、瘦肉、鲜蛋、小虾、牛奶等含牛磺酸的荤食。

孕妇的膳食原则:①如孕早期应以清淡爽口,开胃健脾,营养丰富,补益脑髓为特点的食品。②孕中期以食谱广泛,营养丰富,主副食兼备,荤素搭配合理,安胎强体为特点的食品。③孕后期以清淡低盐,润肠通便,强胎壮体。

二、保胎益智的汤饮

核桃酪

【原　料】 核桃仁 200 克,糯米 100 克,白糖 250 克,花生油

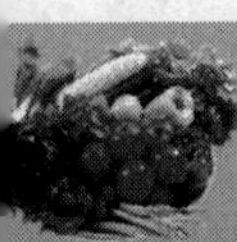

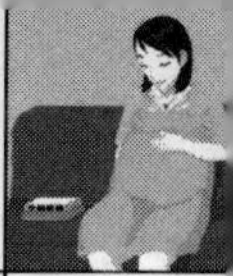

300 克(约耗 25 克),水淀粉适量。

【制　作】 将核桃仁用水泡软,用竹签挑去里边的膜,洗净;江米淘洗干净,用清水泡 2 小时。炒勺上火,放入花生油烧热,下核桃仁炸酥,捞出晾凉后和泡好的糯米并加水 200 毫升一起磨成浆。炒勺上火,放入清水和白糖烧沸,撇去浮沫,倒入江米核桃浆搅开,烧沸后撇去浮沫,用水淀粉勾薄芡,盛入碗内即成。

【功　效】 香甜味美。常食核桃能健脑、补肾、润燥、补气、养血,有滋补保健作用。适宜于孕期保胎益智食用。

苹果瘦肉汤

【原　料】 猪瘦肉 200 克,苹果 100 克,淀粉 5 克,蜜枣 20 克,精盐 4 克,味精 1 克,生抽 5 毫升,植物油 2 克。

【制　作】 洗净瘦肉切片,加淀粉、生抽、植物油、精盐拌匀。将蜜枣洗净,苹果去皮、去核切薄片。水烧沸加入蜜枣、苹果煮 10 分钟,再加入瘦肉煮熟,下味精、精盐即可。

【功　效】 本品具有补益气血,通利乳汁之功效。适宜于孕期保胎益智食用。

党参老鸽汤

【原　料】 党参 20 克,枸杞子 15 克,大枣 6 枚,老鸽 1 只,瘦肉 200 克。

【制　作】 将鸽子常规治理好洗净,瘦肉切块,清水 5 碗,其余一齐放入煲中煮 4 小时,调味饮服。

【功　效】 本品具有滋阴益胃,增智宁神之功效。适宜于孕期保胎益智食用。

槐花猪肚汤

【原　料】 槐花 20 克,猪肚 200 克,木耳 15 个,植物油、精盐各

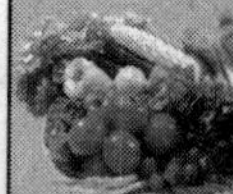

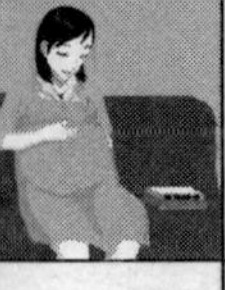

适量。

【制　作】猪肚用精盐擦过，除黏液，冲洗干净切块。木耳浸软去蒂，槐花洗净后煮水，去渣留汁。

先将猪肚放入煲内，加10杯清水，煮沸后加木耳、槐花汁再煮至猪肚软熟，调味即可食用。

【功　效】本品具有开胃健脾，补脑益智之功效。适宜于孕期保胎益智食用。

冬瓜什锦汤

【原　料】冬瓜500克，冬菇150克，叉烧肉100克，鲜虾仁100克，鲜鸡肝1副，瘦肉150克，鸡蛋2个，作料适量。

【制　作】将全部材料洗净，冬菇浸泡去蒂，冬瓜刨皮。瘦肉、叉烧肉、鸡肝切成粒。

煮半锅水，先将冬菇、冬瓜煮至将熟，放入瘦肉、叉烧肉、鸡肝煮熟，再倒入鸡蛋，调味。

【功　效】本品具有醒胃解暑，健脑益智之功效。适宜于孕期保胎益智食用。

三、保胎益智的菜肴

清蒸鲫鱼

【原　料】鲫鱼250克，葱段30克，姜片、精盐、高汤各适量，料酒25毫升，熟猪油40克。

【制　作】将鲜鲫鱼去鳃、内脏、鳞，洗净，两面划上花刀，涂料酒平放盘内。鱼上撒精盐，放熟猪油，再放葱、姜、高汤，上屉蒸20分钟左右，去葱姜即可。

【功　效】鲜香，软嫩，含丰富的蛋白质。适宜于孕期保胎益

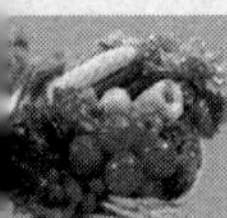

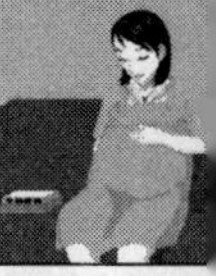

智食用，有利于胎儿大脑的发育。

蘑菇三鲜

【原　料】 鲜蘑菇200克，青豆50克，嫩玉米50克，番茄50克，葱末25克，姜末25克，精盐、胡椒粉、水淀粉、味精、高汤各适量，花生油60克。

【制　作】 将蘑菇去蒂洗净，番茄切丁，玉米、青豆煮熟后待用。炒勺上火，放油烧至六成热，放蘑菇煸炒几下，放青豆、玉米合炒，下高汤烧沸，放番茄、姜、葱末、精盐、胡椒粉、味精，烧入味后水淀粉勾芡即成。

【功　效】 鲜香可口，色泽美观。适宜于孕期保胎益智食用。能防病强身，有利于胎儿各器官的发育。

炸鹌鹑

【原　料】 鹌鹑6只，鸡蛋1个，精盐、酱油、白糖、葱丝、姜丝、湿淀粉、花椒粉、花生油、香油各适量。

【制　作】 将鹌鹑宰杀，除去毛、内脏、头、脚爪，洗净，用刀拍一拍，每只剁成4块，装入盘内，加酱油、精盐、白糖、葱、姜拌匀，将鹌鹑块浆好。炒锅加油烧至冒烟，将鹌鹑块逐块放入锅中炸，炸至金黄色捞出沥油，待用。另取一锅，加香油少许烧热，加花椒粉和炸好的鹌鹑块翻炒均匀，出锅装盘即成。

【功　效】 此菜嫩鲜，可口。鹌鹑营养价值比鸡肉高，有“动物人参”的美称，含蛋白质、脂肪、糖类、维生素A、B族维生素、维生素C、维生素D、维生素K、钙、磷、硫等营养物质。鹌鹑可助胎儿大脑发育，有益智作用。鸡蛋含蛋白质14.7%，主要是卵蛋白和卵球蛋白，脂肪含量为11.6%，其中含多量卵磷脂。此菜适合孕妇食用，常食能强身，对胎儿神经系统发育非常有益。

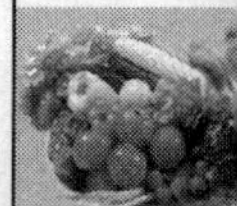

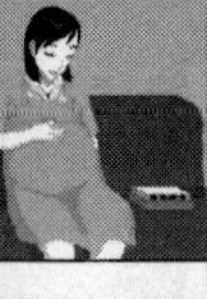

炒榛子仁酱

【原　料】　榛子仁 100 克，猪肉 150 克，胡萝卜 25 克，水发蘑菇 25 克，味精、黄豆酱、葱丝、姜丝、湿淀粉、香油、猪油各适量。

【制　作】　将猪肉、胡萝卜、蘑菇切成小方丁，将胡萝卜丁、蘑菇丁分别用沸水焯一下。炒锅加油烧至五成热，将榛子仁放入油内炸熟，捞出晾凉去皮。原锅留底油，加入葱、姜煸炒，放入黄豆酱少许炸熟，放入肉丁、胡萝卜丁、蘑菇丁煸炒，添水少许稍炖，加入榛子仁、味精，用湿淀粉勾稀芡，淋上香油，出锅装盘即成。

【功　效】　此菜酱香味鲜，好吃。榛子仁含有蛋白质 16.2％～18％，脂肪 50.6％～77％。榛子仁脂肪富含亚油酸、亚麻酸等不饱和脂肪酸，这些不饱和脂肪酸可促进脑细胞的发育和神经纤维髓鞘的形成，并保证它们的良好功能。配以猪肉、胡萝卜、蘑菇，使得此菜营养成分互补，功效相辅相成，是优良的益智健脑菜肴。孕妇常食对胎儿神经系统的发育大有益处。

松子仁烧香菇

【原　料】　水发香菇 250 克，松子仁 100 克，料酒、精盐、味精、姜汁、湿淀粉、猪油、香油、高汤、酱油各适量。

【制　作】　将香菇洗净，去蒂，切片，放沸水锅内焯透捞出；将松子仁去皮，用刀滑拍一下，使其烂而不碎。炒锅加猪油烧热，把松子仁下锅炸一下，再加入香菇、味精、精盐、料酒、酱油、姜汁、高汤，烧至香菇入味，用湿淀粉勾芡，淋入香油，起锅装入盘内即成。

【功　效】　此菜滑软，鲜香，清淡。松子仁每 100 克含蛋白质 16.7 克，脂肪 63.5 克，还有钙、磷、铁等。松子仁的脂肪大部分为亚油酸等不饱和脂肪酸，这种脂肪能完善脑功能和神经功能。与香菇组成此菜，有益智健脑作用。适宜孕妇食用，有利于胎儿神经系统的正常发育。

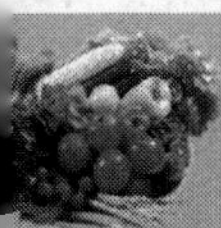

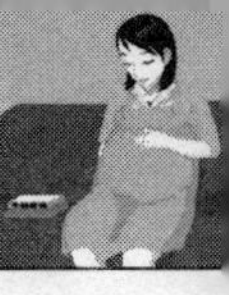

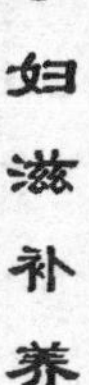

黄花菜烧鸡

【原　料】 净母鸡 1 只(约 1 500 克),黄花菜 75 克,料酒、精盐、味精、酱油、葱段、姜片、花生油各适量。

【制　作】 将母鸡洗净,斩块;将黄花菜用温水泡发,去老梗及杂物,用清水洗净。将鸡块下锅爆炒,炒至水干加酱油继续煸炒,加适量水、精盐、姜片、葱段、料酒,烧至鸡肉熟,加入黄花菜烧至鸡肉熟烂、黄花菜入味,点入味精,即可出锅装盘。

【功　效】 此菜鸡肉鲜嫩,黄花菜爽滑、嫩糯,味清香。黄花菜被人们称为"健脑菜",其中蛋白质、糖类、粗纤维及各种无机盐、维生素的含量较高。

鸡肉含不饱和脂肪酸、蛋白质、钙、铁、维生素 B_1、维生素 B_2、维生素 C、维生素 E 等。

黄花菜与鸡肉相配成菜,含有丰富的蛋白质、脂肪、钙、磷、铁、胡萝卜素、维生素 B_1、维生素 B_2、烟酸等,为大脑提供丰富的营养成分,是孕妇健身、胎儿益智的上品。

清蒸武昌鱼

【原　料】 武昌鱼 1 条(约 750 克),水发香菇、净冬笋各 50 克,精盐、鸡油、鸡汤、味精、胡椒粉、葱丝、姜块、料酒各适量。

【制　作】 鱼宰净,在鱼身两侧剞上刀花,然后撒上少许精盐摆在盘中。香菇洗净后切成 5 厘米长的薄片,相间隔地摆在鱼身上面。冬笋切薄片,镶在鱼的两边,加葱丝、姜块、料酒。锅置火上,下清水烧沸,将整鱼连盘上笼蒸约 15 分钟,至鱼眼凸出,鱼肉已松软时滗出汤汁,下鸡汤烧沸,加入味精、鸡油,浇在鱼上面,撒上胡椒粉即成。

【功　效】 本菜鱼肉肥美细嫩,汤汁鲜浓清香。含丰富的蛋白质、不饱和脂肪酸,能促进胎儿的肢体和神经系统的发育,并含

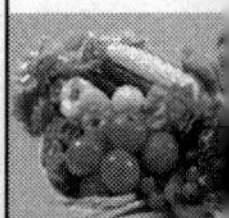

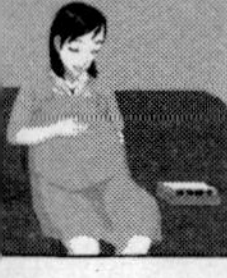

有丰富的维生素 B_2、烟酸和钙、铁、锌、硒、铜等无机盐。

黄花菜炒鸡蛋

【原　料】 鸡蛋 3 个,黄花菜 50 克,花生油 50 克,高汤 100 毫升,精盐、白糖各适量,料酒 30 毫升。

【制　作】 将鸡蛋磕入碗中,用精盐、料酒搅匀;黄花菜用温水发好、洗净、沥水,一切两段。勺内放油,上火,烧至七成热,倒入蛋液翻炒至熟,舀入高汤,下黄花菜,放精盐、白糖,炒匀出勺。

【功　效】 黄花菜香,风味独特。适宜于孕期保胎益智食用。孕妇常食有利于胎儿大脑的发育。

里脊肉核桃卷

【原　料】 猪里脊肉 250 克,油炸核桃仁 100 克,鸡蛋 1 个,精盐、料酒、花椒盐、面粉各适量,花生油 250 克(约耗 70 克)。

【制　作】 将里脊肉洗净,片成大薄片,在每片肉上撒上核桃仁并按实,然后在每片一端撒上盐,淋上料酒,卷成卷儿;将鸡蛋磕入碗中,加入面粉和适量清水调成蛋糊。将肉卷挂上蛋糊,逐个放入六成热油勺炸制,呈微黄色捞出。待油温升至八成热时,将肉卷全部倒入复炸呈金黄色,捞出沥油装盘,随带花椒盐一小碟蘸食。

【功　效】 咸香微麻,外酥里嫩。有滋补肾阴,滋养肝血、润泽皮肤的功效。适宜于孕期保胎益智食用。孕妇常食能健体、美容,促进胎儿大脑正常发育。

荔枝荷花蒸鸭

【原　料】鸭 1 只,猪瘦肉 60 克,熟火腿 25 克,鲜荔枝 250 克,鲜荷花 1 朵,料酒 25 克,姜片 20 克,葱段 15 克,精盐、味精各适量。

【制　作】 将鸭子宰杀,去掉内脏、嘴,用清水漂洗净,放入沸

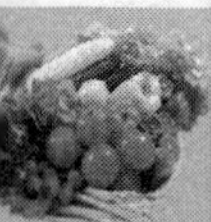

水中煮5分钟,取出待用;火腿切成丁;猪肉洗净,切成大块;荔枝去壳、核,切成两半;将荷花瓣摘下,放入沸水中焯一下,捞出,待用。将鸭肉、猪肉、火腿放在盘内,加料酒、姜片、葱段、精盐及开水,用中火隔水炖熟,拣去姜、葱,撇去浮沫,放入荔枝肉和荷花瓣,再隔水蒸15分钟,用少量味精调味即成。

【功　效】 味香醇,肉嫩鲜。孕妇常食有利自身健康并对胎儿智力发育大有益处。

鲜奶炖鸡蛋

【原　料】 鲜奶300克,鸡蛋2个,白糖20克,姜汁适量。

【制　作】 将鲜奶煮开,加入白糖拌匀至糖溶化,晾凉。将鸡蛋磕入碗内,搅拌均匀,然后慢慢加入鲜奶、姜汁,轻轻搅匀。将加工好的蛋液倒入深碗中,盖严,猛火蒸10分钟即可。

【功　效】 蛋嫩奶香。适宜于孕期保胎益智食用。孕妇常食不仅能补充各种营养成分,还能促进胎儿健康发育生长,尤其是对胎儿骨骼的发育更为有利,并能防止孕妇便秘。

松子爆鸡丁

【原　料】 鸡肉250克,枸杞子10克,松子仁20克,核桃仁20克,姜末40克,葱末25克,蒜末25克,精盐、酱油、料酒、胡椒粉、白糖、水淀粉、鸡汤各适量,花生油50克,鸡蛋1个。

【制　作】 将鸡肉洗净,切成丁,装碗内,加精盐、料酒、酱油、胡椒粉、鸡蛋清、少许油、水淀粉抓匀。勺内放油上火烧热,倒入鸡肉丁划熟,捞出,沥去油。勺复上火,放油烧热,放入核桃仁炒熟盛入盘内;再把松子炒熟盛入盘内;枸杞子放入小碗内加少许水蒸20分钟。炒勺上火,放入葱末、姜末、蒜末炝勺,倒入由精盐、料酒、胡椒粉、白糖、水淀粉、鸡汤对成的调味汁,倒入鸡丁翻炒,再下核桃仁、松子仁、枸杞子炒匀即可。

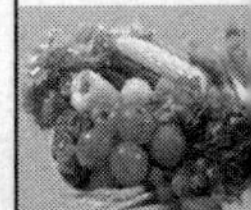

【功　效】鲜、嫩、香，风味独特。有健脑、益智、生发、护肝、养血、补气的作用。孕中期妇女常食有利于母体健康和胎儿大脑及各器官的发育。

排骨火腿炖鹧鸪

【原　料】鹧鸪 20 克，枸杞子 15 克，排骨、火腿、鸡汤各适量。

【制　作】将花椒用热水浸软，切片，同排骨、鹧鸪、鸡汤，放于盖盅内，隔水炖，至鹧鸪熟烂后取出排骨，加入花椒、枸杞子，再炖 30 分钟，调味即食。

【功　效】本品具有补脑提神、增强记忆之功效。有利于胎儿发育成长。

荔枝山药煲

【原　料】荔枝干肉 15 枚，大米 150 克，姜 2 片，淮山药 15 克，莲子 15 克。

【制　作】荔枝干去壳取肉，大米洗净，加以上药材入清水(约 4 碗)之中，煲 1.5 小时。

【功　效】本品具有生津益血，健脑益智之功效。有利于胎儿发育成长。

烧鲥鱼

【原　料】鲥鱼 1 条(约重 750 克)，料酒、精盐、酱油、白糖、葱段、姜片、花生油各适量。

【制　作】将鲥鱼去鳃、鳞、内脏，洗净，沥干水。炒勺上火，放花生油烧热，将鱼放在油勺中稍煎，加水适量及酱油、料酒、精盐、白糖、葱段、姜片，烧至汤汁浓稠、鱼熟入味时出勺装盘即可。

【功　效】肥嫩，味鲜美。具有补虚劳、快胃气的功效。适宜

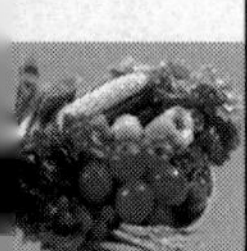

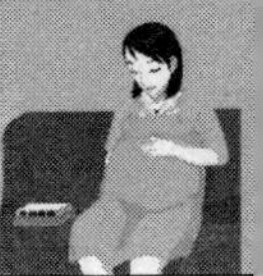

于孕期保胎益智食用。孕妇食之有利于胎儿大脑的发育。

芝麻鱼排

【原　料】　净草鱼肉300克，芝麻60克，鸡蛋3个，面粉100克，精盐、料酒、味精、花椒盐、胡椒粉各适量，花生油500克（约耗100克）。

【制　作】　将鱼肉切成8厘米长、3厘米宽、0.5厘米厚的片，放碗内，用料酒、精盐、胡椒粉、味精腌渍；鸡蛋磕入碗内，搅散。芝麻淘洗干净，沥干水，放入勺内用微火炒至浅黄色，倒出略凉，盛在大盘内；将腌过的鱼片先蘸上一层干面粉，然后拖蘸上一层鸡蛋液，再放在芝麻盘内均匀地蘸上一层芝麻。炒勺放花生油，上火烧至五成热，将鱼片下勺内，炸至外表呈金黄色后，捞出沥净油，切成1.5厘米宽的片，码在盘内，食时蘸花椒盐即可。

【功　效】　外酥里嫩，鲜香微麻。具有健脑益智、健体的作用，非常适合孕妇食用，有利于胎儿脑的发育。

炒青鱼片

【原　料】　青鱼肉片200克，笋片25克，芹菜梗25克，鸡蛋清1个，料酒、酱油、精盐、淀粉、葱丝、姜丝、花生油各适量。

【制　作】　碗内放酱油、料酒、精盐、鸡蛋清、淀粉对成调味汁，放入青鱼片腌渍。炒勺上火，放油烧热，下鱼片爆炒，再放入笋片、芹菜梗同炒，放入料酒、酱油、葱丝、姜丝炒至鱼肉片熟而入味即可。

【功　效】　鲜嫩爽口，色泽美观。营养丰富，有益智健脑功能。孕妇食用，有益于胎儿大脑的良好发育。

草鱼豆腐

【原　料】　草鱼1条（约重500克），豆腐250克，青蒜10克，

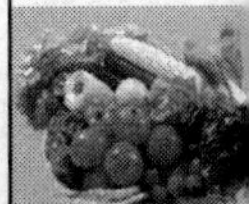

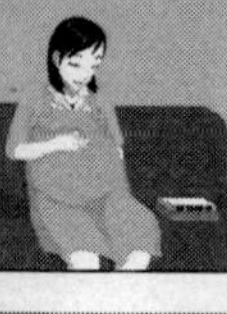

咸雪里蕻 15 克，料酒、酱油、白糖、花生油、鸡汤各适量。

【制　作】 将草鱼去鳞、去鳃，去内脏，洗净，切成三段；咸雪里蕻洗净，切成末；豆腐切成小方块；青蒜去杂洗净切段。炒勺上火，放花生油烧热，放入鱼段、雪里蕻、料酒、酱油、白糖、鸡汤，烧至鱼熟，放入豆腐，烧至豆腐入味，撒入青蒜即可。

【功　效】 清淡，鲜嫩，适口。孕妇食用不仅能健身，而且还有利于胎儿大脑的发育。

香菇鱼片

【原　料】 净草鱼肉 200 克，水发香菇 75 克，绿菜心、鸡蛋清、精盐、味精、料酒、葱姜末、清汤、水淀粉、花生油、香油各适量。

【制　作】 将草鱼肉片成片；水发香菇择去根蒂，洗净；绿菜心切段后用沸水稍焯，捞出沥净水。炒勺上火，放花生油烧至四成热，将鱼片用鸡蛋清、精盐、水淀粉抓匀，逐片下入油勺内，轻轻划散至断生，捞出沥油。勺内留少许油，烧至五成热时，下葱、姜末炝勺，下入香菇、菜心稍炒，下料酒、味精、清汤，最后下鱼片轻翻炒后，用水淀粉勾芡，淋入香油出勺装盘即成。

【功　效】 鱼片鲜嫩，香菇清香，味道鲜美。适宜于孕期保胎益智食用，是孕妇强身和促进胎儿大脑发育的佳肴。

鸡丝金针菇

【原　料】 金针菇 300 克，鸡丝 250 克，花生油、鸡蛋清、水淀粉、葱姜末、精盐、味精、料酒、香油各适量。

【制　作】 将鸡丝放碗内，用鸡蛋清、精盐、水淀粉抓匀上浆；金针菇择洗净后一切为二。炒勺上火，放花生油，烧至四成热，下入浆好的鸡丝，滑散至熟，捞出，沥油。勺内留油少许，下葱姜末炝勺，下入金针菇煸炒后放鸡丝，稍炒，下料酒、精盐、味精略炒，淋入香油，出勺装盘。

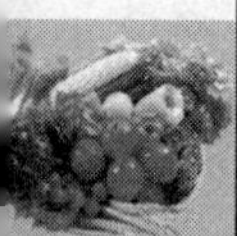

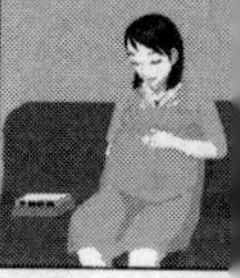

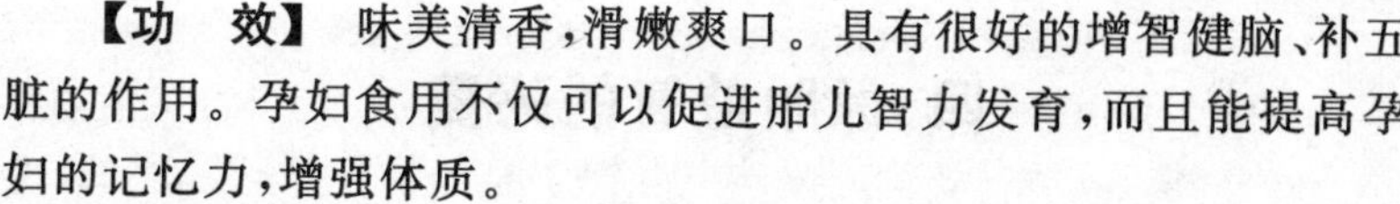

【功　效】味美清香，滑嫩爽口。具有很好的增智健脑、补五脏的作用。孕妇食用不仅可以促进胎儿智力发育，而且能提高孕妇的记忆力，增强体质。

拆烩鲢鱼头

【原　料】花鲢鱼头 1 000 克，熟鸡肫肝片 50 克，熟鸡肉片 50 克，笋片、水发香菇、葱段、姜片、白糖、料酒、精盐、胡椒粉、味精、花生油、菜心、香油、鸡汤各适量。

【制　作】将鱼头劈成两半，去鳃洗净，入沸水锅煮至鱼肉离骨时，捞出去掉骨头；锅内换水后再放鱼头肉、料酒、葱段、姜片，用旺火烧沸，捞出，拣去葱段、姜片；菜心入沸水锅内焯一下，捞出。炒勺上火，放油，烧至五成热，放葱、姜炝勺，捞出葱姜不要，放入笋片、香菇、鸡片、肫肝，再放入鱼头肉、白糖、精盐、料酒、鸡汤，用中火焖烧至鱼肉熟烂，放菜心、味精，用水淀粉勾芡，淋上香油，撒上胡椒粉，起勺装盘即可。

【功　效】汤浓，味鲜，鱼肉嫩。其汤补脑，适合孕妇食用，不仅能补益身体，而且有利于胎儿健脑。

糖醋鲅鱼条

【原　料】新鲜鲅鱼肉 300 克，鸡蛋黄、水淀粉、白糖、醋、葱末、姜末、蒜末、酱油、清汤各适量，花生油 500 克(约耗 100 克)。

【制　作】将鱼肉切成 3 厘米长、1 厘米宽的长条，装碗内，用鸡蛋黄、水淀粉抓匀。炒勺上火，放入花生油，烧至八成热时，将鱼逐条下勺炸熟，呈金黄色，捞出沥油。勺内留少许油，烧热后用葱姜蒜末炝勺，烹醋，放清汤、白糖、酱油，烧沸后撇净浮沫，用水淀粉勾芡，将鱼条倒入勺内翻炒，迅速出勺装盘。

【功　效】酸甜适口。孕妇食用有利于胎儿大脑的发育。适宜于孕期保胎益智食用。

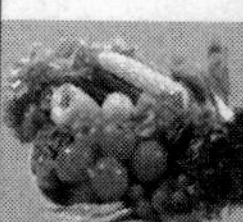

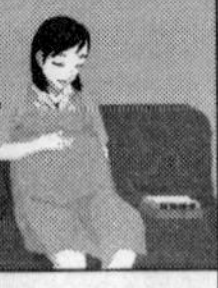

四、保胎益智的粥羹

墨鱼粥

【原　料】 干墨鱼1只,粳米100克,精盐、味精、料酒、葱段、姜片、花生油各适量。

【制　作】 将墨鱼干用温水泡发、冲洗干净,切成丁块。粳米淘洗干净。炒锅放入花生油烧热,下葱、姜煸香,加入清水、墨鱼肉、料酒,煮至熟烂,加入粳米,续煮至粥成,再用精盐、味精调味即可。

【功　效】 本品具有养心除烦,补益气血之功效。适宜于孕期保胎益智食用。

蒲菜粥

【原　料】 蒲菜150克,粟米100克,精盐适量。

【制　作】 将蒲菜去掉老皮,冲洗干净,放入沸水锅内焯透后捞出,过凉后切细。粟米淘洗干净。锅内放入清水、粟米,大火煮沸后,加入蒲菜,再改用小火续煮至粥成,然后加入精盐调味即可。

【功　效】 本品具有保孕安胎,益气养血之功效。适宜于孕期保胎益智食用。

黑米粥

【原　料】 黑米30克,大米(或糯米)70克,大枣、银耳、芝麻、豆类随意搭配。

【制　作】 将黑米洗净,冷水下锅煮2小时。将洗净的大枣、芝麻,泡发的银耳、豆类、大米(或糯米)放入黑米粥中续煮至粥成。

【功　效】 本品具有补气养血,保产育胎之功效。适宜于孕

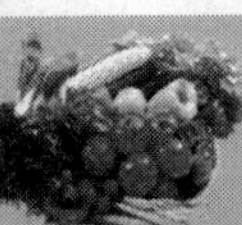

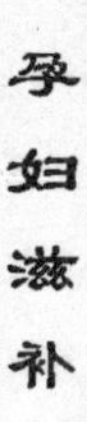

期保胎益智食用。

什锦咸粥

【原　料】 红萝卜25克，鱼肉25克，姜2片，里脊肉2片，芹菜1株，香菇2朵，硬米100克，香油、精盐、味精各适量。

【制　作】 将香菇泡软后切丝，鱼肉切片，红萝卜、里脊肉切丝，芹菜切细。将硬米洗净煮成粥，再把红萝卜、鱼肉、里脊肉、香菇、姜丝加入锅内续煮。粥熟后，加入精盐、味精、香油、芹菜即可。

【功　效】 本品具有养肝补血，滋阴熄风之功效。适宜于孕期保胎益智食用。

糯米椰子粥

【原　料】 糯米100克，椰子肉100克，鸡肉150克，山药100克。

【制　作】 将以上各药材洗净，加糯米、清水5碗煲粥，煮熟后去椰渣即可。

【功　效】 本品具有补虚益气，增强智力之功效。适宜于孕期保胎益智食用。

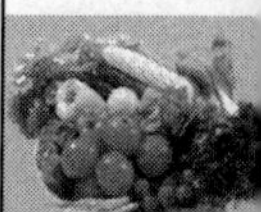

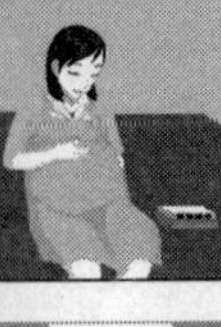

第六章　妊娠水肿的饮食调养

一、妊娠水肿的饮食调养知识

妇女妊娠在3～7个月之间，常会出现不同程度的水肿。常见有足踝部轻度水肿，这是由于增大的子宫压迫下腔静脉，使血液循环受阻所致。通常是白天出现水肿，经过一夜卧床休息，水肿就自然消退，一般情况下无需治疗。如果卧床休息后水肿仍不消退，用手按上去出现凹陷久久不能自行消失者，称为显性水肿；如果体表水肿不明显，但是孕妇尿量减少，每周体重增加0.5千克以上者，称为隐性水肿。若水肿局部膝盖以下的，病情较轻；水肿到膝盖以上的病情较重，水肿已涉及外阴及下腹部的，则属于重症患者；如果全身都有水肿，那就说明病情非常严重了。

妊娠水肿常伴有心悸气短、口淡无味、食欲缺乏、身倦懒言、腹胀而喘、四肢发冷等症状。中医学认为，这是由于肺失宣发肃降或脾肾阳虚，水湿内停所致。把头面遍身水肿而小便短少的称为子肿；自膝至脚肿而小便清长的称为子气；发于妊娠中期，遍身俱肿，腹大异常，喘促不安的称为子满，又称胎水；仅两脚肿而皮肤厚的称为皱脚；皮薄光亮的称为脆脚。也有人认为，发生在怀孕7～8个月后，只是两脚水肿，而无其他不适，是妊娠末期常有的现象，不需治疗，产后自消。

（一）妊娠水肿的原因

妇女怀孕到7个月以后，增大了的子宫压迫位于腹腔内的下腔静脉，下肢血液回流因而受阻，而使小腿、双足踝部、足背等处水

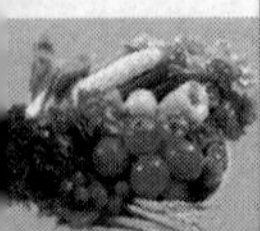

肿。这种水肿常是上午轻、下午重，经休息后，特别是经过卧床一夜后水肿明显减轻，甚至可以完全消失。这时如果检查血压和小便都正常，出现水肿现象后，要特别注意休息，休息时可将双腿架高，卧床时脚下垫高 30 厘米左右。站立时间不宜过长。

此外，这种水肿应与病变引起的水肿区别。因病引起的水肿多在妊娠 7 个月前开始，全身都肿，休息和卧床都不能减轻，同时还有头痛、头晕和眼冒金光。检查血压时则会发现血压升高，检查尿则发现有蛋白。因病引起的水肿应及时治疗。

(二)妊娠水肿的膳食原则

(1)限制钠的摄入量：水肿的病理生理基础是水钠潴留，而血压升高又与摄钠过多密切相关，因此限制钠的摄入十分重要。症状轻微的，虽可不必严格限制，但重盐食品，如酱油、酱菜、腌制食物应予避免。如果水肿和体重增加明显，血压过高，则只能进低盐饮食，每日限用食盐 3～5 克。用碱或苏打制备的食品亦应少用或慎用。

(2)合理补充蛋白质：根据肾功能情况，在保证每 100 毫升中血清氮不超过 20 毫克的前提下，增加蛋白质摄入量，以供胎儿发育和母体自身的需要。

(3)吃猪肾(腰子)要当心：在清洗猪肾时，可以看到白色纤维膜内有一个浅褐色腺体，那就是肾上腺。它富含皮质激素和髓质激素。如果孕妇误食了肾上腺，其中的皮质激素可使孕妇体内血钠增高、排水减少而诱发妊娠水肿。

髓质激素可促进糖原分解，使心跳加快，诱发妊娠高血压或高血糖等疾患。同时，可以出现恶心、呕吐、手足麻木、肌肉无力等中毒症状。因此，吃猪肾时一定要将肾上腺割除干净。

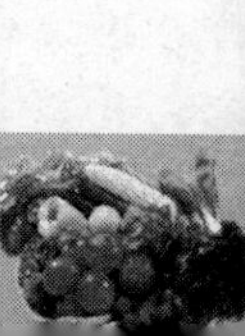

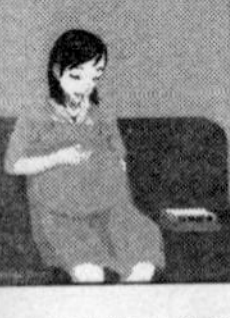

二、调养妊娠水肿的汤饮

黑豆鲤鱼汤

【原　料】 黑豆25克,赤小豆25克,鲤鱼1条(约500克)。

【制　作】 鲤鱼去除鳞、鳃、内脏,洗净。先将黑豆、赤小豆一起加水煮沸,然后放入鲤鱼,一起煮至熟烂即成。佐餐食用,每日1剂,连服7日。

【功　效】 补脾健胃,利水消肿。适用于脾虚型妊娠水肿。

黄芪三皮饮

【原　料】 黄芪30克,冬瓜皮30克,茯苓皮30克,生姜皮10克,大枣5枚,白糖适量。

【制　作】 将以上各味加水500毫升,煎取300毫升,去渣,加白糖适量。分2次服,1日服完。可连服7日。

【功　效】 补脾益气,利湿行水,行气消肿。适用于脾虚型妊娠水肿。

黑鱼黑豆冬瓜汤

【原　料】 大黑鱼1条(约500克),黑豆50克,冬瓜500克,调料适量。

【制　作】 先将黑鱼去鳃、内脏,洗净,冬瓜切块,与黑豆放沙锅内炖煮,加葱白、大蒜,不加盐,煮熟后即可食用。佐餐食用,食鱼饮汤。

【功　效】 健脾利水,补肾益阴。适用于肾虚型妊娠水肿。

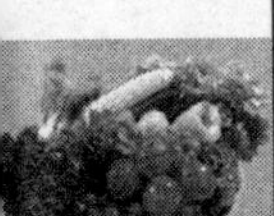

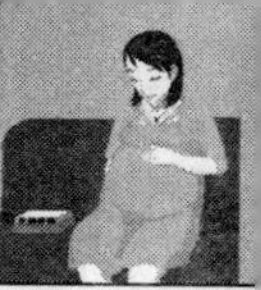

香橼白术汤

【原　料】 白术10克，香橼10克，白糖适量。

【制　作】 将香橼、白术洗净，放入沙锅内加水适量煎煮，沸后改文火煎20分钟，去渣取汁，加入白糖适量，小火再煮沸即成。趁温热服用，每日1剂，连服5剂。

【功　效】 理气行滞，燥湿利水。适用于气滞型妊娠水肿。

花生大枣汤

【原　料】 花生米125克，大枣10枚，大蒜30克，花生油15克。

【制　作】 将上3味洗净，大蒜切成薄片，把炒锅放在旺火上，倒入花生油适量，烧至八成热时，先将大蒜下锅炒香倒入花生米、大枣，并加清水1 000毫升，煲至花生米熟烂即可。食花生、大枣饮汤，每日1剂。

【功　效】 补中益气，健脾利水。适用于气滞型妊娠水肿。

冬瓜陈皮汤

【原　料】 陈皮6克，冬瓜皮100克，蜂蜜50克。

【制　作】 将陈皮、冬瓜皮洗净，放入锅内，加适量水，武火烧沸后改文火煎15分钟，去渣取汁，凉后加入蜂蜜调匀即可服用。每日1～2剂，连服5日。

【功　效】 行气利水消肿。适用于气滞型妊娠水肿。

羊肉冬瓜汤

【原　料】 羊肉150克，冬瓜100克，葱、姜、味精、精盐、花生油各适量。

【制　作】 羊肉洗净，切片；冬瓜去皮，洗净，切块；葱切末，姜

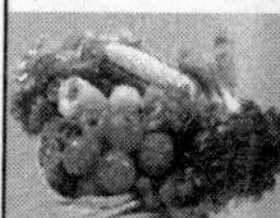

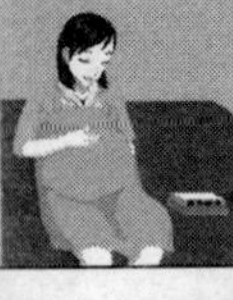

切末。以上各料放在一起，加油拌匀。锅置火上，把拌匀的各料放入锅中，加适量清水，用大火煮沸后，改用小火煲1小时，放精盐、味精调味即可食用。

【功　效】此汤肉鲜嫩，冬瓜软烂，清淡爽口。有健脾益气、行水安胎的功效。适用于防治脾虚型妊娠水肿，症状为妊娠数月，面目四肢水肿、神疲懒言、食欲欠佳、大便溏稀等。

【宜　忌】阴虚有热者不宜食用。

鲢鱼桂圆汤

【原　料】鲢鱼1条，淮山药20克，枸杞子20克，桂圆15克。

【制　作】鲢鱼洗净杀好切块，用热油爆过，备用，用清水煲鲢鱼及其他用料，先大火煲沸，再小火煮2小时，调味食用。

【功　效】本品具有清虚热、固肠胃、补脑益气之功效。适宜于妊娠期水肿的孕妇食用。

【宜　忌】桂圆量不宜过大。

芥菜干贝汤

【原　料】芥菜200克，干贝2只，鸡汤5杯，香油、精盐适量。

【制　作】将芥菜洗净切段。温水将干贝泡浸一夜，再用清水煮，煮软后加鸡汤。然后弄开干贝肉，加入芥菜，用香油、精盐、姜葱调味即可。

【功　效】本品具有开胃消积，生津降压之功效。适宜于妊娠水肿伴血压升高者。

葵花大枣汤

【原　料】向日葵花托1个，大枣30枚，盐油适量。

【制　作】将用料洗净，大枣去核，用清水3碗煎成1碗，调味后饮用。

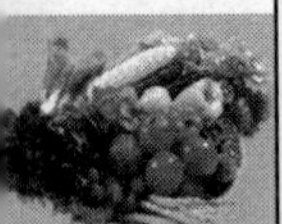

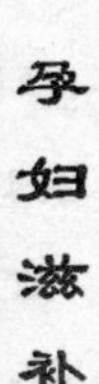

【功　效】 本品具有祛风降压，清血消肿之功效。适宜于妊娠期水肿的孕妇食用。

赤豆鲤鱼汤

【原　料】 鲤鱼 1 条(约 250 克)，赤小豆 50 克。

【制　作】 鲤鱼去鳞、鳃及内脏，与赤小豆一起放沙锅中用慢火炖，待鱼熟豆烂时即可。

【功　效】 每日 1 次，连服 3～5 日。有利尿消肿、降压之功效。适宜于妊娠期水肿伴血压升高者。

清炖公鸭汤

【原　料】 公鸭 1 只(约重 700 克)，葱 15 克，精盐、黄酒各适量。

【制　作】 将鸭收拾干净，加葱白、精盐、黄酒，炖熟烂佐餐服。

【功　效】 每日 2 次，3 日为 1 个疗程。适用于气虚脾弱、水肿伴高血压的孕妇服食。

赤豆鸽子汤

【原　料】 鸽子 1 只，赤豆 50 克，精盐适量。

【制　作】 将鸽子收拾干净，赤豆先煮烂，待鸽子煮熟时，用精盐调味即可。

【功　效】 对妊娠水肿有消肿的作用。适用于妊娠期水肿的孕妇食用。

三、调养妊娠水肿的菜肴

烩鳝鱼丝

【原　料】 鳝鱼 500 克，红糖、植物油、酱油、米醋、淀粉各

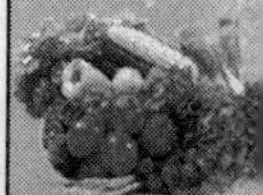

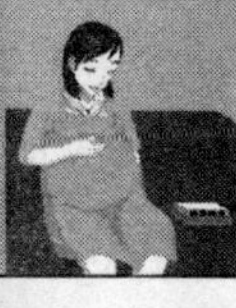

适量。

【制　作】 将鳝鱼用小刀斩去头，除内脏，去骨头，洗净，切成丝。先用干净锅煸炒后盛起备用。烧热锅，放植物油，烧至油九成热时，将鳝鱼丝倒入锅内，用锅铲来回翻动，加酱油、米醋、红糖、清水煮熟，再用水淀粉勾芡即成。

【功　效】 补虚、补血、利水消肿。适用于脾虚型妊娠水肿。

大蒜炖黑鱼

【原　料】 大蒜150克，黑豆400克，米醋、精盐、黄酒、味精各适量。

【制　作】 大蒜剥去皮，黑鱼去肠杂，切块，洗净。生鱼，大蒜放入瓷碗内，加米醋、精盐、黄酒、清水(适量)，将盛生鱼的瓷碗放入锅内，用武火隔水炖熟，再加味精搅匀即成。

【功　效】 补脾益肾，利水消肿。适用于肾虚型妊娠水肿。

白萝卜豆腐

【原　料】 白萝卜、嫩豆腐各250克，花生油50克，香油、精盐、味精、淀粉各适量。

【制　作】 将豆腐放入沸水锅内烫片刻，捞出，切成薄片。白萝卜去皮，洗净，切成细丝，蘸上干淀粉后入温油锅内煸炒，加水煮熟，轻放入豆腐片，加入精盐、味精调味，煮沸，勾薄芡，淋上香油即可。

【功　效】 此菜豆腐嫩，萝卜酥软，清淡可口。此菜具有顺气化痰、消食利尿的作用。适用于妊娠水肿、消化不良、大便干结等病症。

珍珠螺肉丸

【原　料】 螺蛳500克，猪瘦肉250克，糯米50克，黄酒、生

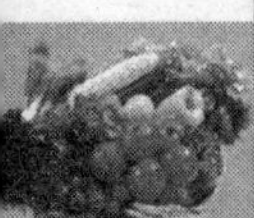

姜、酱油、香油、精盐、白糖、味精、淀粉各适量。

【制　作】 先将螺蛳放入清水里浸泡30分钟，捞出，换水清洗净，入沸水中汆熟捞起，挑出螺肉，置于碗内；生姜去皮，洗净，切成细丝。猪瘦肉洗净，与螺肉一起剁成泥，加入黄酒、姜丝、酱油、香油、白糖、味精、精盐，拌上淀粉和少许清水，顺时针用筷子搅至黏稠，挤成小丸子。把糯米淘洗干净，沥干水，将小丸子放在糯米中滚一周，置于笼内蒸熟，即可供食用。

【功　效】 丸子软糯，别有风味。此丸子有清热明目、利水利尿、补中益气作用，孕妇食之，有助于滋补营养、养胎壮儿，并可清热、除妊娠水肿等症。

白汤鲫鱼

【原　料】 鲫鱼2条(约500克)，豌豆苗15克，笋片15克，熟猪肉片3片，白汤适量，精盐、味精、料酒、葱段、姜片各适量，熟猪油50克。

【制　作】 鲫鱼去鳞，去鳃，去内脏，洗净，用刀在鱼两侧面每隔1厘米剞“人”字形刀纹。炒勺上火，放入熟猪油(25克)，烧至七成热，下葱段、姜片炝勺，放入鱼两面略煎，烹入料酒稍焖，加白汤及适量清水、熟猪油，盖严焖3分钟左右，见汤汁白浓，转中火煮，焖至鱼眼凸出，放入笋片、猪肉片，加精盐、味精，转大火煮至汤浓呈乳白色时，去掉姜、葱下豆苗略烧，出勺装盘。笋片、猪肉片放在鱼上、豆苗放两边即成。

【功　效】 味道鲜美，鱼肉香醇。孕妇常食，具有益气健脾，利水消肿作用。适宜于妊娠期水肿者食用，对胎儿骨质发育有较好的作用，还能预防婴儿佝偻病、软骨病等。

翠衣汁炒鳝肉

【原　料】 西瓜皮600克，荸荠200克，黄鳝500克，芹菜

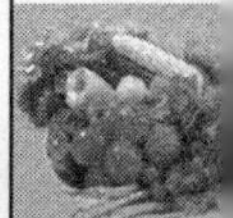

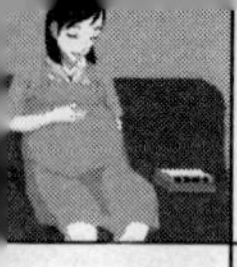

500 克，青椒 50 克，鸡蛋 2 个，味精 3 克，白砂糖 5 克，米醋 3 毫升，香油 5 克，黄酒 3 克，胡椒粉 3 克，植物油 250 克，淀粉（生粉）30 克，山药粉 20 克，清汤 50 毫升，生姜 15 克，大葱 20 克，蒜 20 克，精盐 10 克，酱油（老抽）30 毫升。

【制　作】 西瓜皮洗净绞取汁液，鳝鱼去骨及内脏切丝，芹菜洗净切 3 厘米段，青椒切丝，姜、葱切丝，鸡蛋去黄留清，荸荠去皮，一切两半；鳝鱼丝用生粉、生山药粉、精盐、蛋清、一半西瓜汁调匀，酱好；将黄酒、酱油、白糖、胡椒粉、生粉、清汤和另一半西瓜皮汁对好备用。炒勺置武火上烧热，加入植物油 50 克，六成熟时（素油冒烟为度），加入鳝鱼丝滑透，倒入漏勺。原锅重置火上，放入少许植物油（约 20 克），将芹菜、青椒丝、姜、葱、蒜、荸荠同入锅内，翻炒 3 分钟，随将鳝鱼丝倒入炒勺，再倒入对好的调料，加米醋和香油翻炒 2 分钟即成。

【功　效】 此菜补虚损，利水肿。是妊娠水肿孕妇之理想保健菜。西瓜皮又叫西瓜翠衣，性凉味甘，其利尿退肿作用优于西瓜瓤，应尽量利用。有肾炎、发热的人和美容爱好者更适用。

碎烧鲤鱼

【原　料】 鲜鲤鱼 1 条（约 500 克），鲜笋尖 15 克，油菜心 15 克，香菜叶 5 克，精盐、酱油、绍酒、食醋、白糖、猪油、湿淀粉、大葱、生姜、大蒜各适量。

【制　作】 将清理好的鱼身片成两扇，每扇用斜刀切成三角形的 3 块，加酱油拌匀。将葱花、姜末、蒜末、笋片、油菜心等备齐。锅内加油烧至八成热时，投入鱼块，炸至色红时捞出。锅内放少量油烧热，用葱、生姜、大蒜炝锅，加笋片、油菜心煸炒，放酱油、白糖、食醋、精盐、绍酒，加适量水，再放入炸好的鱼块。汤沸后盖上盖，改用小火焖 15 分钟左右，把鱼块捞出，按原刀口摆成鱼形，再把原汁烧沸，用湿淀粉勾芡后，浇在鱼身上即可。

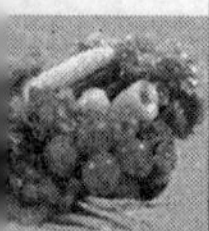

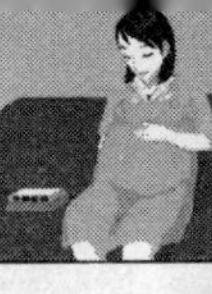

【功　效】 此菜色泽美观，味道鲜香浓郁。含有丰富的蛋白质、多种无机盐和维生素。适宜于妊娠后湿热内盛而致水肿。油菜性凉味甘，有清肺止咳，和中滑肠的功效。适宜于妊娠水肿的孕妇调养食用。

薏苡冬瓜盅

【原　料】 薏苡仁、莲子、核桃仁、白扁豆各 30 克，火腿、鸡肉各 50 克，精盐 10 克，大葱 20 克，生姜 15 克，绍酒 20 毫升。

【制　作】 将冬瓜从蒂下 1/3 处切下为盖，把 2/3 冬瓜内的瓜瓤挖出，可外皮刻上“肿消”或其他预祝语。将冬瓜、莲子、核桃仁、薏苡仁、白扁豆放入蒸盆，加水 200 毫升，上笼蒸 1 小时，熟透出笼备用。鸡肉切丁，火腿切丁，葱切段，姜切片，同放蒸盆内加入绍酒、精盐调味，加鸡丁蒸熟。将已蒸熟之材料放入冬瓜盅内，加入鸡汤，盖上冬瓜盖，上笼蒸 40 分钟即成。

【功　效】 此菜健脾和胃，利水消肿。适用于孕妇脾虚水肿，特别是夏天怀孕之妇女服用更佳。莲子又名藕实、莲实、莲蓬子等。可煮成粥或羹，亦可加糖制作成点心食用，是一种美味的食品，备受人们喜爱，同时莲子还是常用的药品。

【宜　忌】 因薏苡仁对子宫有兴奋作用，故习惯性流产者不宜食用。

荷叶绿豆煮冬瓜

【原　料】 荷叶 1 张(鲜品)，绿豆 100 克，冬瓜 500 克，料酒 10 毫升，生姜 5 克，大葱 10 克，精盐 3 克，鸡精 2 克，香油 25 克。

【制　作】 将荷叶洗净，切成 5 厘米见方的块；绿豆淘洗干净，去泥沙；冬瓜去皮，洗净，切 2 厘米宽，4 厘米长的块；姜拍松，葱切段。将荷叶、绿豆、冬瓜、料酒、姜、葱同放炖锅内，加水 3 000 毫升，置武火上烧沸，再用文火炖煮 35 分钟，加入盐、鸡精、香油

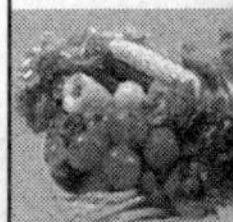

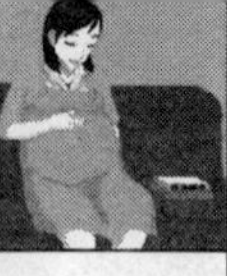

即成。

【功　效】此菜清暑利湿，清热解毒，利尿化痰。适宜于妊娠水肿、小便不利、中暑高热、便血、崩漏等症。因冬瓜性寒，故久病的患者或阴虚火旺者应少食。

鸡蛋煨泥鳅

【原　料】活泥鳅500克，鸡蛋6个，精盐、料酒、大葱、生姜、胡椒粉、精制油各适量。

【制　作】将泥鳅放于清水中静养2天，待其吐净泥后捞出洗净。把鸡蛋打入碗中，调以精盐、葱末、姜末。锅中加入精制油、料酒、葱、姜、泥鳅和适量清水，用中火煨1小时左右，加入鸡蛋糊，再煮一沸，调入味精、胡椒粉即成。

【功　效】益气养血，健脾利水。适宜于气血两虚而致妊娠水肿者食用。

萝卜丝鲫鱼

【原　料】鲫鱼2尾(约600克)，萝卜150克，精盐3克，味精2克，香油50克，香菜、黄酒、大葱、生姜各10克。

【制　作】将鲫鱼去鳞、鳃、内脏，刮去腹内黑膜，洗净。萝卜去皮、洗净，切成5厘米长的细丝，在沸水内焯一下，除去萝卜的辣味，捞出后沥水。香菜洗净，切末。葱打结，生姜块拍松。锅置火上，放油烧至七成热，下葱结、生姜稍炸，烹入黄酒，加适量水，推入鲫鱼。汤沸3～5分钟后，加盖转小火焖出香味，再转大火，加入香油，炖至汤色乳白，下入萝卜丝，捡出葱结、生姜块，用小火炖约5分钟，加精盐、味精调好口味，盛到汤碗内，撒上香菜末，淋上香油即成。

【功　效】此菜补钙利水，顺气化痰。适宜于妊娠水肿、咳嗽者食用。

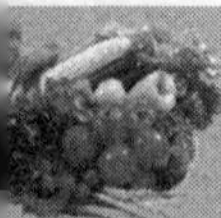

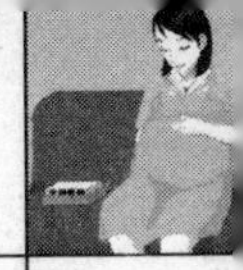

【宜　忌】 鲫鱼，又名鲋鱼。鲫鱼为淡水内河鱼，《吕氏春秋》云："鱼之美者，有洞庭之鲋"。观此则鲫鱼为佳品，自古尚矣。

海参鸭掌炖鲫鱼

【原　料】 鲜鲫鱼1尾(约250克)，水发海参100克，鸭掌6副(去骨)，葱花10克，生姜末10克，黄酒10毫升，精盐3克，熟火腿片12片(长约4厘米、宽2厘米)，水发香菇12片，冬笋片12片，香油50克，味精、鲜汤各适量。

【制　作】 鲫鱼去鳞、鳃、内脏，刮净腹内黑膜，在鱼身两面剞上柳叶花刀。将海参切成12片。炒锅置火上，加上鲜汤，放入鲫鱼、黄酒、精盐和生姜末，汤沸后，转小火炖约10分钟。炖锅重上火，放油烧热，用葱花、生姜末炝锅，加入鲜汤，下入海参片、鸭掌、火腿片、香菇片、冬笋片。汤沸后下入鲫鱼，烹入黄酒，下精盐、味精，再转中火，加盖焖5～6分钟，待汤稠浓时淋上香油，即可装盘。盘中放入鲫鱼，上面覆盖火腿片，左边放海参、冬笋片，右边排一圈鸭掌，上压一片香菇，最后浇上汤汁即成。

【功　效】 健脾和胃。适宜于妊娠水肿、胃炎患者食用。

奶汁冬瓜

【原　料】 冬瓜500克，水发香菇75克，花生油50克，精盐3克，味精2克，湿淀粉20克，香油15克，牛奶100克，清汤适量。

【制　作】 将冬瓜去皮，去子，切成4厘米长、1厘米宽的条。香菇洗净，去根，切成小片。锅置火上，放油烧至七成热，下入冬瓜条浸炸1～1.5分钟，见转为透明立即捞出控油。原锅留适量底油，再烧至七成热，下入香菇片煸炒几下，随即放入盐和少许清汤，烧开后倒入牛奶、冬瓜条，放进味精拌匀，再烧开，用湿淀粉勾稀芡，淋入香油，盛入盘内即成。

【功　效】 此菜降脂利水。适用于妊娠水肿，对伴有高脂血

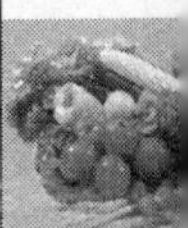

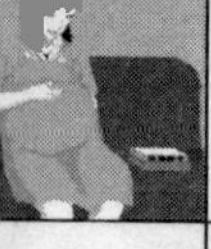

症者尤为适宜。冬瓜善于清热、利水、涤秽，是养护肌肤之佳品。

四、调养妊娠水肿的粥羹

茯苓山药大枣粥

【原　料】茯苓粉25克，山药粉25克，大枣10枚，粳米100克。

【制　作】粳米淘洗干净，大枣洗净，加水适量煮粥，待粥半熟时，加入茯苓粉、山药粉。粥稠时即可服食。

【功　效】健脾和胃，渗湿利水。适用于脾虚型妊娠水肿。

鸡肉玉米羹

【原　料】鸡肉100克，玉米50克。

【制　作】鸡肉剁碎，玉米研成细末，加水适量煮成羹糊。

【功　效】温中补气，利水消肿。适用于肾虚型妊娠水肿。

红糖大蒜煮黑豆

【原　料】黑豆100克，大蒜片30克，红糖30克。

【制　作】将黑豆洗净，放沙锅内，加水1 000毫升，大火煮沸，加入大蒜片、红糖，改用小火煮至黑豆熟烂即可。

【功　效】温中消食，补肾利水。适用于肾虚妊娠水肿。

陈皮冬瓜粥

【原　料】陈皮15克，冬瓜皮50克，粳米100克。

【制　作】陈皮切丝、冬瓜皮切块，洗净。粳米淘洗干净，下陈皮、冬瓜皮，加水适量煮粥。

【功　效】理气开胃，利尿消肿。适用于气滞型妊娠水肿。

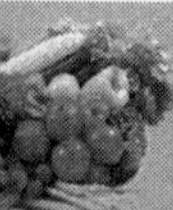

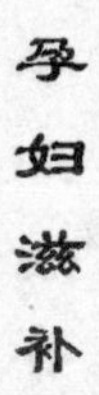

赤豆花生大枣粥

【原　料】 赤小豆、砂糖各 60 克，生花生米 50 克，大枣 8 枚，粳米 100 克。

【制　作】 将赤小豆、花生米分别洗净，用清水浸泡 1 小时，捞出；大枣去核，洗净。将粳米淘洗干净，直接放入煮锅内，加入清水、赤小豆、花生米、大枣，置于火上，先用大火煮沸，后改用小火慢慢熬至成粥，以砂糖调味，再稍煮片刻，即可进食。

【功　效】 此粥甜香，软糯。赤小豆能利水除湿、解毒。此粥还有止血安胎、利水消肿的作用。适用于防治孕妇胎动不安、水肿、体质虚弱、营养不良等。

猪肝绿豆粥

【原　料】 猪肝尖 150 克，绿豆 15 克，陈粳米 100 克，料酒、精盐、味精、香油各适量。

【制　作】 将肝尖洗净，切成薄片，放入碗内，加料酒、精盐拌腌；绿豆去杂质，用清水洗净，再用清水浸泡 2 小时，捞出；将陈粳米淘洗干净。锅置火上，放入清水、绿豆，煮沸后加入陈粳米，调整好水量，改用文火熬煮至粥成，加入腌制的猪肝尖，大火煮沸二三次，放入精盐、味精调好口味，淋上香油即可供食。

【功　效】 具有健脾补虚、利水消肿等作用。适用于防治孕妇体虚、妊娠水肿及营养性水肿、小便不利等病症。

茯苓莲子粥

【原　料】 茯苓 15 克，莲子 30 克，粳米 120 克，冰糖 15 克。

【制　作】 将茯苓研成细粉；莲子去心，洗净；粳米淘洗干净，冰糖打成屑。将茯苓、莲子、粳米同放炖锅内，加水 800 毫升，置武火烧沸，再用文火炖煮 35 分钟，加入冰糖屑即成。

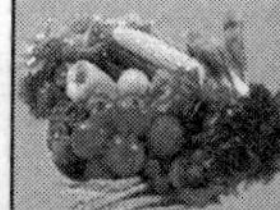

【功　效】 此粥渗湿利水，养心安神。适用于女子妊娠水肿胀满、惊悸、脾虚泄泻、白带等症。

鲤鱼安胎粥

【原　料】 重约500克的活鲤鱼1条，苎麻根20～30克，糯米50克，葱、姜、香油、精盐各适量。

【制　作】 先将鲤鱼去鳞及肠杂，洗净切片煎汤；再将苎麻根加水200克煎至100克，去渣取汁，入鲤鱼汤中，加入淘洗干净的糯米，以及葱、姜、香油、精盐等调味品，熬煮成稀粥。

【功　效】 此粥安胎，止血，消肿。适用于女子妊娠水肿，胎动不安，胎漏下血等。鲤鱼脑蒸化滴耳中，治耳聋。鲤鱼鳞烧灰治产后血晕。

薏苡黑豆粥

【原　料】 薏苡仁、黑豆各25克，粳米100克，白糖15克。

【制　作】 将薏苡仁、黑豆、粳米淘洗干净，去泥沙。将薏苡仁、黑豆、粳米同放炖锅内，加水800毫升，置武火烧沸，再用文火煮45分钟，加入白糖即成。

【功　效】 此粥清热利湿，健脾消肿。适用于女子脾胃虚弱而致妊娠水肿、泄泻、湿痹、筋脉拘挛、屈伸不利等症。

【宜　忌】 据《本草汇言》中记载黑豆："善解五金、八石、百草诸毒及虫毒，煮汁饮能润肾燥，故止盗汗。"由此可见，黑豆有良好的解毒功效。有习惯性流产者少食薏苡仁。

鲤鱼花生粥

【原　料】 花生仁50克，鲤鱼1尾（约250克），粳米100克，姜丝、香油、精盐、味精各适量。

【制　作】 鲤鱼剖净，不去鳞，切成块。花生仁、粳米分别洗

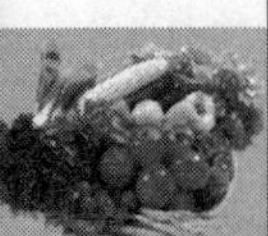

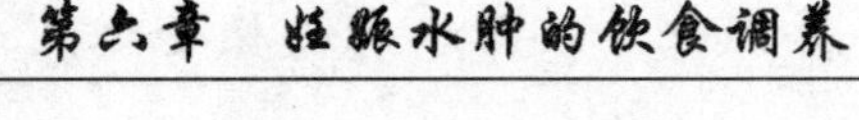

净，加水 1 000 毫升，大火烧沸后，加入鲤鱼块和姜片，转用小火慢熬成粥，下精盐、味精，淋香油，调匀。精盐用量宜少，最好淡食。

【功　效】 益气补虚，健脾利水。适用于女子脾虚型妊娠水肿，症见小便不利，呕逆咳喘，胎动不安者。

鲈鱼黄芪粥

【原　料】 鲈鱼肉 250 克，黄芪 20 克，粳米 100 克，姜丝、香油、精盐、味精各适量。

【制　作】 鲈鱼肉洗净，切片；黄芪用纱布包好。粳米淘净，加水 1 000 毫升，大火烧沸后，加入鲈鱼片、姜丝和药包，转用小火慢熬成粥，取出药包，下精盐、味精，淋香油，调匀。

【功　效】 益气健脾。适用于女子脾虚型妊娠水肿及外科手术后伤口难愈者。盐用量宜少，最好淡食。

茯苓鲤鱼粥

【原　料】 鲤鱼 1 尾(约 300 克)，茯苓 30 克，粳米 100 克，姜丝、香油、精盐、味精各适量。

【制　作】 鲤鱼剖净，不去鳞，切成块；茯苓焙干，研成细末。粳米淘净，加水 1 000 毫升，大火烧沸后，加入鲤鱼块、茯苓细末和姜丝，转用小火慢熬成粥，下精盐、味精，淋香油，调匀。

【功　效】 此粥益气补虚，健脾利水。适用于女子脾虚型妊娠水肿者。盐用量宜少，最好淡食。

鲫鱼薏仁粥

【原　料】 鲫鱼 1 条(约 250 克)，薏苡仁 100 克，姜丝、香油、精盐、味精各适量。

【制　作】 薏苡仁洗净，加水 1 000 毫升，大火烧沸后，再将鲫鱼剖净、去鳞、切块，和姜丝同放入，转用小火慢熬成粥，下精盐、

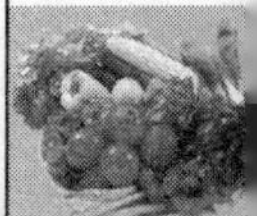

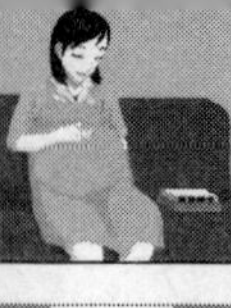

味精、淋香油，调匀。

【功　效】 温中益肾，利水消肿。适用于女子肾虚型妊娠水肿，症见腰膝无力者。盐用量宜少，最好淡食。

【宜　忌】 有习惯性流者少用薏苡仁。

二苓术砂粥

【原　料】 茯苓、猪苓、白术、槟榔、砂仁、橘皮、木瓜、桑白皮、紫苏梗各 10 克，粳米 100 克，白糖适量。

【制　作】 各药分别洗净，水煎 2 次，每次用水 300 毫升，煎 20 分钟，2 次煎汁混合，去渣收取浓汁。粳米淘净，加水 800 毫升，大火烧沸后，转用小火慢熬成粥，下药汁和白糖，调匀。

【功　效】 此粥健脾祛湿，利水行气。适用于女子水湿型妊娠水肿，症见肢体水肿，头胀眩晕，心悸胸满，腰酸腿软者。

田螺薏仁粥

【原　料】 大田螺 10 个，薏苡仁 100 克，花椒 10 克，姜丝、香油、精盐、味精各适量。

【制　作】 田螺用清水静养 2～3 日，取出螺肉。薏苡仁洗净，加水 800 毫升，大火烧沸后，加入螺肉、花椒、姜丝和精盐，转用小火慢熬成粥，下味精，淋香油，调匀。

【功　效】 此粥清热解毒，祛湿利尿。适用于女子水湿型妊娠水肿，症见腿足水肿，随按随起，食少纳呆者。

【宜　忌】 脾胃虚寒者忌服，胎动不安、习惯性流产者少用薏苡仁。

五皮粥

【原　料】 白茯苓皮、大腹皮、冬瓜皮各 15 克，橘皮、生姜皮各 10 克，粳米 100 克。

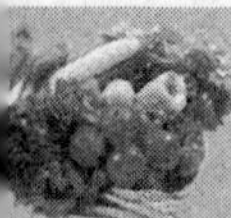

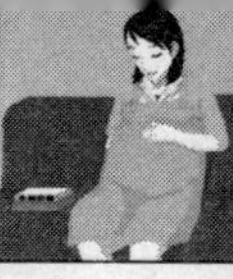

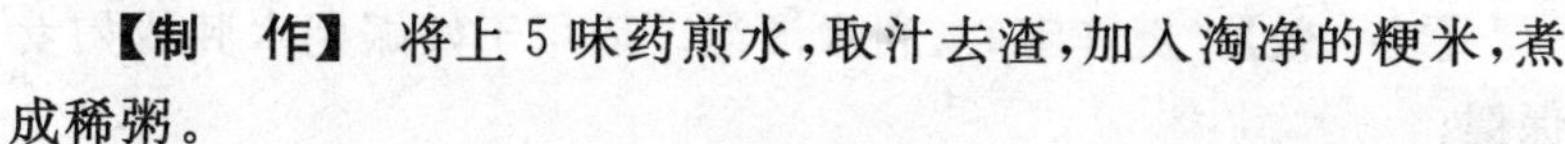

【制　作】 将上5味药煎水，取汁去渣，加入淘净的粳米，煮成稀粥。

【功　效】 健脾补气，利水消肿。适用于妊娠水肿，老年性水肿，肥胖症，小便不利，腹泻等症。外感发热时不宜服。

黄芪公鸭粥

【原　料】 黄芪30克，青头公鸭1只，粳米适量，葱白3茎。

【制　作】 先将黄芪洗净切片；公鸭常规宰杀洗净，鸭肉切细，一同放入沙锅，煮至肉极烂，去黄芪药渣，再加粳米、葱白煮粥；或用黄芪鸭汤煮粥。

【功　效】 补脾益气，利水消肿，滋阴养血。适用于妊娠水肿及肾炎水肿、肝硬化腹水等症。

五、调养妊娠水肿的面点米饭

茯苓包子

【原　料】 茯苓50克，面粉1 000克，鲜猪腿肉500克，生姜15克，胡椒粉5克，香油10克，黄酒10毫升，精盐15克，酱油100克，大葱25克，骨头汤250毫升。

【制　作】 将茯苓打成细粉，同面粉拌匀，加入发面300克，温热水500毫升，合成面团发酵。将猪油剁成蓉，倒入盆内加酱油拌匀，再将姜末、精盐、香油、黄酒、葱花、胡椒粉、骨头汤等投入盆中搅拌成馅。待面团发透后，加碱水适量，揉匀碱液，再试酸碱度（不黄不酸），其方法可用一块面上笼蒸15分钟，看是否合适。若无问题，将面团搓成3～4厘米粗的长条，按量揪成20个剂子，用擀面杖擀成圆皮，右手打馅，逐个包成生坯包子。将包好的生坯包子摆入蒸笼内，沸水上笼用武火蒸15分钟即成。

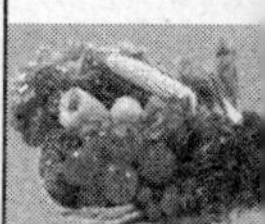

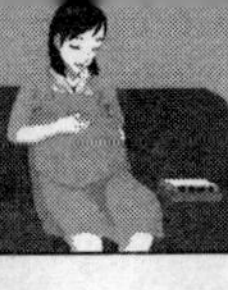

【功　效】 健脾宁心，利水渗湿。适用于妊娠期水肿或妇女保健。

人参菠菜饺

【原　料】 人参10克，菠菜1 000克，面粉500克，猪肉250克，生姜10克，大葱20克，胡椒粉3克，花椒粉2克(也可不用)，精盐适量，酱油30毫升，香油5克。

【制　作】 将菠菜洗净，用纱布绞取汁液(用清水200毫升)；人参打粉，姜切末，葱切花。猪肉洗净剁成蓉，加入精盐、酱油、花椒粉、姜米拌匀，加水少许，放入葱花、人参粉、香油拌成馅。将面粉用菠菜汁合好揉匀，揉成长条分成若干个剂子，擀成圆薄片皮，加馅包成饺子。锅内水烧沸，将饺子下锅(吃多少煮多少)，待饺子煮漂浮后，再煮3～5分钟熟透即成(也可上笼蒸15分钟即熟)。

【功　效】 生津利尿、安神宁心。适用于妊娠期水肿或妇女保健。

参枣糯米饭

【原　料】 糯米250克，党参10克，大枣60克，白糖50克。

【制　作】 将党参、大枣洗净，放入锅内，加入沸水，加盖温浸，使大枣泡发，然后煎煮半小时，捞去党参。将糯米淘净，放入碗内，加水，置于笼内蒸熟，倒扣在盘中。取大枣摆在糯米饭上，再将参枣汤液加白糖熬成黏汁，浇在枣饭上。

【功　效】 本品具有补血通乳，强壮膝腰之功效。适宜于妊娠水肿调养食用。

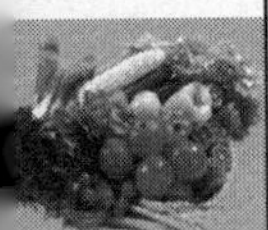

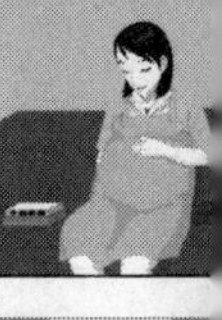

第七章　孕妇贫血的饮食调养

一、孕妇贫血的饮食营养知识

妊娠时由于血容量增加，会出现生理性贫血，但如果血红蛋白在100克/升以下，红细胞低于正常值，或有红细胞形态或染色体上的改变，则属于病理性贫血。

贫血的主要表现有头晕、乏力、腿软、食欲减退、面色苍白、指甲无华、唇淡等症。若贫血严重，会使体质虚弱而引起临产时子宫收缩无力、滞产或虚脱，甚至休克。同时也会使胎儿体内贮存的铁减少，这种情况下胎儿即使在出生时没有贫血，但日后正常的儿童也易患贫血病。

此症多发生于妊娠的中、后期，由于妊娠初期出现的呕吐，使得孕妇的膳食摄入不足，营养不良。妊娠后期，孕妇母子需要的营养剧增，饮食一时供给不上而出现了贫血现象。孕前有寄生虫病、肝肾疾病者，也容易在妊娠后出现贫血。

孕妇常见贫血为缺铁性贫血。孕妇从怀孕第4个月起，自身血液量骤增，需要大量的铁，同时胎儿发育也需要较多的铁。孕妇每天铁的需要量由非孕时的1至2毫克，增加到4毫克以上，而每天三顿食物已远远不能满足这种需要。同时，孕妇早期的恶心、呕吐及妊娠反应，造成胃酸的大量丢失，使食物中的铁不能充分吸收，使造血的原料不足，形成缺铁性贫血。所以，大约有1/4的孕妇患有缺铁性贫血。

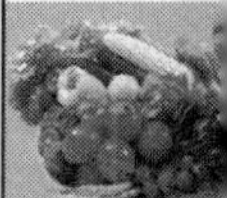

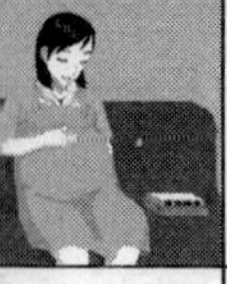

(一)妊娠第5～6个月为贫血易发期

孕妇在怀孕第5或第6个月时很容易发生贫血,这是因为胎盘和胎儿的发育都要增加血液量,以致铁的供给量要达到怀孕前的2倍。另外,孕妇本身胃酸减少也影响膳食中铁的吸收。为此,妊娠第5个月以后孕妇要通过饮食摄取足够的铁质。如果孕妇缺铁对孕妇、胎儿都会造成危害,如胎儿宫内生长迟缓,足月出生时体重不足2 500克,胎儿出生容易发生消化道及呼吸道感染。产妇分娩时发生宫缩无力,产程延长,产后出血多等情况。

孕妇预防贫血的方法是,多吃瘦肉、家禽、动物肝及血,以及蛋类,并且要多吃蔬菜和水果,这些食物含铁、维生素C多,有利于铁的吸收。豆制品和面食含铁多,吸收率也高,孕妇宜多吃。只要从饮食上有意识地增加含铁量高的食物,一般孕妇可预防缺铁。

(二)孕妇发生贫血的主要原因

(1)妊娠期孕妇常见为缺铁性贫血,主要是妊娠期铁的需要量增加。妊娠期间胎儿发育成长和子宫增大需要铁。此外,还需要储备铁供应分娩时失血和产后哺乳的消耗。因此,孕妇于妊娠后期体内需要的铁量每日达4毫克左右,比妊娠前需铁量(1毫克/日)高4倍。

(2)食物中营养不足。孕妇饮食中缺乏铁质、蛋白质、维生素B_{12}或叶酸等都可引起贫血。尤其早孕时因恶心、呕吐反应较重而少食、挑食、不进肉食等会造成营养不足性的缺铁。

(3)铁吸收障碍。食物中所含铁质,必须先经胃液中盐酸的作用,转变为亚铁盐才能被小肠吸收到血液中,然后送到骨髓中造血。然而,孕妇有胃肠道反应者,往往胃肠功能减弱,胃液分泌不足,胃酸减少,使含铁物质在胃中不能转化,吸收困难,因此体内因缺铁而产生贫血。

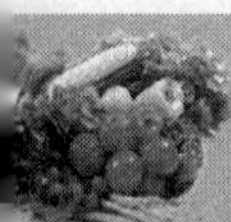

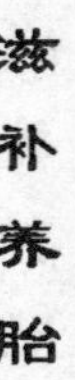

(4)急性或慢性失血者。孕妇在怀孕前曾有急性出血未经彻底治愈而贫血者,或妊娠期间持续小量出血,如胃及十二指肠溃疡、肾盂肾炎、痔疮出血等,都可引起贫血。

(5)肠道寄生虫病。如钩虫病引起的贫血相当多见。

(6)多胎妊娠、生育过多过密、哺乳时间过长都会引起贫血。

(三)孕妇贫血的预防措施

孕妇解决贫血问题,主要是靠饮食调养和适当补铁剂。

(1)调节饮食,加强营养。孕妇每天都要适当多吃一些含铁丰富的食物,如猪瘦肉、牛肉、猪肝、猪血、蛋黄、黑木耳、河蟹、田螺、海带、香菇、芥菜、白菜、黄豆制品、芹菜以及西瓜子等。

(2)补充铁剂。孕中期服用硫酸亚铁每日 0.3 克,每日服用 3 次,同时可服用维生素 C 0.1～0.2 克,每日 3 次,以促进铁的吸收。服铁剂时,不要喝茶和牛奶以免影响铁的吸收。

(3)补充叶酸及维生素 B_{12}。叶酸缺乏者,可每次口服叶酸 10～20 毫克,每日 3 次。维生素 B_{12} 每日肌内注射 100～200 微克。

(4)如发生重度贫血,特别是血容量不足时,可适当输血,以保证孕妇和胎儿身体健康。

(四)孕妇患缺铁性贫血不宜喝牛奶

妊娠缺铁性贫血患者不宜喝牛奶。原因有:①牛奶虽然营养丰富,但铁的含量很低,不适合做患者的补铁食品。②食物中的铁摄入人体内,必须在消化道中转化成亚铁后才能被吸收利用。但这一转化易受牛奶中高磷、高钙的影响。如果患者喝牛奶,铁与牛奶中的钙、磷盐结合成不溶性的含铁化合物,使体内的铁排出体外,就会使人体内铁质更不足。

由于以上两个原因,患妊娠缺铁性贫血的病人,一定不要多喝牛奶。

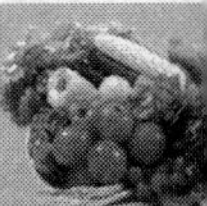

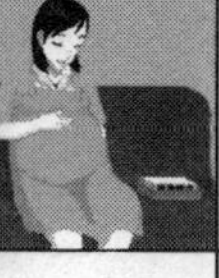

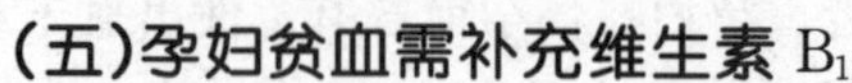

(五)孕妇贫血需补充维生素 B_{12}

维生素 B_{12} 具有促进红细胞生成，维护神经髓鞘的代谢与功能的作用。妊娠期维生素 B_{12} 供给不足，孕妇可患巨幼红细胞性贫血，新生儿也可患贫血。在妊娠过程中，胎儿不断地将维生素 B_{12} 贮存于肝脏，足月胎儿体内共贮存约 30 微克。如果孕妇食物中缺乏维生素 B_{12}，新生儿也会缺乏维生素 B_{12}，这对新生儿发育不利，甚至患贫血症，胎儿的畸变发生率也可能增加。维生素 B_{12} 在食物中的来源主要是动物性食物，豆类经发酵也含有维生素 B_{12}，如牛肾、猪心、虾、牛肉、鸡蛋、牛奶、奶酪以及臭豆腐、豆豉、黄酱等含有较多的维生素 B_{12}。

(六)孕妇需要补充铁的量

铁是造血的主要原料，妇女在妊娠期铁的需要量明显增加。这是因为，除母体每日必须摄取一定量的铁以补充自身的消耗外，尚需贮存相当数量的铁，以备分娩时失血而造成铁的损失；同时，胎儿生长发育过程中，除造血和肌肉组织需要一定量的铁外，还需要贮存一部分铁在肝脏内，供出生后约 6 个月的消耗，因为母乳中含铁量几乎没有。所以，妇女在妊娠期，如果不重视补充铁质，孕妇往往出现贫血，胎儿发育也会受到影响，甚至出生后就会出现贫血。有专家估计，妊娠期铁的总需要量为 1 000～1 360 毫克。

孕妇体内 1 000 毫克的铁分布为，胎儿需铁 400～500 毫克，胎盘需铁 60～100 毫克，子宫需铁 40～50 毫克，母体血红蛋白增多需铁 400～500 毫克，分娩失血需铁 100～200 毫克。我国营养学会推荐孕妇在孕后期每日铁供给量为 28 毫克。

(七)孕妇宜多吃含铁的食物

日常食物中很多食物都含有铁质，但人体对食物中铁的吸收

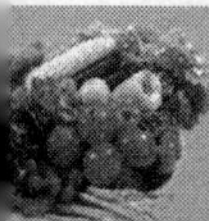

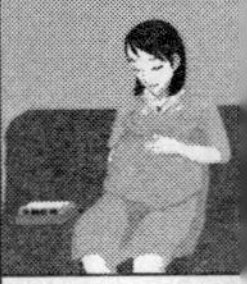

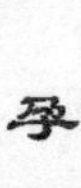

率不同，故应有所选择。植物性食品中含有较多的植物酸盐、草酸盐和碳酸盐，它们易与游离出来的铁形成不溶性铁盐，影响人体对铁的吸收。动物性食品中的铁主要在血红蛋白及肌红蛋白中与卟啉结合而存在，不受植物酸盐等外界因素的影响。因此，孕妇应多食用富含铁的动物肝脏、肌肉、动物血和鱼等食物，以补充铁的额外需要。

以下食物每 100 克所含铁量是：猪肝 25 毫克，海带 150 毫克，鲜海蜇 9 毫克，炒榛子仁 41.5 毫克，油菜 3.4 毫克，芹菜 8.5 毫克，菠菜 1.8 毫克，樱桃 5.9 毫克，山楂 2.1 毫克，芝麻酱 5.6 毫克，小米 4.7 毫克，猪瘦肉 0.7～2.3 毫克，猪血 7.6 毫克，鲤鱼 1.85 毫克，鲫鱼 2.5 毫克，带鱼 1.2 毫克。

(八)孕妇多吃瘦肉有利于铁的吸收

人体的吸收试验发现，对各种动物(猪、牛、羊、鸡等)的瘦肉和肝脏中铁的吸收率高，约有 20%，一些植物性食物中的铁吸收率只有百分之几，例如大米只有 1%。原因是动物体内的铁，其存在形式更易于被人体小肠吸收和利用。

另外，动物肌肉中存在着促进非动物铁吸收的物质，对食物中的非动物铁有促进吸收作用。比如，单独吃玉米膳食的铁吸收率只有 2%，而玉米加牛肉后，铁吸收率就达到 8%。这就是动、植物食品的协同作用。

孕妇铁需要量骤增，共需铁 1 000 毫克，很难从一般饮食中得到满足。因此，孕妇多吃一些动物瘦肉、肝脏和动物血含铁量高的食品以补充大量的铁是必要的。

(九)孕妇吃水果并非越多越好

水果富含维生素、营养也比较丰富，适合孕妇食用。但是，孕妇如果不加节制、盲目地过多食用水果，就会对身体带来损害。

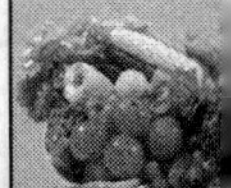

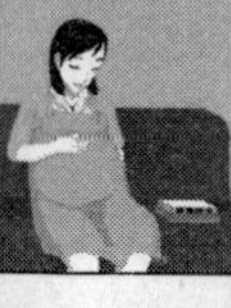

水果中除含有90%的水分外，还含有果糖、葡萄糖、蔗糖和维生素C，这些糖类很易为人体所消化吸收。糖会产生热能，一个中等大小的苹果能产生418～836千焦(100～200千卡)的热能，相当于一碗米饭所产生的热量。果糖和葡萄糖经代谢还可转化为中性脂肪。这些不但会使孕妇体重迅速增加，而且很易引起高脂血症。所以，一般主张孕妇每天水果摄入量不应超过800克，而且应该在饭后食用才不至于影响食欲。有贫血的孕妇尤其不要吃石榴、杏子等，以防加重贫血。

(十)孕妇贫血的膳食原则

(1)补充含铁食物：尽量选择含铁丰富的食物，如海带、紫菜、木耳、香菇、豆类及其制品、各种肉类、禽蛋类、动物的肝、肾等。

(2)补充高蛋白饮食：高蛋白饮食一方面可以促进铁的吸收，另一方面也是人体合成血红蛋白所必需的物质。

(3)促进铁的吸收：在酸性环境中，尤其是胃酸能将食物中的铁游离出来，并能增加铁盐的溶解度，有利于铁的吸收。烹调时尽量应用铁制饮具。有人发现，用铁制炊具烹调通心面时，食物中的铁含量可高达87.5毫克/100克。

(4)纠正不良的饮食习惯：对长期偏食和素食的人，要进行“营养与疾病”的宣传和教育，使其改变不良的饮食习惯。

(5)多增加维生素C：维生素C具有增进铁吸收的作用。饮食中要多吃含维生素C的食物，如新鲜蔬菜等。

二、调养孕妇贫血的汤饮

猪肝菠菜汤

【原　料】 猪肝半个(约500克)，菠菜50克，姜10克，米酒、

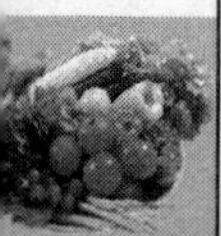

香油、精盐、味精各适量。

【制　作】 将猪肝洗净，切片待用。姜切丝。菠菜洗净切段备用。清水 5 碗放在锅内煮沸，加入姜丝和猪肝及切好的菠菜，加入适量的精盐、味精及米酒，煮熟后加入适量的香油即成。

【功　效】 益气养血，可提供丰富的蛋白质、维生素 A、维生素 B_1、维生素 B_2、烟酸、维生素 C、铁、锌、硒等多种营养素。可预防缺铁性贫血，但需注意不可过量食用，以防维生素 A 中毒。适用于妊娠贫血者食用。

番茄猪肝瘦肉汤

【原　料】 番茄 300 克，土豆 50 克，猪肝 80 克，猪瘦肉 80 克。酱油 10 毫升，葱、姜各 5 克，精盐、味精、米醋各适量。

【制　作】 番茄洗净，每个切 4 块。土豆去皮洗净。瘦肉洗净，切薄片。猪肝切薄片，用清水冲洗，洗去血浆，加米醋一汤匙，腌 10 分钟洗净。猪瘦肉和猪肝加调料腌 10 分钟，放入沸水中，煮半熟捞起。将土豆、番茄放入煲里，加水适量，用文火煲 20 分钟，下猪肝、瘦肉煲至肉熟，调味供用。

【功　效】 健胃消食，养血明目，含丰富的维生素 A、维生素 B_1、维生素 B_2、烟酸、维生素 C、铁、锌、硒等营养素，可预防孕妇维生素 A 缺乏及缺铁性贫血。

乌鸡白凤汤

【原　料】 活乌鸡 1 只（约 1 000 克），白凤尾菇 50 克。黄酒 25 毫升，葱 15 克，姜 5 克，精盐 3 克，味精 2 克。

【制　作】 将鸡宰杀后控净血。锅内加清水煮至 90℃冒水泡时，加入一匙盐离火，浸入鸡，待鸡毛湿透即提起，去尽毛，嘴尖、脚上硬皮，剁去爪尖，剪去肛门，开膛取出内脏，用清水冲洗干净。清水锅内加姜片煮沸，放入鸡，加上黄酒、葱节、姜片，用微火焖煮

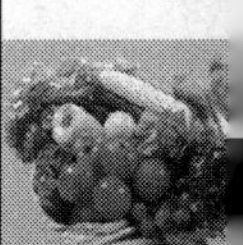

至熟烂，推入白凤尾菇，加盐和味精调味，再煮沸 3 分钟起锅即成。

【功 效】 营养丰富，有温补气血作用，蛋白质、维生素 E、维生素 B_2、烟酸、铁、锌、硒含量尤为丰富。适宜于孕妇贫血者食用。

竹笋肝膏汤

【原 料】 猪肝 250 克，竹笋 10 克，鸡蛋清 2 个，姜 5 克，葱段 5 克，精盐 4 克，胡椒粉 1.5 克，料酒 15 毫升，清汤 1 000 毫升，味精 2 克。

【制 作】 将竹笋用温水泡发 10 分钟，去蒂洗净，横切成 2 厘米长的段，再将每段切成 4 个小瓣，放入清水中漂洗，然后下锅中焯一两次。猪肝去筋洗净，捶成蓉，盛入汤碗内，加入清汤调匀，用纱布滤净肝渣，留用肝汁。将葱、姜放入肝汁中浸泡 5 分钟拣出，再加入鸡蛋清、精盐、胡椒粉、味精、料酒，在碗内调匀，上笼蒸 10 分钟，使肝汁凝结成肝膏。炒锅置旺火上，加入清汤、精盐、胡椒粉、味精、料酒，烧沸，放入竹笋，盛入汤碗内，将蒸好的肝膏取出，用细签轻轻将肝膏沿碗边划一圈，放入竹笋汤内即成。

【功 效】 肝质细嫩，竹笋脆嫩，汤鲜味美。蛋白质、维生素 A、维生素 B_2、维生素 C、烟酸、铁、锌、硒含量尤为丰富。适宜于妊娠贫血者食用。

黄豆芽猪血汤

【原 料】 黄豆芽 200 克，猪血 200 克，蒜 15 克，花生油 30 克，料酒 25 毫升，姜末 15 克，精盐、味精各适量。

【制 作】 将黄豆芽去根洗净；猪血洗净后切成小块；蒜剁成蓉。勺内放油，上火烧热，放蒜蓉、姜末炝勺，下猪血，烹料酒，加水，放入豆芽，烧沸后撇净浮沫，至黄豆芽熟时用精盐、味精调味即成。

【功 效】 色泽美观，汤汁鲜美。有养血之功效，孕妇食用可

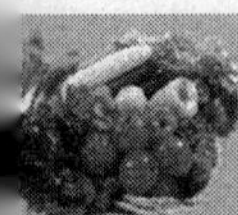

防止胎儿出生后患缺铁性贫血。

枸杞牛肝汤

【原　料】 牛肝 100 克，枸杞子 30 克，精盐 3 克，味精 2 克，花生油 25 克，牛肉汤适量。

【制　作】 将牛肝洗净，切块；枸杞子洗净。锅置火上，放入花生油烧至八成热，放牛肝煸炒一下，盛出待用。锅再置火上，注入适量牛肉汤，然后放入牛肝、枸杞子、精盐，共煮炖至牛肝熟透，再以味精调味即成。

【功　效】 肝嫩汤鲜，清淡爽口。牛肝具有补肝、明目、养血的作用，与枸杞子烧制成汤，适宜于妊娠贫血者食用，有辅助治疗的作用。

海参煲鸡汤

【原　料】 鸡 1 只，海参 400 克，淮山药 20 克，枸杞子 20 克，火腿 20 克，姜 2 片，葱 1 根。

【制　作】 将用料洗净。鸡洗净去脚，放入沸水中煮 5 分钟，捞起备用。将清水烧沸，放入鸡、火腿、淮山药、枸杞子、海参、姜煲沸，慢火再煲 3 小时，放油、盐调味。

【功　效】 本品具有补血温脾，活络筋骨之功效。适宜于孕期贫血者食用。

水鸭益脑汤

【原　料】 水鸭 1 只，瘦肉 100 克，淮山药、枸杞子各 15 克，姜 2 小块，油、精盐适量。

【制　作】 水鸭用沸水泡后去毛、内脏，瘦肉放入沸水中煮 5 分钟，取出洗净备用。其他用料洗净。将适量清水煲沸，放入全部原料，慢火煲 4 小时，放油、盐调味即可。

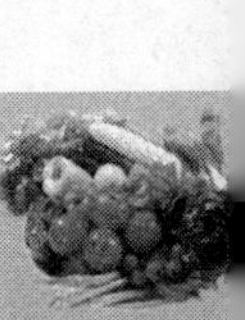

【功 效】 本品具有滋阴补气，开胃健脾之功效。适宜于孕期贫血者食用。

灵芝陈皮老鸭汤

【原 料】 紫灵芝 40 克，陈皮 1 个，老鸭 1 只，蜜枣 2 枚。

【制 作】 将老鸭剔净，去毛、内脏，洗净灵芝、蜜枣。陈皮浸软，刮去瓤，洗净。放适量清水煲沸，将用料全部放进煲中，中火煲 3 小时，加油盐调味即可。

【功 效】 本品具有滋补肺肾，养血健脾之功效。适用于孕期贫血，面色不华，心悸气短，头晕目眩者。

羊肝菠菜汤

【原 料】 羊肝 250 克，菠菜 100 克，鸡蛋 2 个，味精少许，精盐、葱花、姜末、花生油、羊肉汤各适量。

【制 作】 将羊肝洗净，切片；菠菜择洗干净，切段，用沸水焯一下；鸡蛋磕入碗内搅匀。炒勺放花生油，上火烧热，用葱花、姜末炝勺，放羊肝，煸炒后加入适量羊肉汤、精盐共煮，煮至羊肝熟烂，将菠菜放入，沸后淋入鸡蛋液，加味精即可。

【功 效】 清淡，肝嫩。可增加营养，常食可防治缺铁性贫血。适用于孕期贫血，面色不华，心悸气力，头晕目昏者。

鸽蛋肝糕汤

【原 料】 猪肝 150 克，鸽蛋 10 个，豌豆苗 50 克，精盐、味精、料酒、葱花、姜片、鸡蛋清、水淀粉、清汤各适量。

【制 作】 将猪肝洗净，用刀剁碎后过箩去渣，装碗内加葱花、姜片、清水，调匀后再加精盐、料酒、水淀粉、鸡蛋清拌匀，上屉蒸成肝糕。将鸽蛋煮熟，去壳；将清汤烧沸，调好味，放鸽蛋和切成块的肝糕，最后放入洗净的豌豆苗。

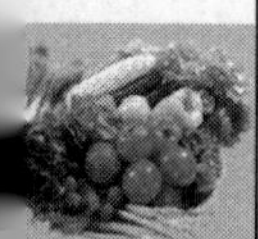

【功　效】 补肝养血、补肾、明目的功效。孕妇常食可防治妊娠贫血。

三、调养孕妇贫血的菜肴

五香酱肥鸭

【原　料】 鸭子 1 只(约 1 000 克)。香油 15 克,酱油 200 毫升,料酒 40 毫升,白糖 40 克,味精 2 克,葱段 50 克,姜片 25 克,桂皮 15 克,大茴香 1.5 克,花椒、茴香各 10 粒。

【制　作】 鸭子收拾干净,胸脯朝上,在鸭腹的下方(靠近肛门处)顺划一刀,再左右划开,掏出两侧的油脂和内脏,用凉水冲洗干净。将鸭子放入锅内,加凉水(以没过鸭子为度),上火烧沸,煮 10 分钟捞出,洗净。将煮鸭子的锅加水置火上烧沸,放入鸭子及花椒、茴香、桂皮、大茴香、葱段、姜片、酱油、白糖、料酒、味精,烧沸后转小火煮 1.5 小时,再用大火煮沸收汁,使鸭上色,10 分钟后,捞出晾凉,刷一层香油即成。

【功　效】 此菜鲜香味美,营养丰富,含有较多的蛋白质、钙、磷、铁、锌、维生素 A、维生素 B_2、烟酸等多种营养素。适用于孕期缺铁性贫血和维生素 B_2 缺乏症的辅助治疗。

芝麻鸡

【原　料】 小母鸡 1 只,芝麻 50 克,鸡蛋 2 个,面粉、精盐、料酒、姜末、味精、酱油、八角粉、葱花各适量,花生油 1 000 克(约耗 100 克)。

【制　作】 将鸡宰杀,去毛、内脏,洗净,去头、爪,用精盐在鸡身的内外轻搓,搓匀,不要搓破鸡皮。将鸡放入一大盘内,将姜末、八角粉、料酒、酱油涂抹在鸡身上,上屉蒸八成熟,去掉用过的姜

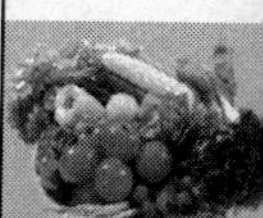

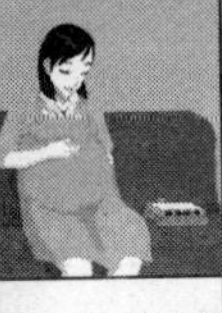

末。鸡蛋打入碗内搅匀，加面粉及少量水，搅成糊。去鸡骨，将鸡压成饼，周身涂满蛋面糊，将鸡饼的皮面向下，肉面向上，放盘内，在肉面上撒芝麻，轻按。炒勺上火，放花生油烧至八成热，将鸡饼肉面向上慢慢送入油勺内，用文火将鸡饼炸呈金黄色时出勺，切成菱形块，将有芝麻的一面向上，整齐地摆在盘内。在鸡块上撒些葱花、姜末、味精即可。

【功　效】 鸡肉熟烂，味道浓香。营养丰富，适宜于妊娠贫血者食用。孕妇常食对提高孕妇体质和胎儿的生长发育非常有益。

熘胡萝卜丸子

【原　料】 净胡萝卜400克，净香菜25克，面粉80克，水淀粉100克，五香粉3克，酱油20毫升，精盐10克，葱、姜末各5克，植物油500克。

【制　作】 将胡萝卜洗净，擦成细丝，再用刀稍剁几下，放盆内，加入香菜末、五香粉、精盐、面粉、水淀粉拌匀，用八成热的油炸成金红色的丸子，待用。炒锅置火上，放油烧热，下入葱、姜末炝锅，加入酱油、盐水，开锅后勾芡，投入丸子拌匀即成。

【功　效】 胡萝卜对人的健康很有帮助，被民间誉为“平民人参”，有健脾和胃、补肾、化滞下气等功效。此菜适合孕妇食用，常食能防止夜盲症、贫血，使身体健康。

青椒鲜墨鱼

【原　料】 鲜墨鱼片200克，青椒150克，蒜泥20克，葱段20克，豆豉泥40克，花生油40克，精盐、香油、水淀粉各适量。

【制　作】 将鲜墨鱼片用沸水氽一下，沥去水；青椒去蒂、籽，洗净后切滚刀块。勺内放油上火，烧至七成热，放入墨鱼片炒至断生，捞出沥油。炒勺上火，放入豆豉泥爆炒出香味后，加青椒煸炒，放入清水、墨鱼片、精盐、蒜泥炒匀，水淀粉勾芡，加葱段再炒匀，淋

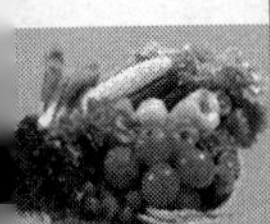

香油即可装盘。

【功　效】 色泽分明、豉蒜味浓，有养血滋阴之功效。适宜于妊娠贫血者食用。

樱桃萝卜

【原　料】 胡萝卜 300 克，鸡蛋 1 个，番茄酱 25 克，香油、白糖、面粉、水淀粉、酱油、精盐、味精、米醋各适量，花生油 250 克(约耗 50 克)。

【制　作】 将胡萝卜洗净，切成 1.5 厘米见方的丁，放入沸火锅内焯透，捞出用凉水过凉，沥去水放入碗内，用鸡蛋液、水淀粉、面粉拌匀上浆。将酱油、白糖、米醋、番茄酱、精盐、味精、水淀粉和适量清水在碗内对成调味汁。炒勺上火，放油烧至七成热，下浆好的胡萝卜丁，炸至表面酥脆且呈金黄色时捞出，沥油。炒勺留底油少许，倒入对好的汁炒浓，下胡萝卜丁翻炒均匀，淋入香油，盛入盘内即可。

【功　效】 色泽红润，外酥里嫩，鲜香适口，能防治贫血。适宜于孕中期食用。

嫩姜鸡脯

【原　料】 净嫩仔鸡脯肉 450 克，嫩姜 200 克，鸡蛋清 1 只，料酒 10 毫升，精盐 8 克，味精 2 克，干淀粉 15 克，湿淀粉 15 克，鸡清汤 45 毫升，花生油适量。

【制　作】 鸡脯肉洗净，去皮，顺丝改刀长约 5 厘米、宽 1 厘米的柳叶片，放入器皿内，用料酒、精盐、鸡蛋清、干淀粉上浆。嫩姜洗净，切成 3.5 厘米长、宽 2.5 厘米的柳叶片，用精盐略腌，挤净水，去其辛味。炒锅上火，注入油，烧至四成热时，将鸡片下锅，滑熟，起锅，倒入漏勺内，沥净油。炒锅复上火，放入嫩姜片，略炒，加入绍酒、精盐、味精、鸡清汤烧沸，用湿淀粉勾芡，倒入鸡片颠翻几

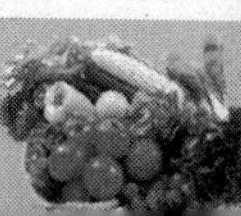

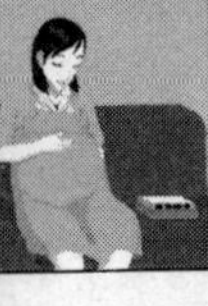

下，淋入少许油即成。

【功　效】 本品具有养肝补血，保产育胎之功效。适宜于妊娠贫血者食用。

山药乳鸽煲

【原　料】 淮山药100克，猪瘦肉150克，乳鸽1只，莲子25克，姜40克，葱段40克，味精、精盐各适量。

【制　作】 将淮山药、莲子洗净待用。将乳鸽去内脏后洗净；锅内放水，放入乳鸽、姜片、葱段，水沸后煮3分钟，捞出乳鸽，洗净乳鸽；将猪瘦肉洗净，切成小块。瓦煲内放清水烧沸，放入乳鸽、猪肉块、淮山药、莲子，30分钟后改文火，再烧30分钟，用精盐、味精调味即成。

【功　效】 清淡，可口。可预防妊娠中、后期贫血症的发生。

炝海红

【原　料】 海红肉350克，香菜茎100克，水发木耳35克，料酒、精盐、味精、葱花、姜末、花椒、花生油各适量。

【制　作】 海红外壳洗净，放锅内加清水烧开，待壳张开后捞出，去壳取肉，洗净，沥净水，放盘中。木耳洗净，大朵撕小，香菜茎洗净，切成2.5厘米长的段，与木耳一起下锅焯烫断生，控净水，放入海红盘中，撒上葱花、姜末，浇上用料酒、盐、味精调成的汁。锅内放花生油烧至六七成热，下花椒炸焦，趁热将花椒油倒在海红肉盘内，加盖稍闷片刻，即可拌匀食用。

【功　效】 有滋阴润肺、和血止血、滋补强壮的作用。适宜于妊娠贫血者食用。

软炸枸杞猪肝

【原　料】 猪肝200克，枸杞子20克，鸡蛋120克，面粉200

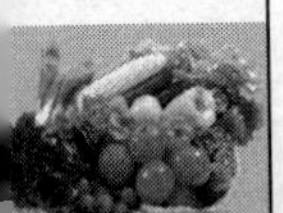

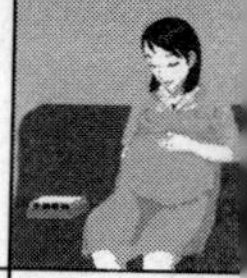

克，酱油10毫升，料酒10毫升，胡椒粉2克，精盐5克，花生油500克(实耗60克)，香油、花椒各适量。

【制 作】 将猪肝洗净，切片，放入精盐、酱油、料酒、胡椒粉腌渍一会儿。枸杞子剁碎，倒入猪肝中搅匀。鸡蛋打入碗中，倒入面粉调成糊，拌入少许香油。锅置火上，放入花生油烧热，将猪肝蘸匀面糊一片一片放入油锅炸熟，第一遍全部炸完后，将油锅烧热后，再将猪肝入锅炸第二遍。花椒炒熟，擀碎，加入少许精盐撒于猪肝上即可。

【功 效】 养肝、明目、补血。适宜于妊娠贫血者食用。

炖牛肝

【原 料】 牛肝250克，料酒、精盐、葱段、姜片各适量。

【制 作】 将牛肝洗净，切成薄片，放入炖盅内，同时放入葱段、姜片、料酒和水，盖上盖，隔水炖3小时。离火后加入少量精盐调味，即可饮汤食肝。

【功 效】 具有补肝、明目、养血的功效。孕妇常食，可增加营养，防治贫血。

枸杞番茄鱼片

【原 料】 鲨鱼肉200克，枸杞子20克，蛋黄2个，番茄酱50克，白糖40克，精盐、味精、料酒各适量，淀粉30克(分两次用)，植物油500克(实耗75克)。

【制 作】 枸杞子用清水洗净、置小碗内上屉蒸熟，备用。鲨鱼肉片成3厘米长、2厘米宽、0.3厘米厚的片。鸡蛋打破、把蛋黄放在一个碗内，加10克淀粉调成糊。其余淀粉用水泡上。把炒勺放在旺火上，倒入植物油烧至五成热时，取鱼片蘸蛋糊(要匀)，逐片入干勺炸透，然后捞出，勺内余油倒出。把炒勺放在旺火上，放入少许水和番茄酱、蒸熟的枸杞子(留下少量作点缀)、白糖、精盐、

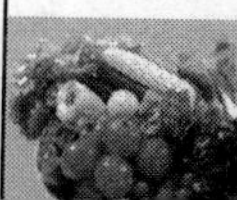

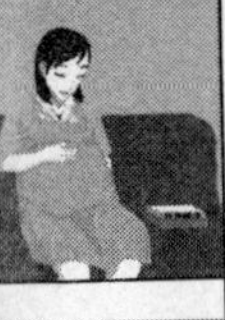

味精、植物油各10克，再将炸好的鱼片放入，将水淀粉徐徐淋入勺内，放25克明油（要淋在勺的四周），晃动几下，颠翻过来，放入盘内，上面再点缀少量枸杞子即成。

【功　效】本品具有补气血，益气力，开胃口之功效。适合于妊娠贫血者食用。

萝卜炖牛肉

【原　料】牛肉350克，胡萝卜100克，精盐、大茴香、料酒、花椒、葱段、姜片、酱油各适量。

【制　作】将牛肉洗净，切块；胡萝卜洗净，切成与牛肉大小一样的块。炒勺上火，放入适量清水、牛肉块、精盐、葱段、姜片、料酒、酱油、花椒、大茴香，旺火烧沸，撇净浮沫后放入胡萝卜，改用文火炖烧至牛肉熟烂即可。

【功　效】有养气血、强筋骨的作用。孕妇食用有利自身健康和胎儿的生长发育，常食还能防治妊娠贫血。

四、调养孕妇贫血的粥羹

当归羊肉羹

【原　料】羊肉500克，当归25克，黄芪25克，生姜25克，党参25克。

【制　作】将羊肉撕去筋膜，切小块，黄芪、党参、当归、姜片装入干净纱布袋备用。将羊肉块、纱布袋、料酒同入沙锅内炖至肉烂汤稠时加味精、精盐调味。

【功　效】益气补血，润肺健脾。适合于孕期贫血者食用。

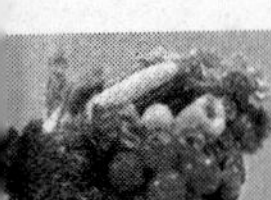

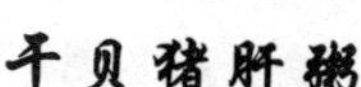

干贝猪肝粥

【原　料】 干贝25克，猪肝100克，猪肠250克，猪肾1个，猪心1个，猪肉(半肥半瘦)150克，粳米300克，干淀粉、精盐、味精、葱花各少许，清水适量。

【制　作】 将干贝用温水浸发，洗净撕碎。猪肝冲洗干净，切成片。猪肠洗净。猪肾、猪心剖开，撕净筋膜，冲洗干净，切成片。猪肉洗净，切碎剁烂，加入少许精盐稍腌。锅内放入清水，浇沸后加入粳米、干贝、猪肠，再续煮至粥成。捞出肠切片，连同其他生料放入粥内，再煮熟后，加入精盐、味精、葱花调味即成。

【功　效】 益气和血，滋补养阴。适用于孕妇贫血。

猪肝菠菜粥

【原　料】 猪肝、大米各100克，菠菜150克，精盐、姜、葱各适量。

【制　作】 将猪肝洗净，切片；菠菜择洗干净，用沸水烫一下，切段；大米淘洗干净。锅置火上，放适量清水、大米煮粥，粥快熟时，放入肝片、菠菜、葱花、姜片及精盐，至猪肝熟时即可。

【功　效】 有补肝、养血、明目的作用。适宜于妊娠贫血者食用。

大枣粥

【原　料】 大枣20枚，粳米100克，冰糖适量。

【制　作】 大枣洗净，去核；粳米淘洗干净。锅置火上，放入适量清水、粳米，用大火烧沸，改小火煮熬，粥将熟时，放入大枣、冰糖续煮至大枣粥熟烂即可。

【功　效】 有健脾胃、补气血的作用。孕妇常食，可防治妊娠贫血。

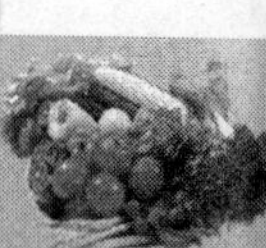

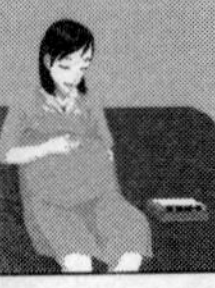

芝麻粥

【原　料】 黑芝麻30克,粳米100克。

【制　作】 将黑芝麻去杂,淘洗干净,炒熟研末;粳米淘洗干净。锅置火上,放入适量清水,烧沸,下入粳米,先用大火煮沸,后用小火煮粥,粥将熟时,放入芝麻末,继续煮至粥稠米烂即可。

【功　效】 营养丰富。孕妇食用可健身养胎,还可防治妊娠贫血。

肝黄粥

【原　料】 猪肝50克,鸡蛋2个,粳米50克,精盐、味精、料酒各适量。

【制　作】 猪肝洗净,剁成蓉,放碗内,放入精盐、料酒腌渍;粳米淘洗干净;鸡蛋煮熟,取蛋黄压成泥。锅内加适量水烧沸,放入粳米、肝泥、蛋黄共煮成粥,用精盐、味精调好味即可。

【功　效】 咸鲜,粥稠,具有补肝养血作用。孕妇常食用可防治妊娠贫血。

龙眼花生粥

【原　料】 龙眼肉干、大枣各12克,花生米15克,糯米50克,红糖适量。

【制　作】 将龙眼肉干、花生米、大枣分别洗净,大枣去核,糯米淘洗干净。锅置火上,放入适量清水、花生米、糯米煮粥,先用大火烧沸,改用小火煮至粥快熟时放入大枣、龙眼干,煮至米烂粥稠即可。

【功　效】 营养丰富,含铁较多。孕妇常食能健体,防治妊娠贫血。

【宜　忌】 胎动不安者少用、慎用龙眼肉。

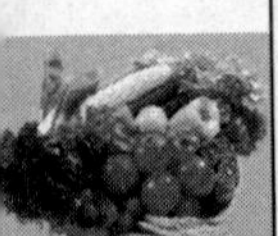

甜浆粥

【原　料】鲜豆浆100毫升，粳米100克，冰糖适量。

【制　作】用鲜豆浆与粳米100克煮粥，粥熟后加冰糖调味即可。

【功　效】每日均可食用。适用于辅助治疗孕期贫血。

五、调养孕妇贫血的面点

小米面发糕

【原　料】小米粉500克，黄豆面250克，碱5克，小苏打、大枣各适量。

【制　作】小米面放盆内，加黄豆面、小苏打和碱拌匀，再加温水，拌和均匀，调成稀软面团；大枣洗净。笼屉内铺好屉布，将稀软面倒在屉布上抹平，上面放上大枣，架在沸水、冒大气的锅上，用大火沸水足气蒸约20分钟，熟透后出屉，切成菱形块即成。

【功　效】此糕暄软，甜香，易消化吸收。富含铁、磷、钙及蛋白质、维生素 B_1、维生素 B_2、烟酸、维生素C等，具有益气养血、健脾利尿等功效。孕妇常食，可防治妊娠贫血。

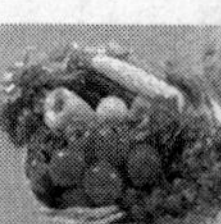

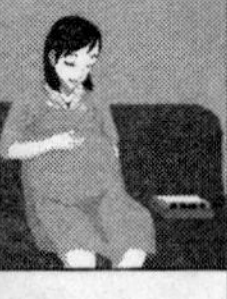

第八章　孕妇体虚的饮食调养

一、孕妇体虚的饮食营养知识

孕妇从怀孕到生产、哺乳等时期，营养需求增加，代谢增大，体力损耗极大，需要及时补充各类营养，以增强体质，防病抗衰，消除疲劳。

一般说来，补虚强身食谱以调补气血，滋养健身为目的，选用补气、补血的中药，配以食物，烹调而成。既要满足孕妇自身健康的营养需要，又要满足胎儿生长发育的营养需求。

（一）孕妇吃红糖的补益作用

红糖是未经提纯的蔗糖，其中保存了许多对孕妇、胎儿有益的成分。据分析，100 克红糖中含钙质 90 毫克，含铁 4 毫克。钙的含量比白糖高 2 倍，铁的含量比白糖高 1 倍。此外，红糖还含锰、锌等微量元素及胡萝卜素、维生素 B_2 和烟酸等，这些营养物质对孕妇很有利。

红糖性温，味甘，具有益气补血，行血活血，缓中止痛，健脾暖胃，化食散结的功效，这些作用对孕妇、胎儿都有益处。所以，孕妇吃红糖比吃白糖更有益。

（二）孕妇宜多吃苹果

孕妇在妊娠期内适当多吃些苹果，有以下益处：

(1)有利于防治缺铁性贫血：苹果中含有苹果酸、酒石酸和柠檬，铁质在有酸性条件时或在维生素 C 的作用下，才能很好地吸

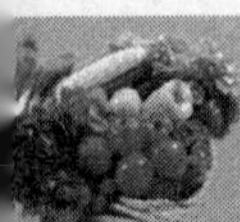

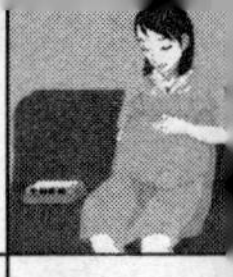

收。苹果属酸性，并含有较多的维生素C，是人体吸收铁的有利辅助食品。

(2)有利于消除水肿：孕妇发生水肿，其原因之一是体内水钠潴留。补钾排钠，苹果中含钾丰富，每100克苹果含钾可达100毫克。所以，孕妇吃苹果可防止孕妇水肿。

(3)预防某些疾病：苹果中含有较多的果胶和纤维素。果胶和纤维素均有吸收细菌和毒素的作用，从而减少孕妇某些疾病的发生。

(4)消除疲劳：孕妇易发生疲劳。人体发生疲劳主要是体内积存乳酸所致，而苹果中含有较多的无机盐，无机盐在体内呈碱性，故能中和乳酸，从而消除疲劳。

(三)孕妇忌擅自进补

有的人认为吃补品总不会错，于是孕妇擅自进补，结果导致流产、难产、早产等。下列一些补品是孕妇不宜服用的：

(1)忌滥用人参：孕后，月经停闭，脏腑经络之血注于冲任二脉以养胎，孕妇处于阴血偏虚，阳气相对偏盛状况。人参属大补元气之物，会使孕妇气盛阴耗，气有余则“推动”胎儿，使胎儿受损受危，不利于安胎。

(2)忌滥用补药：再好的补药也要经过人体代谢过程，这会增加肝肾的负担，还有一定不良反应，所以对孕妇和胎儿都会带来一定的影响。例如，有的孕妇服了大量的蜂乳，导致严重腹泻，最终流产；有的常服人参蜂王浆、洋参丸、宫宝等，伤害了孕妇和腹中之胎；有的孕期小腿抽筋，便常服维生素A、维生素D，结果造成体内维生素A、维生素D过量，引起中毒。

(3)忌热性食品：怀孕后吃小茴香、大茴香、花椒、桂皮、辣椒、五香粉等热性香料，狗肉以及油炸、炒等热性食品，容易消耗肠道水分，使胃肠腺体分泌减少，造成便秘。发生便秘后，孕妇用力排

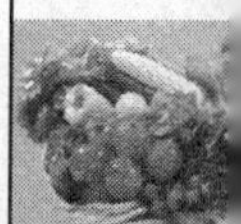

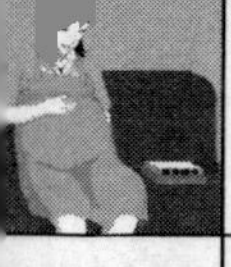

便，令腹压增大，压迫子宫内胎儿，易造成胎动不安、胎儿发育畸形、羊水早破、自然流产、早产等不良后果。孕期进补，应遵循“宜凉忌热”的原则，即使是水果，也应吃性平凉之物，如番茄、生梨、桃子、苹果等。

（四）孕妇不应随意节食

有的孕妇发胖，影响自身的体型，或怕胎儿太胖分娩困难，常常节制饮食，尽量少吃，这种做法是十分有害的。

妇女怀孕以后，新陈代谢变得旺盛起来，与妊娠有关的组织和器官也会发生增重变化，胎儿的养育袋——子宫，要增重 670 克；为给婴儿提供营养乳汁，乳房要增加到 450 克；还需储备脂肪 4 500克，胎儿重 3 000～4 000 克，胎盘和羊水重 900～1 800 克。总之，妇女在孕期要比孕前增重 11 千克左右。试想，这需要摄入多少营养物质，所以，孕妇体重增加、身体发胖一些都是必然的，合理的，必要的，不用担心和控制。很显然，孕妇需要营养，胎儿也需要营养，在这种情况下节食是有害无益的。

节食，吃得过少，会出现营养不足。先天营养是决定胎儿生命力的重要环节，俗话说：“先天不足，后天难养”。营养供给不足就会给胎儿带来严重后果，如缺乏蛋白质，就会影响神经细胞的发育，形成智力低下；缺乏无机盐、钙、磷等元素，就会影响骨骼、牙的生长发育，会得软骨病；缺乏维生素，免疫力要下降，影响健康，甚至可导致发育不全；缺乏脂肪，再加上心脏、肝脏内贮藏的糖原（能量来源）明显减少，胎儿就经不住出生时由宫缩和经过产道时受压迫的考验，娩出后还容易发生低血糖和呼吸窘迫综合征。一些研究表明，畸形儿也与母体营养供给不足或缺少某种营养有关。

营养不良对孕妇本身的危害更为严重。缺乏蛋白质，就不能适应子宫、胎盘、乳腺组织的变化，尤其是在怀孕后期，会因血浆蛋白降低而引起水肿，还可以使抗体合成减少，对疾病的抵抗力降低

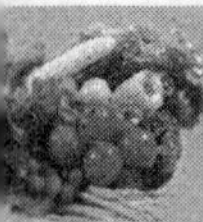

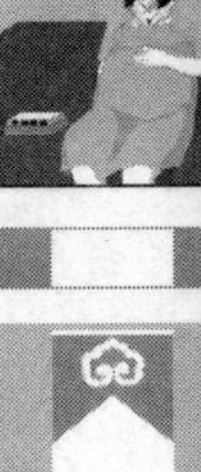

而多病；缺钙，会使骨骼软化，腰酸腿痛；缺铁会出现贫血、头昏脑涨；缺乏维生素A，容易出现早产、死胎，而且身体抵抗力降低，容易发生产后感染；缺乏维生素B_1，会影响食欲和乳汁分泌，而下肢水肿也加剧，易得脚气病；缺乏维生素C，可加剧便秘、贫血等孕期症状，并容易出现早产、流产。

由此可见，孕妇不可任意节食，否则就容易形成某种营养素的缺乏或相互间失去平衡。

(五)孕妇偏食不利于自身及胎儿的营养平衡

偏食不利于人体健康，尤其对孕妇十分有害。有些孕妇偏食可能与孕前偏食有关，也有的因妊娠反应出现了新的偏食。无论哪种情况的偏食都会造成营养不平衡，对孕妇本身健康和胎儿成长不利，正确的做法是要克服偏食，保持营养平衡。

为实现孕妇的营养平衡，除在各不同阶段和不同情况下吃些必要的食物外，平时应注意吃些以下食物：

(1)适量多吃瘦肉、鱼、蛋、奶类及各类豆制品：这些食物中含蛋白质丰富。蛋白质是保证孕妇乳腺发育和胎儿健康孕育的最重要的“原材料”。瘦肉等要与豆制品混合使用，二者相互补充，效果更好。

(2)多吃谷类、豆类及各种水果、蔬菜：这些食物中含有丰富的糖类，这是人体热能的主要来源。孕妇所需要的热能比孕前增加很多，因此适当多吃一些主食及水果、蔬菜对孕妇很重要。但主食不要吃得过多，每日平均400～500克即可，以免出现饮食不平衡。

(3)注意吃些含脂肪较多的食物：脂肪的作用是提供孕妇热能及调节母体生理功能。含动物脂肪较多的有各种肉类、奶类、蛋类、猪油、牛油等；含植物脂肪较多的有花生油、豆油、菜类等。

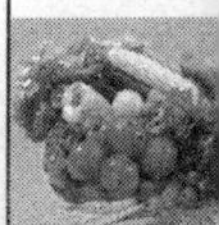

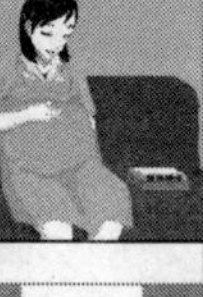

(六)孕妇不宜全吃素食

有些妇女怕身体发胖，平时多以素食为主，不吃荤食，怀孕后加上妊娠反应，就更不想吃荤食了，结果形成了全吃素食。这种做法不科学，对胎儿视力有影响，甚至导致失明，不利于胎儿的健康生长。

最近，国外有人用猫进行实验，结果表明，如果增加孕猫的牛磺酸食用量，有助于幼猫视力的正常发育；如果明显减少孕猫的牛磺酸食用量，则幼猫在胎儿期和出生后均出现持久的视力异常，部分孕猫在繁殖过程中还会出现严重的视网膜退化，个别的也会导致失明。

孕妇全吃素食而不吃荤食，会造成牛磺酸缺乏。因为荤食大多含有一定量的牛磺酸，再加上人体自身亦能合成少量的牛磺酸，因此正常饮食的人不会出现牛磺酸缺乏。而对于孕妇来说，由于需要牛磺酸的量比平时增大，人体本身合成牛磺酸的能力又有限，加之全吃素食，而素食中很少含有牛磺酸，久之，必然造成牛磺酸缺乏。因此，从外界摄取一定数量的牛磺酸就十分必要了。这种摄取当然要靠吃些荤菜来补充。我们提倡孕妇适量多吃些素食，但要做到荤素搭配。

因此，要告诫那些已怀孕而又不想吃荤食的妇女，为了自身健康，为了胎儿的正常发育，请适当食用些鲜鱼、鲜肉、鲜蛋、小虾、牛奶等含牛磺酸的荤食，以避免造成大人、孩子视力异常。

(七)孕妇体虚的膳食原则

(1)多食营养丰富的食品：怀孕期间尤其要多吃含蛋白质、钙、铁比较丰富的食物，如牛肉、鸡蛋、牛奶、动物肝和肾，以及豆类和豆制品，也可用猪骨头、猪蹄煮汤喝，因为其中含钙较多。

(2)食物品种多样化：应尽量做到食物种类齐全，不要偏食，

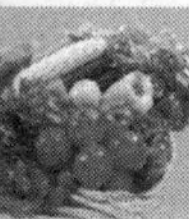

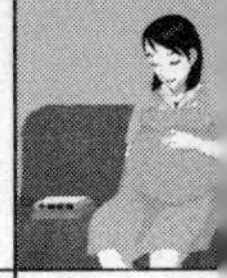

数量要相应增加，以保证能够摄入足够的营养素。这就是说除了吃主食谷类食物，副食应该多样化，一日以4～5餐为宜。孕妇膳食中的主食不能单一，更不能只吃精白米、面，应该粗细粮搭配，每天食用一定量细粮，并适当搭配些杂粮、燕麦、小米、赤小豆、绿豆等。这样做可保证各种营养素的供给，还可使蛋白质起到互补作用，提高蛋白质的营养价值。

(3)多吃易消化及刺激性小的食物：有些食物营养虽丰富，却不易消化，吃多了会引起肠胃不适和大便秘结，特别是孕妇活动量较小，消化能力受到限制。所以，要多吃易消化的食物，同时要少吃刺激性食物，不吸烟，不喝酒。

(4)不要偏食、挑食，不要盲目忌口：怀孕期间，营养必须全面，才能满足胎儿和孕妇自身的需要。如果孕妇有挑食或偏食的习惯必须改正，也不要道听途说，盲目忌口。否则，容易导致营养不全面，影响胎儿和母亲双方的健康。

(5)荤素搭配，避免偏食：从营养角度来看，不同食物所含的营养成分、种类及数量不同，而人体需要的营养则是多方面的，过于偏食会导致某些营养素缺乏。食用产热高的肉类食物是必需的，但蛋白质及糖类的代谢必须有其他营养素的参与，过于偏食肉类食物反而会导致其他营养素的不足。广泛摄取营养素既有利于营养的摄入，又能促进食欲，还可防止疾病的发生。

(6)调护脾胃，以利消化：应食一些有健脾、开胃、促进消化、增进食欲的食物，如山药、大枣、番茄等。

(7)食物以清淡为宜：饮食清淡，即调味品如葱、姜、大蒜、花椒、辣椒、酒等应少于一般人的量，精盐也以少放为宜，但并不是不放或过少。放各种调味料除有增加胃口、促进食欲的作用外，对孕妇身体健康亦是有利的。

(8)每日餐次应较一般人多，以5～6次为宜：这是因为餐次增多有利于食物消化吸收，保证充足的营养。怀孕后胃肠功能减

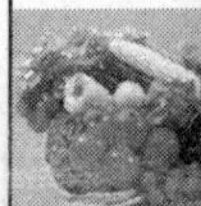

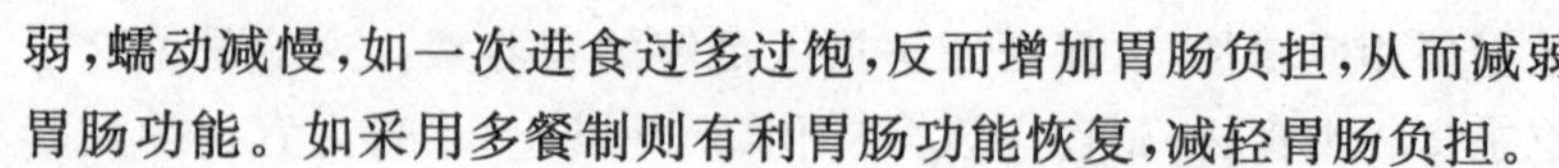

弱，蠕动减慢，如一次进食过多过饱，反而增加胃肠负担，从而减弱胃肠功能。如采用多餐制则有利胃肠功能恢复，减轻胃肠负担。

二、调养孕妇体虚的汤饮

人参乌鸡汤

【原　料】 乌骨鸡2只，人参100克，猪肘500克，母鸡1只，精盐、料酒、味精、葱、姜、胡椒粉适量。

【制　作】 将乌骨鸡宰杀去毛、斩爪、去头、去内脏；将鸡腿放在肚子内，沥水。将人参用温水洗净，将猪肘用刀刮洗干净，沥水。把葱切成段，姜切成片备用。将大沙锅置大火上，加足清水，放入母鸡、猪肘、葱段、姜片，沸后撇去浮沫，移小火上慢炖，炖至母鸡和猪肘五成烂时，将乌骨鸡和人参加入同炖，用精盐、料酒、味精、胡椒粉调好味，炖至鸡熟烂即可。

【功　效】 健脾胃，益心肾，补虚损。适宜于孕妇体虚进补食用。

酸辣海鲜汤

【原　料】 海参25克，鱿鱼15克，虾仁25克，木耳10克，冬菇15克，冬笋15克，豆腐20克，鸡蛋黄1个，上汤2碗，豆瓣酱、米醋、糖、精盐、辣椒油、淀粉各适量。

【制　作】 将木耳、冬菇、冬笋、豆腐及鱿鱼切丝，备用。海参沥水，切丝，备用。虾仁去掉脊上黑肠线，备用。烧热炒锅，放少许油，将材料炒熟加入上汤2碗煮沸，再加入调味料及淀粉水将汁浓缩成1碗，最后倒入蛋汁拌匀即成。

【功　效】 色泽鲜艳，营养丰富，含较高的蛋白质和无机盐，尤其钙、铁、碘、锌含量丰富。适宜于孕妇体虚者进补食用。

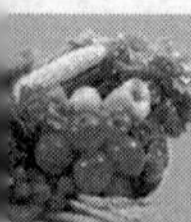

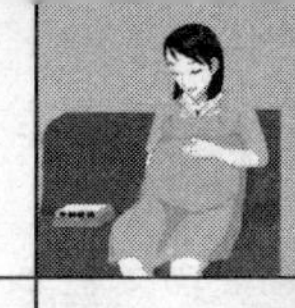

五香豆腐干汤

【原　料】五香豆腐干3块，冬菇4朵，鲜草菇100克，凤尾笋干数条，粉丝1小撮，虾米2汤匙，紫菜半块，精盐2克，植物油30克，味精1.5克。

【制　作】将五香豆腐干切成丝。冬菇浸软，去蒂，洗净。鲜草菇洗去污泥，稍剔，焯水。凤尾笋用温水浸软，洗净。粉丝剪段浸软。虾米浸软。植物油入锅烧至七成热，将虾米放油锅中爆香，放入清水5碗。然后下冬菇、凤尾笋烧沸约15分钟，下五香豆腐丝、粉丝和紫菜，待再沸起时下鲜草菇，一沸即调味起锅。

【功　效】清香味美，营养丰富，含有丰富的优质蛋白质、维生素E、钙等多种营养素。适用于孕妇体虚进补食用。

十全大补汤

【原　料】党参10克，炙黄芪10克，肉桂3克，熟地黄15克，炒白术10克，炒川芎6克，当归15克，酒白芍10克，茯苓10克，炙甘草6克，墨鱼50克，猪肚1个，猪肉500克，生姜30克，猪杂骨、葱、料酒、花椒、精盐、味精各适量。

【制　作】将以上中药装入洁净的纱布袋内，扎口备用。将猪肉、墨鱼、猪肚洗净；猪杂骨洗净，捶破；生姜拍破备用。将猪肉、墨鱼、猪肚、猪杂骨、药袋入铁锅内，加水适量，放入生姜、花椒、料酒、精盐，置武火上烧沸，后用文火煨炖，待猪肚、猪肉熟烂时，捞起切条，再放入汤中。捞出药袋不用。服用时，将汤和肉装入碗内，加少许味精，食肉喝汤，早、晚各吃1碗，每天2次，全部服完，隔5天再服。

【功　效】本品具有养脾阴，益心肺之功效。适用于孕妇体虚进补。

【宜　忌】风寒感冒者禁食。

薯仔鱿鱼汤

【原　料】 薯仔250克，鱿鱼干2条，瘦肉200克，绍菜200克，香菇、姜各适量。

【制　作】 瘦肉洗净切丁，鱿鱼浸水发后用锅炒过。香菇浸发，薯仔去皮切粒，绍菜洗净切块。将适量清水煲沸，放入材料煲沸，慢火煲2小时，放盐调味。

【功　效】 本品具有补肝益肾，滋补大脑之作用。适宜于孕妇体虚进补。

金针双头汤

【原　料】 菜干75克，白菜500克，腊鸭头、咸鱼头各1个，豆腐1块，蜜枣4个。

【制　作】 菜干浸软洗净切短，白菜洗净，腊鸭头洗净斩件，蜜枣、豆腐洗净。咸鱼头洗净抹干水，油煎至微黄色，去腥味。将清水煲沸，放入用料煲沸后，慢火煲3小时，调味后即可食用。

【功　效】 本品具有补虚益气之功效。适宜于孕妇体虚进补。

虫草胎盘汤

【原　料】 冬虫夏草10～15克，鲜胎盘1个，精盐、生姜片各适量。

【制　作】 将胎盘与冬虫夏草洗净放入汤盆，加少许清水及姜片、精盐。汤盆置入锅内，隔水炖熟烂。

【功　效】 本品具有健脾胃，补肝肾，润五脏之功效。适用于孕妇体虚进补。

章鱼猪蹄汤

【原　料】 章鱼150克，猪蹄1只，精盐、生姜片各适量。

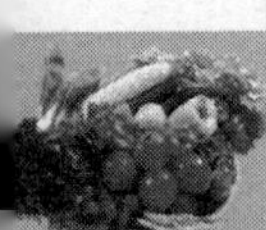

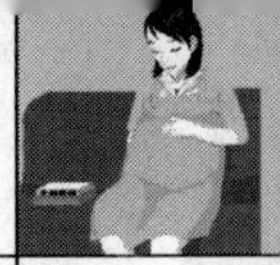

【制　作】 将章鱼洗净切成片，猪蹄切成两半后，再切成块。一起放入沙锅中，加水及姜片、精盐。大火煲至猪蹄熟透，吃章鱼、猪蹄，喝汤。一般服5～7次有效。

【功　效】 本品具有补气补血，填精补髓之功效。适宜于孕妇体虚进补。

三、调养孕妇体虚的菜肴

卤香鸽蛋

【原　料】 鸽蛋20个，泡红辣椒末25克，豌豆芽100克，葱花25克，姜末10克，蒜末15克，精盐4克，味精0.5克，酱油15毫升，米醋15毫升，白糖15克，鲜汤150毫升，干细淀粉5克，水豆粉10克，熟菜子油500克(实耗75克)。

【制　作】 将鸽蛋与凉清水一起入锅，用中火烧沸后晾凉，逐一剥去蛋壳，搌干，再粘上一层干细豆粉。把酱油、精盐、米醋、白糖、水淀粉、味精、鲜汤调成芡汁。锅内放入菜油烧至五成热，放入鸽蛋炸成金黄色捞出。将豌豆芽炒熟入盘垫底，其上堆好鸽蛋。洗净炒锅，下油50克烧至三成热，放入泡红辣椒末炒香至油呈红色再放入姜、蒜炒香，最后加入芡汁，收汁后加葱花，拌匀，淋在鸽蛋上即成。

【功　效】 本品具有补肾益气，固本养颜之功效。适宜于孕妇体虚进补食用。

五香兔肉

【原　料】 兔肉500克，清汤1 000毫升，酱油7毫升，葱段10克，姜片5克，料酒25毫升，精盐10克，白糖10克，味精1克，香油8克，植物油500克(实耗50克)，大茴香1克，花椒、桂皮各

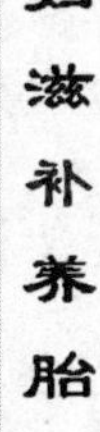

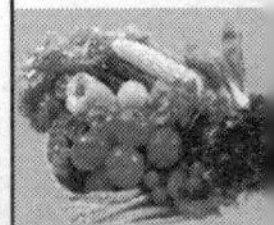

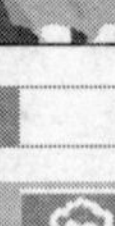

适量。

【制　作】 将兔肉洗净，切成 2 块。将精盐、姜、葱、大茴香、花椒、桂皮用少量水熬成五香水，倒入兔肉腌一夜，下锅前用酱油拌匀。锅置火上，放油烧至七八成热，下兔肉炸至金黄色时捞起。沙锅置火上，放入兔肉、清汤(漫过兔肉为度)、酱油、白糖、精盐、大茴香、花椒、葱、姜、料酒，用旺火烧沸，后改文火炖至肉熟，加入味精，置中火收汤，淋少许香油，起锅切小块装盘即成。

【功　效】 此菜鲜香，味美可口。兔肉含卵磷脂、游离氨基酸、蛋白质、钾、钠、钙、铁、磷、维生素 B_1、维生素 B_2 等，且蛋白质含量高，脂肪含量低，还具有补身养身作用。孕妇食用，能增强体质，有利于胎儿生长发育。

牛奶焖嫩鸡

【原　料】 嫩光鸡 1 只(约 500 克)，鲜牛奶 1 000 克，精盐、味精、料酒、姜丝、葱段、水淀粉、香油各适量。

【制　作】 洗净光鸡，去内脏，用精盐、料酒、姜丝、葱段腌渍 10 分钟，放入沸水中汆 1 分钟，去掉血污及腥味，再洗净，沥干水。大沙锅置火上，加入新鲜牛奶，大火煮至牛奶将沸时，将鸡、精盐、料酒放入牛奶中，用大火煮沸，改小火炖至鸡熟烂时熄火，取出鸡，切块，装盘，浇上牛奶、味精、水淀粉混合勾的薄芡，淋上香油即可。

【功　效】 此菜奶味浓厚，香嫩爽滑，可口。鸡肉含丰富的蛋白质、脂肪、维生素 B_1、维生素 B_2、烟酸、维生素 E、铁、钙、磷、钠、钾等成分，具有温中益气、补精添髓、强腰健胃等功效。孕妇常食此菜，可强身壮体，并有利于胎儿正常的生长发育。

菜心腐竹

【原　料】 水发腐竹 300 克，油菜心 150 克。料酒 10 毫升，精盐 4 克，味精 3 克，白糖 2 克，葱、姜丝各 10 克，油 40 克，淀粉 10

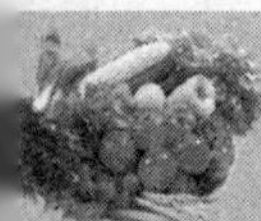

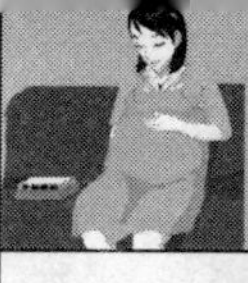

克，香油 5 克，鸡汤 100 毫升，鸡精 4 克。

【制　作】 将腐竹洗净，切成 5 厘米长的段。油菜心择洗干净。勺内加油烧热，放入葱、姜丝炝锅，加料酒、鸡汤、鸡精、精盐、白糖，下入腐竹段煸炒至入味，放入油菜心、味精，煸炒至熟，调制湿淀粉勾芡，淋入香油炒匀出锅装盘，将油菜心围在腐竹周围即成。

【功　效】 色彩分明，咸鲜香浓，嫩爽适口。蛋白质、维生素 A、维生素 E 及无机盐等多种营养素含量丰富。适宜于孕妇体虚进补食用。

肉末炒鸡蛋

【原　料】 猪肉 100 克，鸡蛋 2 个，番茄 200 克，植物油 75 克，葱花、精盐、水淀粉、白糖各适量。

【制　作】 将猪肉切成末，炒熟待用；鸡蛋打散，炒熟待用；番茄洗净、切块。勺内放油，上火烧热，下葱花炝勺，下番茄，再将肉末和鸡蛋倒入炒匀，加白糖、精盐调味后水淀粉勾芡，颠勺装盘。

【功　效】 色泽美观，味道鲜美。孕妇常食有滋补作用，还可有效防治维生素 A、维生素 D 及铁元素等的缺乏症。

香酥凤卷

【原　料】 鸡腿肉 500 克，菜花 200 克，冬菇 50 克，胡萝卜 50 克，葱 50 克，鸡蛋黄 2 个，香油 50 克，胡椒粉、生抽、水淀粉、精盐、白糖、料酒各适量。

【制　作】 将鸡腿肉洗净，片成片，拍松后放盆内，用精盐、料酒、淀粉、鸡蛋黄（1 个）、香油、胡椒粉拌匀上浆；冬菇浸软去蒂洗净，在碗内放入少许香油、生抽蒸熟，晾凉后切条；胡萝卜去皮洗净，切长条；葱切段，菜花洗净，掰成小朵，用开水略焯一下，放油、盐、水炒熟待用。铺平鸡肉，放入冬菇、胡萝卜、葱段各 1 条，卷成

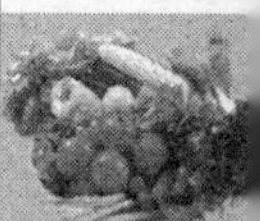

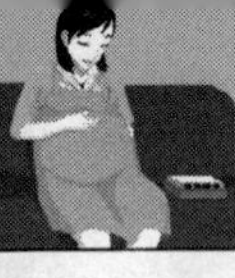

卷儿，用搅打均匀的蛋黄淀粉液涂在鸡肉卷上。按此方法，将鸡肉卷做完，并逐一放入油勺内炸成金黄色取出，排放在盘内。炒勺上火，放入清水、白糖、精盐、生抽、香油、胡椒粉，烧沸后用水淀粉勾芡，淋浇在鸡肉卷上即成。

【功　效】形色俱佳，鲜嫩味美。孕妇常食能使胎儿获得丰富的营养。适宜于孕妇体虚进补食用。

炒芙蓉大虾

【原　料】净大虾肉 175 克，鸡蛋清 15 克，净南荠 10 克，料酒 15 毫升，味精 2 克，精盐 5 克，熟猪油 500 克(净耗 75 克)，湿淀粉 10 克，高汤 75 毫升，葱末 2 克，姜末适量。

【制　作】将南荠用刀拍碎抹成泥。大虾肉抹刀片厚片，用湿淀粉、蛋清少许抓匀上浆。把蛋清放入大碗中，加南荠泥、葱末、姜末、味精、精盐、料酒、湿淀粉、高汤，用筷子搅打均匀。炒勺上火放入熟猪油，烧至五、六成熟时，将虾片散开下勺，用筷子拨散，滑透倒入漏勺控净油，倒入鸡蛋清搅拌均匀备用。炒勺再上火，放大油，油热后，将虾肉蛋清倒入勺中，晃勺推炒，不使粘底，蛋清凝固时颠勺翻个，顺着勺沿烹入高汤，再晃勺翻个，汤收尽即成。

【功　效】本品具有健脾开胃，补益气血之功效。适宜于孕妇体虚进补食用。

松鼠鲑鱼

【原　料】鲜鲑鱼 1 条(约 750 克)，虾仁 50 克，冬笋、水发冬菇各 30 克，鲜豌豆 50 克。鸡蛋清少许，料酒 6 毫升，精盐 6 克，白糖 150 克，白醋 50 毫升，镇江香醋 25 毫升，番茄酱 100 克，葱、姜末各 5 克，蒜末 7 克，干淀粉 50 克，湿淀粉 20 克，花生油适量。

【制　作】鲑鱼去鳞、去鳃，剖腹去内脏，洗净，齐胸鳍斜切下鱼头，在鱼头下巴处剖开，用刀拍平，沿鱼脊骨用刀剖至尾部，鱼尾

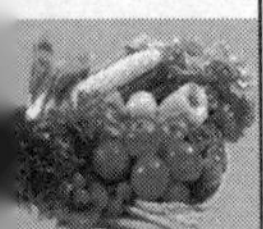

不断，斩去脊骨，使两片鱼肉由尾部轻连，去胸刺，修齐，用刀在鱼肉上剞斜十字刀，使鱼肉呈小菱形刀纹，刀口深至鱼皮，剞好后用料酒、精盐腌上。然后拍上干淀粉，鱼头也拍干淀粉，抖净余粉。炒锅上火，注入油，烧至六成热时，将两片鱼肉翻卷成松鼠形，一手提鱼尾，另一端用筷子夹住，下油锅，炸熟，鱼头也下油锅炸熟。虾仁用料酒、精盐、蛋清、干淀粉浆好，冬笋、冬菇均切成豌豆大小的丁。在复炸鱼的同时，另取炒锅上火，下入油将虾仁滑熟捞出。炒锅复上火，加入油，下入葱、姜、蒜、笋丁、香菇丁、豌豆炒透，加入番茄酱、白糖、精盐、白醋、水烧沸，用湿淀粉勾芡，加入香醋。另取锅，加入油 50 克，烧至八成热时，倒入勾好的汁，将复炸的鱼装盘，锅起将卤汁浇在鱼上面，发出“吱吱”响声，撒上熟虾仁即成。

【功　效】 此菜味美汁鲜，蛋白质、维生素及无机盐等的含量都很丰富。适宜于体虚的孕妇食用。

酥鲫鱼

【原　料】 鲫鱼 500 克，大蒜 50 克，葱 50 克，水发海带 100 克，姜 25 克，糖 50 克，醋 50 毫升，酱油 50 毫升，香油 30 克，味精 10 克，精盐 5 克，花椒、大茴香各 10 克，料酒 20 毫升，桂皮适量。

【制　作】 将鲫鱼去鳞、去鳃、开膛去内脏，洗净后备用，发好的海带切象眼块，葱切段，蒜整用，姜切片。大铁锅内放一竹箅子，箅上摆鱼，把鱼头贴锅边，尾在中间顺着一个方向摆整齐，码上二层鱼，放上葱、姜、蒜、海带、花椒、大料、桂皮，再码一层鱼，共计码 3 层。将香油倒进锅内使鱼的周围沾上油，然后再放味精、精盐、白糖，再将料酒、酱油、醋倒入锅里。锅内鱼上面盖一比锅小的瓷盘子压住。用、大火烧至大开锅，改用小火煨，煨时要让瓷盘周围往外冒汤，时间约 3 小时，鱼即可酥烂。鱼煨好后出锅，码在方盘内，将原汤浇在鱼身上，晾凉后即可。

【功　效】 色泽枣红，入口酥香鲜美，含丰富的蛋白质、烟酸、

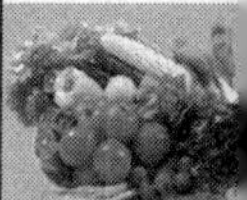

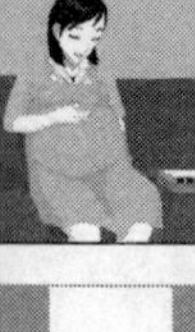

钙、铁、锌、硒等营养素，但应注意补充含维生素C丰富的食物。适宜于孕妇体虚进补食用。

酸甜猪肝

【原　料】 猪肝250克，菠萝肉75克，水发木耳30克。植物油500克(约耗50克)，香油7克，白糖20克，米醋10毫升，酱油7毫升，水淀粉35克，葱段10克。

【制　作】 将猪肝、菠萝肉分别切成小片，木耳择洗干净撕成小片。把猪肝放入碗内，加酱油、水淀粉，拌匀上浆。炒锅上火，放入植物油，烧至六成热，下猪肝滑熟，捞出沥油。原锅内放入葱段、木耳、菠萝肉，略炒几下，加入米醋、白糖，沸后用水淀粉勾芡，倒入猪肝翻炒均匀，淋香油盛入盘中即可。

【功　效】 此菜色泽深红，味道酸甜，可刺激食欲。适用于孕妇体虚进补食用。

肉片烧海参

【原　料】 水发海参200克，猪通脊肉75克，水发冬菇、冬笋各25克，火腿20克。葱油30毫升，酱油25毫升，精盐1克，白糖3克，半个鸡蛋的蛋清，水淀粉25克，高汤150毫升，花生油400克(约耗50克)，葱末、姜末、料酒、味精各适量。

【制　作】 海参择洗干净，竖着片成条；猪通脊肉切薄片，水发冬菇去蒂一片两半，冬笋切片，火腿切象眼片，葱、姜洗净切末。将水发海参放入沸水锅汆一下，捞出沥净水。肉片放入碗内，加入少许酱油、料酒抓匀，再加入鸡蛋清和适量水淀粉拌匀上浆。炒锅上火，放入花生油，烧至四五成热，下肉片滑开，待七八成熟，倒入漏勺沥油。炒锅内留油20毫升烧热，下葱、姜末炝锅，加入适量高汤(或水)、酱油、料酒，加入肉片、精盐稍炒，用水淀粉勾芡，加入味精，盛入盘内。炒锅置火上，放入花生油，下葱、姜末炝锅，放入海

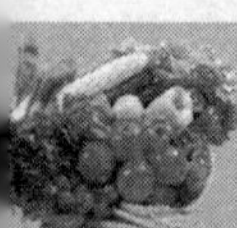

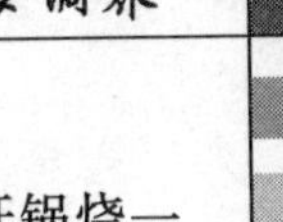

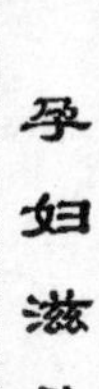

参、酱油略炒，倒入高汤，加料酒、白糖、冬菇、笋片、火腿，开锅烧一会儿，撇去浮沫，调好口味，用水淀粉勾芡，加入味精、葱油搅匀，盛盖在盘中的肉片上即成。

【功　效】 此菜色泽金红，味道鲜美。海参是高蛋白、低脂肪食品，每 100 克海参含蛋白质 61.6 克，而脂肪只含 0.9 克。此菜还含有丰富的维生素 E、烟酸、钙、铁、锌、硒等。适宜于孕妇体虚进补食用。

枣圆蒸甲鱼

【原　料】 活甲鱼 1 000 克，龙眼肉 25 克，水发莲米 50 克，大枣 50 克，精盐、味精、料酒、清汤、葱、姜及胡椒粉各适量。

【制　作】 将活甲鱼喉管割断，用沸水烫一下，刮净粗皮，用刀尖从裙边周围剥下硬壳，挖去内脏，斩去四爪，洗净斩成块，沥水。葱切段、姜切片备用。将莲米去皮、去心（鲜莲米最好），沥水，大枣去核，龙眼肉稍淘一下，一并与宰好的甲鱼肉放入汤盆里，加清汤、葱段、姜片，用精盐、料酒、味精、胡椒粉调好味，上笼蒸 2 小时。待甲鱼肉熟烂时取出，去甲鱼大胸骨、葱段、姜片后即可。

【功　效】 本品具有滋阴补肾、益脾润肠之功效。适宜于孕妇体虚者进补食用。

【宜　忌】 孕早期不宜吃甲鱼，因其有较强的活血祛瘀作用，可能引起胎动不安。

牛肉胶冻

【原　料】 牛肉 1 000 克，黄酒 250 毫升。

【制　作】 将牛肉洗净，切成小块，放入大铝锅内，加水适量，煎煮，1 小时取肉汁一次，加水再煮，共取肉汁四次，合并肉汁液，以文火继续煎熬，至黏稠时为度，再加入黄酒，至黏稠时停火。将稠黏液倒入盆内冷藏，食用时，取牛肉胶冻吃。

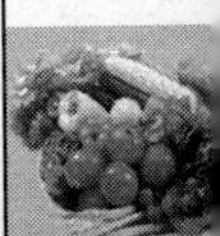

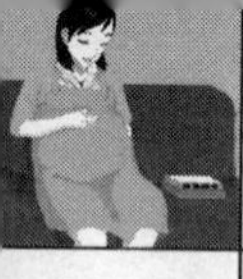

孕妇滋补养胎饮食

【功　效】 本品具有补脾胃、养心神之功效。适宜于孕妇体虚者进补食用。

香梗鳝丝

【原　料】 大活鳝鱼750克，香菜400克，料酒10毫升，酱油10毫升，白糖15克，精盐5克，味精2克，水淀粉15克，干淀粉10克，香油20克，葱、姜丝各5克，蒜末8克，白胡椒粉1克，清汤25毫升，花生油750克(约耗50克)。

【制　作】 大活鳝鱼摔昏，在顶部横切一刀放尽血，将鳝鱼头部钉在木板上，用剪刀将其腹部剖开，去净内脏，去掉中脊骨及头，切成段，再切成丝，洗净，用精盐、干淀粉浆上劲。将香菜叶摘去另用，将梗洗净，切成段。将料酒、酱油、精盐、白糖、味精、清汤、水淀粉对成汁。炒锅上火，注入花生油，烧至六成热，下入浆好的鳝鱼丝，在锅内滑至熟，起锅到漏勺沥净油。炒锅复上火，放入葱、姜丝、蒜末，煸出香味，下入香菜梗和鳝丝，略煸，倒入汁，颠翻拌匀，淋入少许香油，起锅装盘，撒上胡椒粉即成。

【功　效】 本品具有安神益脑，补血润肠之功效。适宜于孕妇体虚者进补食用。

锅塌豆腐

【原　料】 北豆腐125克，面粉50克，鸡蛋100克。料酒20毫升，味精8克，葱、姜15克，精盐3克，胡椒粉1克，鸡汤50毫升，香油25克，花生油适量。

【制　作】 将豆腐切成长方形片，不要太厚，摆在盘中，葱姜切成末，然后用精盐、味精、料酒、胡椒粉把豆腐腌好。锅内放入花生油，等油烧至四、五成热时，将豆腐两面先沾上面粉，再裹上鸡蛋糊，逐片下入油中炸成黄色，捞出沥去油。锅内放入少许油，下入姜葱末、鸡汤、料酒、精盐、味精、胡椒粉和炸好的豆腐，汤沸后用微

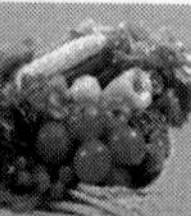

火煨1分钟，淋上香油即成。

【功　效】 本品具有益脾养胃，强壮身体之功效。适宜于孕妇体虚进补食用。

枸杞炖兔肉

【原　料】 兔肉300克，枸杞子15克，淮山药25克，桂圆肉5粒，香油、精盐各适量。

【制　作】 将兔肉放沸水中烫后取出切块，淮山药、枸杞子、桂圆肉洗净。将全部用料放入盅内，加适量沸水，盖上盖，大火炖3.5小时，放香油、精盐调味。

【功　效】 本品具有润肺降火、补血安神之功效。适宜于孕妇体虚进补食用。

四、调养孕妇体虚的粥羹

大枣羊骨糯米粥

【原　料】 大枣5枚，羊胫骨1条，糯米100克。

【制　作】 将大枣洗净，剔除枣核。羊胫骨冲洗干净，敲成碎块。糯米淘洗干净。锅内放入清水、羊骨，大火煮沸后再用小火熬煮约1小时，滤去骨头，然后加入糯米、大枣，续煮至粥成。

【功　效】 本品具有填精补肾，滋阴益气之功效。适宜于孕妇体虚进补食用。

鸡汁粥

【原　料】 净母鸡1只，粳米200克，葱段、姜片、料酒、精盐、味精各适量。

【制　作】 净母鸡除净细绒毛，冲洗干净，放入沸水锅内稍氽

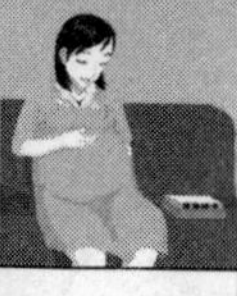

后捞出。粳米淘洗干净。取大号沙锅放入清水、净鸡，加入葱段、姜片、料酒、精盐，旺火烧沸后，撇去浮沫，再改用文火煮约1小时，待鸡熟烂后捞出，捡去葱、姜，再加入粳米，熬煮至粥成。另将熟鸡斩成小块，配调料随粥同食。

【功　效】 本品具有养心安神，健脾开胃之功效。适宜于孕妇体虚进补食用。

【注　意】 本品单用鸡汤，不仅味鲜美，补养强壮，而且易于消化，对于体虚而又消化功能薄弱者尤宜。

吴茱萸粥

【原　料】 吴茱萸3克，粳米100克，葱花、精盐各适量。

【制　作】 将吴茱萸研成细末。粳米淘洗干净。锅内放入清水，加入粳米，先用大火煮沸后，再改用小火续煮至粥成，然后加入吴茱萸、葱花、精盐搅匀即可。

【功　效】 本品具有健体强身，滋补阴血之功效。适宜于孕妇体虚进补食用。

五、调养孕妇体虚的面点米饭

生煎包子

【原　料】 面粉350克，猪肉175克，酱油38毫升，香油125克，白糖15克，葱末25克，虾子、姜酒汁、食碱水各适量。

【制　作】 猪肉剁成末放入盆里，加入酱油、白糖、虾子、姜酒汁，搅拌均匀，入味后，再分3次搅入清水75毫升。顺着一个方向搅动，直至上劲，再加入葱末拌匀，即成为馅料。面粉和成发面团，对入食用碱水，反复揉匀揉透至光滑，搓成长条，揪成10个面剂，逐个擀成边薄中间稍厚直径为8厘米的面皮，包入馅料，封口捏

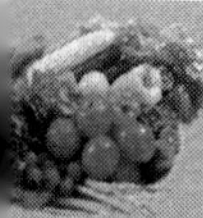

严。平锅置火上烧热后，排入包子生坯，码放整齐，加入少量清水，再加入少量香油，盖上锅盖，用中火煎12分钟，至锅内有水汽炸裂声，并有葱香味逸出，开锅浇上香油，铲出1只，如包底呈金黄色，即可铲出底朝上装入盘中即成。否则须上火再煎2～3分钟，至包子底呈金黄色为止。

【功 效】 色泽金黄，清香味美，能提供人体必需的蛋白质和糖类。还含有较多的B族维生素和无机盐。适宜于孕妇体虚进补食用。

鸡汤馄饨

【原 料】 面粉130克，虾仁50克，海参50克，香菇50克，香菜10克，紫菜10克，香油30克，干淀粉、葱、生姜、酱油、精盐、鸡汤各适量。

【制 作】 将面粉和好，把面团擀成大薄片，边擀边撒上干淀粉。擀薄后，切成见方皮子。虾仁剁成蓉，海参切成丁。将虾仁蓉、海参丁放到一起加酱油、精盐、葱、生姜、香油拌匀，然后用馄饨皮包上馅。用鸡汤加少许开水煮馄饨，开锅煮熟后，加入紫菜、香菜、精盐、香油即成。

【功 效】 色泽黄绿，酸甜可口，含有丰富的维生素C以及葡萄糖、苹果酸、柠檬酸等。适宜于孕妇体虚进补食用。

两面发糕

【原 料】 小米面500克，面粉50克，红小豆100克，鲜酵母10克。

【制 作】 红小豆择洗干净，煮熟待用。面粉放盆内加鲜酵母和适量温水和成稀面糊，使其发酵。发酵后，加入小米面和成软面团发好。将蒸锅的水烧沸，铺上屉布，把和好的面团先放入1/3，用手蘸水轻轻拍平，将煮熟的红小豆放上1/2，铺平，再将剩下面

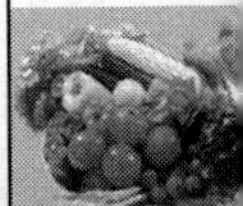

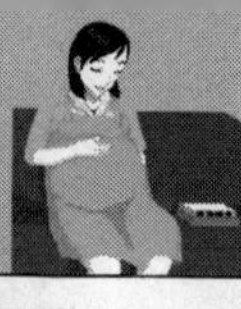

团的1/2拍平，将余下的熟小豆放上，铺平，最后将面团全部放入，蘸水拍平，盖严锅盖，用大火蒸15分钟即可。

【功　效】 面细味香，暄软适口。有滋肾养气、健脾胃、养心、利水除湿、消肿解毒的作用。适宜于孕妇体虚进补食用，更是孕早期的主食。

什锦果汁饭

【原　料】 大米250克，牛奶250克，苹果丁100克，菠萝丁50克，蜜枣丁25克，葡萄干25克，核桃仁25克，番茄沙司15克，水淀粉15克，白糖适量。

【制　作】 将大米(糙米)淘洗干净，放入锅内，加入牛奶和适量清水焖成软饭，再加白糖适量拌匀。将番茄沙司、苹果丁、菠萝丁、蜜枣丁、葡萄干、核桃仁放入锅内，加清水、白糖适量烧沸，用水淀粉勾芡，制成什锦沙司。将米饭盛入小碗内，然后扣在盘中，浇上什锦沙司即可。

【功　效】 色泽艳丽，味道香甜。适宜于孕妇体虚进补食用。孕早期妇女常食能满足胚胎生长发育对各种营养素的需求。

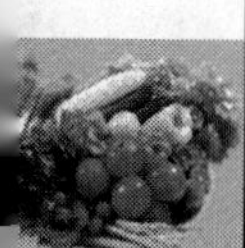

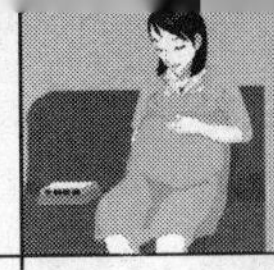

第九章　孕妇便秘的饮食调养

一、孕妇便秘的相关知识

女性怀孕后膨大的子宫压迫直肠，加上体内大量孕激素的影响，使胃肠平滑肌张力降低而松弛，蠕动减弱，以及孕妇活动较少，因此更易发生腹胀和便秘。中医学认为，孕妇便秘多因阴虚内盛，阴血不足，肠燥津枯，肠道失润所致。因此，应坚持有规律地排大便，要多喝水，多吃水果及纤维素较多的食物，多吃含水分充足的食物，如芹菜、萝卜、韭菜、洋白菜及粗粮、蜂蜜、水果。

（一）孕妇便秘的发生机制

(1)妊娠后期，随着胎儿长大，子宫逐渐增大，使腹压增高。膈肌、腹肌的运动受限，排便动力受到影响，易发生排便无力、排便困难，从而导致便秘。

(2)妊娠后期妇女活动不方便，一般活动量减少，胃肠蠕动减慢；又由于子宫体增大，宫底抬高，压迫结肠，使结肠运动受限，更使肠蠕动缓慢，造成粪便在肠道内滞留时间过长，粪便水分被过度吸收而变干燥。

(3)由于妊娠后期子宫增大，腹压增高，致使下腔静脉受压加重，特别是胎位不正时，压迫下腔静脉更明显，直接影响直肠下端及肛管的静脉回流，使其静脉淤血、扩张、弯曲，从而诱发痔疮；再加上妊娠期妇女体内孕激素增高，导致水、钠潴留，血管扩张，静脉淤血，也是妊娠后期妇女易患痔疮的一个重要因素。当妊娠后期

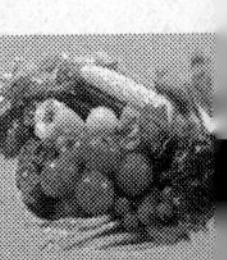

妇女患痔疮时，由于排便疼痛，反射性影响排便功能，或怕排便疼痛而强忍不排，更易导致便秘。

(二)孕妇便秘的预防

孕妇容易发生便秘，尤其到怀孕10个月时，由于肠道肌肉被下降的胎头挤压得无力活动，因此常常出现肠胀气，并引起排便不畅和便秘。

为防治便秘，孕妇要注意做到以下几点：

(1)增加身体的水分。孕妇要多饮水，多吃富含粗纤维的瓜果和绿叶梗茎蔬菜，如香蕉、苹果、梨、葡萄、菠菜、苋菜、黄瓜和海带等。

(2)每天早上起床，先喝一杯凉开水，再好好吃早餐，这样可加强起床的直立反射和胃肠反射，促进排便及养成良好的每日定时排便的习惯。孕妇有排便感时，就要去厕所。

(3)适当喝些蜂蜜水，吃些香油及黑芝麻，可以帮助通便。千万不可轻易用泻药，以防引发早产。

(4)做有利肠蠕动的腹部按摩，用手轻轻转圈摩擦腹部，推动粪便下行。

(5)生活中避免久站、久坐，适当散步，都有利于预防便秘。

(三)孕妇便秘的处理

孕妇防治便秘、痔疮的发生，可采取以下处理方法，使便秘减轻或消失。

(1)要多饮水，多吃芹菜、韭菜等含膳食纤维的青菜，在刺激肠蠕动的同时，还可以增加水分。多吃香蕉也有很好的通便作用。

(2)适当多活动，可增强肠蠕动有利于排便。

(3)养成每天按时大便的习惯，或早晨或晚上按时蹲厕大便，久之会使大肠条件反射排便。

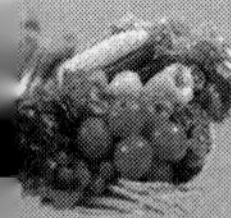

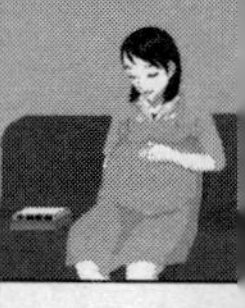

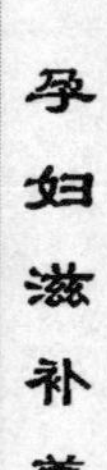

(4)可服液状石蜡30毫升(也可用香油、花生油代替),可以润滑肠壁,减少粪中水分的吸收。

(5)每天早晨空腹喝淡盐水1杯(约500毫升)有利于通便。但不宜长时间喝,高血压及严重水肿者禁喝。

(6)喝蜂蜜水。蜂蜜的润肠作用好,有利于通便。

但要注意,不宜灌肠,忌服猛烈的泻药,也不能用开塞露等肛门栓剂。

(四)有利于孕妇通便的食物

孕妇发生便秘,宜多从进食上加以调理,多吃一些水分多的食物,促进肠蠕动的食物,富含纤维的食物,残渣多的食物、油脂多的食物。

(1)水分多的食物:果汁、牛奶、清凉饮料。

(2)促进肠蠕动的食物:蜂蜜、果酱、甜果汁、麦芽糖。

(3)富含粗纤维的食物:绿豆、小豆、豌豆、蚕豆、毛豆、麦片、玉米、紫菜、茼蒿、青椒、油菜、卷心菜、韭菜、芹菜、豆芽、南瓜、黄瓜、山药、白薯、杏仁、栗子、草莓、苹果、香蕉、葡萄、梅子、梨。

(4)含油脂丰富的食物:芝麻、核桃仁、花生仁。

(5)残渣多的食物:海藻类、蘑菇类。

(五)孕妇便秘应注意的事项

(1)注意妊娠期保健,定期到医院检查。发现胎位不正时及时纠正。因为胎位不正更易造成下腔静脉受压,静脉回流受阻。直肠下段及肛管静脉淤血、扩张、弯曲而发生痔疮。一旦发生痔疮,更易引起便秘。

(2)注意饮食调理,不要只顾营养丰富而饮食过于精细。应多吃些新鲜绿叶蔬菜和水果,以增加食物中的纤维素;适当多吃些蜂蜜、黑芝麻、核桃仁等食物,以润肠通便,预防便秘。

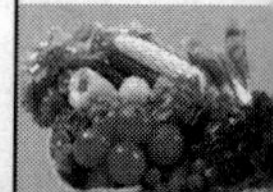

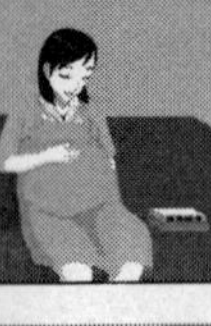

(3)尽量适当活动,如适当做些家务活,散步等,有助于促进胃肠运动。避免久站、久坐、久卧,以防胃肠蠕动减慢,诱发功能性便秘。

(4)有痔疮者,每天便后用温水熏洗、坐浴;或用洁尔阴温水液熏洗、坐浴;或用中药祛毒汤等熏洗、坐浴,以改善肛门局部血液循环,并保持肛门局部清洁,预防感染,或外用痔疮膏等。

(六)孕妇便秘的膳食原则

(1)选用富含粗纤维的食物,如粗粮、蔬菜、水果、竹笋、海带。粗纤维不能被消化而增加食物残渣,刺激肠壁,促使肠道蠕动,使粪便易于排出。

(2)选用富含维生素 B_1 的食物,如粗粮,麦麸、豆类、瘦肉等。因维生素 B_1 有保护胃肠神经和促进肠蠕动的功能。

(3)多吃些油脂,如花生油、香油、茶子油、豆油、菜油等。油脂有润肠功效,为轻泻剂。脂肪酸有促进肠蠕动作用,有利于排便通畅。

(4)选用果汁、果子水及果酱等食物,这些食物含有糖及有机酸。糖易发酵产气,有机酸有导泻性,皆有助于肠蠕动。此外,蜂蜜、生拌黄瓜或莴苣、萝卜、白薯等食物亦能产气,刺激肠道蠕动,可选食。

(5)多饮水或饮料,每日清晨空腹饮一杯盐开水,有时亦有效。由于盐能使血压升高,因此有高血压倾向者,不宜饮服盐开水,可改为白开水。

(6)禁忌烟、酒、浓茶、辣椒、咖啡等刺激性食品。它们常可使大便更加干结,甚至引起便血。

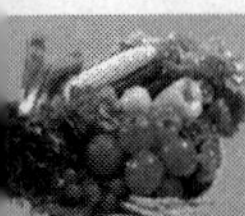

二、调养孕妇便秘的汤饮

木瓜花生汤

【原　料】 生木瓜1个，排骨150克，花生100克，精盐适量。

【制　作】 排骨斩件，以盐、油腌一会儿。木瓜去皮去核切厚件，花生洗净去衣。先以爆香排骨，注入3碗水，略沸片刻，加入木瓜，直煲至各料软烂即可饮用。

【功　效】 本品具有滋肾益阴，养血濡肠之功效。适宜于孕妇便秘者食用。

冰糖炖香蕉

【原　料】 香蕉2只，冰糖20克。

【制　作】 香蕉去皮加冰糖，隔水炖服，每日1～2次，连服数日。

【功　效】 本品具有滋阴养血，润燥滑肠之功效。适宜于孕产妇大便干结，腹胀肠鸣者。

桑葚瘦肉汤

【原　料】 桑葚20克，瘦肉250克，柚皮100克，冰糖适量。

【制　作】 将柚皮去外皮留肉，晒干后留用。瘦肉和桑葚分别洗净。用料一起放进煲内加水适量。约煮3小时加冰糖，再煮片刻便可。

【功　效】 本品具有清热凉血，润燥滑肠之功效。适宜于孕妇大便干结，腹胀肠鸣者。

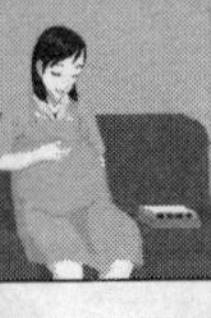

牛血桃仁汤

【原　料】 牛血250克，桃仁20克，生姜2片，香油、精盐各适量。

【制　作】 将凝固的牛血和桃仁浸洗过，牛血切成小方块。用清水与材料一起煲，约煮1小时，调味后即可饮用。

【功　效】 本品具有破瘀行血，治疗血燥便秘之功效。适宜于孕妇大便干结，腹胀肠鸣者。

海参鲍鱼汤

【原　料】 鲍鱼50克，海参100克，枸杞子25克，怀牛膝50克，油、盐各适量。

【制　作】 将鲍鱼切成片，同海参一起用清水泡发。再同枸杞子、怀牛膝一同放入炖盅内，炖煮4小时左右，调味即成。

【功　效】 本品具有补虚壮阳，通尿利便之功效。适宜于孕妇大便干结，腹胀肠鸣者。

金银花公英汤

【原　料】 金银花25克，蒲公英50克，木通25克，白菊花15克，白糖适量。

【制　作】 以上各用料，加清水，用瓦煲煲40分钟至1小时便可，饮用时加白糖，可代茶饮用。

【功　效】 本品具有除湿祛热，润肠开胃之功效。适宜于孕妇湿热内蕴而致大便不爽或大便干结者。

绿豆茯苓老鸭汤

【原　料】 绿豆200克，老鸭1只，土茯苓40克，油、盐各适量。

【制　作】 将老鸭宰杀洗净，除去内脏。将绿豆浸洗干净后

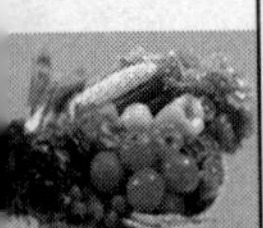

连同老鸭、土茯苓一起放进煲内，用清水5碗，煮4小时许，调味即可。

【功 效】 本品具有清热解毒，通肠润肺之功效。适宜于孕妇湿热内蕴而致大便不爽或大便干结者。

荠菜瘦肉汤

【原 料】 荠菜150克，蜜枣6粒，瘦肉150克，油、盐各适量。

【制 作】 将用料洗净，蜜枣去核，瘦肉切成小块，放清水至煲内，同用料一起煮。待瘦肉煮烂后，调味即可饮用。

【功 效】 本品具有消肿解毒，止血利水功效。适宜于孕妇湿热内蕴而致大便不爽或大便干结者。

雪梨杏仁汤

【原 料】 雪梨2个，瘦肉200克，南杏仁15克，蜜枣3枚，冰糖适量。

【制 作】 将雪梨切片，去心、核、留皮。放适量清水，用料一同放入煲内，煮3小时左右，加冰糖，再煮5分钟，即可饮用。

【功 效】 本品具有清热降火，通肠润肺之功效。适宜于孕妇湿热内蕴而致大便不爽或大便干结者。

猪肉清凉饮

【原 料】 猪肉300克，淮山药15克，薏苡仁15克，玉竹10克，芡实15克，百合10克，莲子15克。

【制 作】 洗净用料，将猪肉切成小块。清水5～6碗，同材料一起放在煲内，煮2小时左右，加盐少许，调味即可饮用。

【功 效】 本品具有清凉散热，滋补肠胃的功效。适宜于孕妇湿热内蕴而致大便不爽或大便干结者。

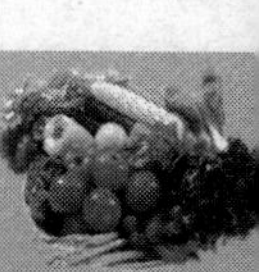

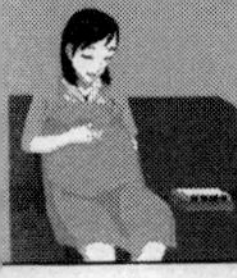

【宜　忌】 有习惯性流产者少用薏苡仁。

绿豆马齿苋汤

【原　料】 绿豆100克，马齿苋200克，瘦肉100克，蒜仁4粒，油、盐各适量。

【制　作】 洗净用料，马齿苋切段。在煲内放适量清水，把绿豆煮约15分钟，然后放入其他材料煮约1小时至瘦肉熟烂，加油盐调味即可饮用。

【功　效】 本品具有解毒凉血，通尿利便之功效。适用于孕妇热毒内盛而致大便秘结，腹痛腹胀者。

【宜　忌】 由于马齿苋对子宫肌肉有兴奋作用，故习惯性流产者少用。

芝麻桃杏糊

【原　料】 黑芝麻60克，核桃肉30克，南杏仁15克，红糖适量。

【制　作】 将黑芝麻、核桃肉与南杏仁捣烂，水煮熟，加入红糖服用。

【功　效】 本品具有补肾润肠之功。适用于孕妇热毒内盛而致大便秘结，腹痛腹胀者。

三、调养孕妇便秘的菜肴

清炒蕨菜

【原　料】 盐渍蕨菜500克。葱、姜适量，植物油50克，味精2克，姜酒25毫升，精盐1克。

【制　作】 将蕨菜用清水漂去盐分，去掉根部老茎，洗净头部

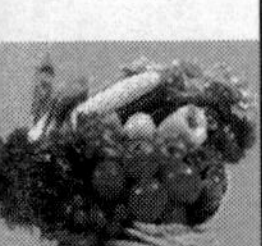

泥沙，切成3厘米长的段。将锅置旺火上，放入植物油，加葱、姜炝锅，投入焯好的蕨菜段速炒片刻，加入姜酒略炒，下入精盐、味精炒匀，待汤汁将尽，淋少许明油，盛入盘内即成。

【功　效】 蕨菜嫩脆，鲜香适口，富含维生素A、钙、铁、锌、硒等，且含丰富的纤维素，但营养成分不全面，应配合其他食物。适用于预防孕妇便秘。

甜椒牛肉丝

【原　料】 牛肉、甜椒各200克，蒜苗段15克，植物油100克，酱油15毫升，甜面酱5克，精盐4克，味精1克，嫩姜25克，淀粉20克，鲜汤适量。

【制　作】 牛肉去筋洗净，切成0.3厘米粗的丝，加入精盐、淀粉拌匀。甜椒、嫩姜分别切细丝。取碗1个，放入酱油、味精、鲜汤、淀粉，调成芡汁。炒锅上火，放入植物油，烧至六成热，放入甜椒丝炒至断生，盛入盘内。炒锅置火上，放入植物油少许，烧至七成热，下牛肉丝炒散，放甜面酱炒至断生，再放入甜椒丝、姜丝炒出香味，烹入芡汁，最后加入蒜苗段，翻炒均匀即成。

【功　效】 本品含丰富的蛋白质、钙、铁、锌及多种维生素。甜椒含维生素C量居各种蔬菜之首，它所含的辣椒素，能健胃、发汗，促进消化液分泌，增强肠胃蠕动，助消化。孕妇常食，可增进食欲，并能防止便秘。适宜于孕妇便秘者食用。

银芽爆鸡丝

【原　料】 鸡脯肉300克，绿豆芽125克，鸡蛋清、料酒、葱末、姜末、干淀粉、水淀粉、精盐、味精各适量，花生油500克(约耗50克)，香油10克。

【制　作】 将鸡脯肉切丝，放入碗内，加料酒、精盐、鸡蛋清、干淀粉拌匀上浆；绿豆芽掐去两头，洗净后沥水。炒勺上火，放花

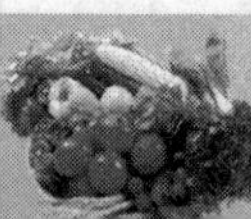

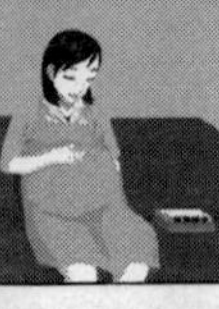

生油，烧至四成热，下鸡丝滑散滑透，起勺，沥油。原勺留少许油上火，放绿豆芽爆炒，下葱末、姜末、料酒、味精，用水淀粉勾芡，倒入鸡丝快速翻炒，淋入香油，起勺装盘即可。

【功　效】 色泽白亮，脆嫩爽口。孕妇常食有利于母体的健康，促进胎儿的良好发育。绿豆芽还有通便的作用。适宜于孕妇便秘者食用。

柿椒炒嫩玉米

【原　料】 嫩玉米粒 300 克，青红柿子椒丁 100 克，精盐、白糖、味精、花生油各适量。

【制　作】 炒勺上火，放入花生油，烧至七成热，下玉米粒和精盐炒 2～3 分钟，放清水少许，再炒一会儿，放入柿子椒丁翻炒片刻，再加白糖、味精翻炒均匀，盛入盘内即可。

【功　效】 色泽鲜艳，玉米嫩香，营养丰富。孕妇食用能增加身体的免疫功能，防治孕妇便秘。

白瓜松子肉丁

【原　料】 白瓜 1 个，猪瘦肉 150 克，松子仁 50 克，蒜蓉 8 克，生抽、白糖、水淀粉、花生油各适量。

【制　作】 将白瓜洗净，去皮，去瓤，切成小丁；猪肉洗净，切成小丁，放碗内，用生抽稍腌后用水淀粉上糊。炒勺上火，放花生油烧热，下白瓜丁煸炒，炒熟后盛出；再放入蒜蓉炝勺，放入猪肉丁炒熟，再放入炒熟的白瓜丁、白糖、松子仁翻炒均匀即可。

【功　效】 清香，嫩鲜。有健脑通便、滋阴润燥、养血的功效。孕妇常食能促进胎儿的正常发育，还可防止孕妇便秘。

韭黄炒干丝

【原　料】 豆腐干 100 克，韭黄 200 克，榨菜丝 25 克，红椒丝

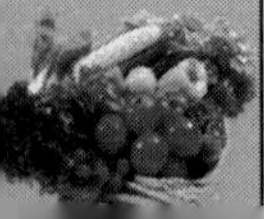

50 克,花生油 40 克,酱油、精盐、味精、水淀粉、高汤各适量。

【制　作】 将豆腐干切丝,用沸水焯一下;韭黄择洗净,切 3 厘米长的段。勺内放油,上火烧热,放入红椒丝、榨菜丝和豆腐干丝煸炒,再加入韭黄炒几下,放精盐、味精、酱油和少许高汤,烧沸后用水淀粉勾芡,炒匀即成。

【功　效】 色泽丰富,味道鲜香。孕妇常食有利于胎儿的生长,并能防止孕妇便秘。

蜜烧红薯

【原　料】 红薯 500 克,大枣 50 克,蜂蜜 100 克,冰糖 50 克,花生油 500 克(约耗 50 克)。

【制　作】 红薯洗净,去皮,先切成长方块,再分别削成鹌鹑蛋形状,过油;大枣洗净去核,切成碎末。炒勺置旺火上,加入适量清水烧沸,放冰糖熬化后再放过油的红薯,煮至汁黏时加入蜂蜜,放入大枣末推匀,盛入盘内。

【功　效】 晶亮红润,甜软适口。孕妇食用能健身,并能防止便秘。

油焖茭白

【原　料】 茭白 500 克,精盐、酱油、白糖、姜末、味精、花生油各适量。

【制　作】 将茭白洗净,剥去皮,入沸水锅里焯 1 分钟捞出,小的剖成两瓣,大的剖成四瓣,用刀轻轻拍几下,再切成 3 厘米长的段。炒勺上火,放入花生油烧热,下姜末炝勺,放茭白略炒几下,放入酱油,炒上色,放精盐、白糖炒匀,倒入沸水,水沸后用小火焖至汤汁不多时,加味精,翻炒均匀,装盘即可。

【功　效】 色泽酱红,软嫩爽口。有清热解毒,除烦止渴,通利二便的作用。适宜于孕妇便秘者食用。

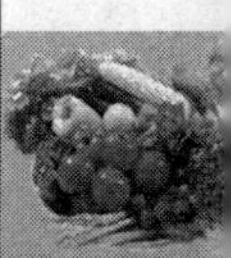

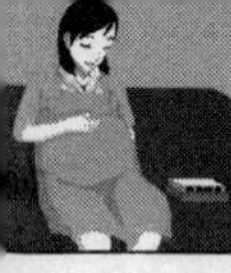

鸡蓉鲍鱼

【原　料】 鲜鲍鱼1盒,母鸡脯肉150克,鸡蛋250克,豆苗尖50克,熟火腿肉25克,鸡汤650毫升,精盐7克,料酒25毫升,味精3克,胡椒粉1克,猪油20克,鸡油10克,水淀粉60克,葱50克,姜适量。

【制　作】 鲍鱼开盒,撕去花边和疙瘩,平片成薄片,仍用原汁包上。鸡脯肉片表面一层,剔去筋,用刀背砸成极细的泥,再用刀拨开拣去细筋排剁一遍。鸡蛋去黄留清。火腿切成细末。葱、姜拍破,用150毫升汤泡上些葱姜。用泡葱、姜的汤将鸡肉泥搅散成稀糊,加入料酒、精盐、味精、水淀粉、胡椒粉调匀,蛋清用打蛋器打成泡状,鸡肉泥调匀,混为一体。锅烧热注入猪油,油沸时,下入葱、姜煸出香味,随即下入500毫升鸡汤,煮片刻捞去葱、姜,加入鲍鱼(原汁不用)、精盐、胡椒、味精,烧沸调好味,用水淀粉勾成二流芡,淋少许鸡油,盛入盘内。同时,另烧热锅,注入猪油,油沸时下入对好的鸡肉泥,随下随用手勺推动,炒熟后盛入盘中,将鲍鱼放在鸡肉泥的另一侧即可。

【功　效】 本品具有温阳补肾,滋润肠燥之功效。适宜于孕妇便秘者食用。

蓝花腐竹

【原　料】 腐竹200克,西蓝花200克。精盐4克,味精4克,白糖3克,香油10克,辣椒油、花椒油各15克。

【制　作】 将腐竹用温水泡软洗净,切成4厘米长的段。西蓝花洗净掰成朵。将西蓝花、腐竹段分别入沸水中焯一下捞出,沥净水。将西蓝花用精盐、味精、白糖各2克、花椒油拌匀,码摆在盘中间。腐竹用余下的精盐、味精、白糖、香油、辣椒油拌匀,呈放射状摆在西蓝花周围即成。

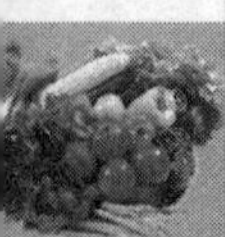

【功 效】 菜形美观，色泽悦人，清鲜软韧，香辣味美，含丰富的植物蛋白质、维生素C等营养素。适宜于孕妇便秘者食用。

香芹拌海蜇皮

【原 料】 西芹菜250克，海蜇皮100克。熟白芝麻10克，白糖5克，香油5克，精盐、蒜汁、姜汁各适量。

【制 作】 将西芹菜摘去叶片，表皮略轻削去较粗纤维后，切成5厘米小段的长条，放入开水锅中焯一下，捞起以冷水浸泡。海蜇皮洗净切丝后，放入45℃～50℃温水中浸泡片刻，稍卷起时捞出，泡凉开水冲凉至有脆度(约30分钟)。芹菜和海蜇丝一起加入调味料拌匀，再撒上炒香的白芝麻即可，冰凉食用更佳。

【功 效】 此菜清爽适口，含有丰富的钙、磷、碘、铁及优质蛋白质，还含有多种维生素、纤维素等营养物质。适宜于孕妇便秘者食用。

甜椒肉丝

【原 料】 猪脊肉200克，甜椒150克，姜25克，酱油、甜面酱、精盐、味精、花生油、淀粉、鲜汤各适量。

【制 作】 将猪肉洗净，切成细丝，装碗内用淀粉、精盐拌匀；甜椒去蒂、子，切丝；姜洗净，切丝。将鲜汤、酱油、味精、淀粉均放碗内，对成调味汁，待用。炒勺上火，放花生油烧热，下甜椒丝炒至断生，盛入盘内。炒勺上火，放油烧热，下肉丝划散，放甜面酱炒至断生，再放入甜椒丝、姜丝炒出香味，烹入调味汁，翻炒均匀起勺装盘。

【功 效】 色泽鲜艳，肉丝嫩鲜。适宜于孕妇便秘者食用。孕妇常食对防止便秘有益，并可防止早期流产。

乌参藏白凤

【原 料】 水发乌参2只(约750克)，乌鸡肉150克，猪里脊

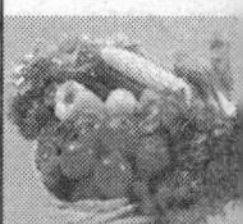

肉 100 克，蛋清 1 个，肉皮 1 大张，火腿末 25 克，芹菜 25 克，鸡骨 1 000克，猪油 75 克，精盐 10 克，料酒 50 毫升，葱、姜各 50 克，味精、胡椒粉各适量，水淀粉 20 克，清汤 600 毫升。

【制　作】 ①将发好的乌参洗净，下沸水锅氽一下捞出，放入沙锅内（乌参下面用竹篾垫底）。鸡骨斩成大块，同肉皮一起下沸水锅氽一下捞出，洗净血污，将肉皮盖在乌参上面。②烧热锅放入猪油，投入葱姜煸至成牙黄色时，将鸡骨下锅炒一炒，烹入料酒，加入精盐、味精，待烧沸后倒入乌参沙锅内，盖上盖，用文火炖 40 分钟。芹菜洗净，下沸水锅烫熟捞出，用清水漂凉后剁成蓉待用。③乌鸡肉和猪里脊肉一起剁成蓉，盛在碗中，加入蛋清，精盐、味精、水淀粉和少量清水调稀。随后将沙锅取下，捞去鸡骨、葱姜、肉皮，将乌参取出，腹向上扣在碗内，倾入原汁。④临吃时将乌参上笼蒸热取出，将原汁滗入锅内，加入精盐、味精，待烧沸后用淀粉勾芡（略厚一些），再徐徐倒入鸡蓉推熟，随即放入芹菜蓉，撒入胡椒粉搅和，然后起锅装入乌参碗内，接着将乌参再倒入汤碗内，撒上火腿末即成。

【功　效】 本品具有养血润肠，滋补肺肾之功效。适用于孕妇肾虚失摄而致便秘者。

芝麻核桃仁拌芹菜

【原　料】 芹菜 300 克，核桃仁 50 克，芝麻 10 克，精盐、味精、香油各适量。

【制　作】 将芹菜择洗干净，切成 3 厘米长的段，下入沸水锅中焯 2 分钟捞出，用凉开水冲一下，沥干水，放入盘中，加精盐、味精、香油腌渍。芝麻放油锅里炒熟，将核桃仁用热水泡后，剥去仁皮，再用开水泡 5 分钟，取出放在芹菜上，吃时放入芝麻拌匀即成。

【功　效】 芹菜除营养丰富外，还含有大量的纤维素，有利于排便；核桃仁、芝麻含有丰富的油脂，有利于滑肠通便。此菜对防

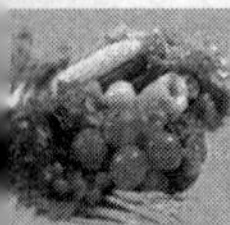

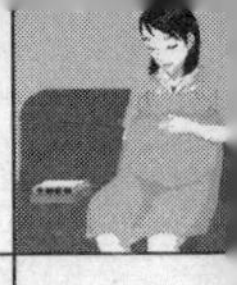

治孕妇便秘、痔疮有益。

四、调养孕妇便秘的粥羹

花生粥

【原　料】 花生米(连衣)45 克,粳米 100 克,脾胃气虚者加用怀山药 30 克,肺虚干咳者加用百合 15 克,冰糖适量。

【制　作】 将花生洗净捣碎,粳米淘净,山药或百合切片,和冰糖一同放入锅内。加清水 1 000 毫升,先用大火煮沸,再用小火煮 20～30 分钟,以米熟为度。

【功　效】 本品滋肾益阴,养血润肠之功效。适宜于孕妇便秘者食用。

饴糖粥

【原　料】 饴糖适量,粳米 100克,清水适量。

【制　作】 将粳米淘洗干净。锅内放入清水、粳米,煮至粥成,加入饴糖,再略煮即可。

【功　效】 本品具有润肠通便,补脾益气之功效。适用于孕妇阴虚失润而致便秘腹胀等病症。

鸭蛋瘦肉粥

【原　料】 咸鸭蛋 1 个,皮蛋 1 个,猪瘦肉 100 克,粳米 200 克,精盐、葱花、味精各适量。

【制　作】 将咸鸭蛋煮熟,去壳切丁。皮蛋去壳,漂洗干净,切成丁。猪肉冲洗干净,切成细丁。粳米淘洗干净。锅内放入清水,烧沸后加入粳米,熬煮至粥熟时,放入皮蛋、鸭蛋,用精盐调好味,再略沸,撒上香菜、葱花,淋上香油即成。

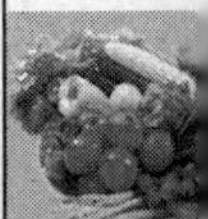

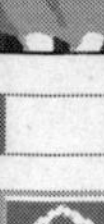

【功　效】 本品具有养阴润燥，清肠解毒之功效。适用于孕妇阴虚失润而致便秘腹胀等病症。

大麻仁粥

【原　料】 大麻仁10克，粳米50克。

【制　作】 先将大麻仁捣烂水研，滤汁，与粳米煮作粥。任意食用。

注：大麻仁食入过量可致中毒，故不宜过量。

【功　效】 本品具有滋肾益阴、养血润肠之功效。适用于孕妇阴虚失润而致便秘腹胀等病症。

桃花粥

【原　料】 鲜桃花瓣4克（干品2克），粳米100克。

【制　作】 将粳米煮粥，粥熟，放入桃花瓣，稍沸即可。隔日服1次。

【功　效】 本品具有养阴补肾，滋润肠燥之功效。适宜于孕妇便秘者，便通即停，不可久服。

玉米松子仁粥

【原　料】 松子仁30克（将松子外壳砸破，取其白仁30克），粳米100克，玉米100克，精盐适量。

【制　作】 松子仁洗净，沥干水，研烂如膏；粳米淘洗干净。用煮锅加入适量水，放入松子仁膏及粳米、玉米，置火上煮，烧沸后用中小火煮至黏稠时，点入少许精盐调味即成。

【功　效】 每日1剂。此粥润肠增液，滑肠通便，适宜于妊娠便秘、痔疮患者食用。

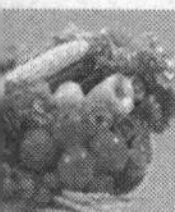

第十章　孕妇小腿肌肉痉挛的饮食调养

一、孕妇小腿肌肉痉挛的相关知识

妇女怀孕后，特别是第一次怀孕的妇女，往往出现小腿肌肉痉挛（抽筋）的情况，这是妊娠中后期常见症状。

孕妇小腿肌肉痉挛可能与缺钙及受凉有关，多在夜间发作，影响睡眠。

（一）孕妇小腿肌肉痉挛的机制

妇女在怀孕后，特别是第一次怀孕 5 个月以后，往往在睡梦中因小腿抽筋而痛醒。一般每夜内可发生 4～20 次不等，每次持续时间可达 1～3 分钟。这就是妊娠下肢痉挛症。

孕妇下肢痉挛，主要是因为缺钙造成的。当孕妇体内血钙过低时，人体的神经肌肉兴奋性就增加，容易被“激动”。当肌肉被激动时，其表现就是收缩，而肌肉的收缩如果呈现持久性状态，就称作痉挛。

孕妇在怀孕后，由于胎儿的骨骼和牙齿的发育需要相当多的钙质，当孕妇膳食中钙摄入量不足时，胎儿就会从母体摄取所需的钙，以满足自身的需要，故引起母亲缺钙，出现血钙降低，就会发生下肢痉挛症状。如果孕妇缺钙严重时，就会出现骨质软化症，胎儿也可产生先天性佝偻或缺钙性抽搐，其后果严重。因此，孕妇必须加强饮食补钙，防止妊娠下肢痉挛的发生。

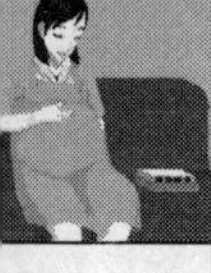

(二)孕妇小腿抽筋的应对措施

孕妇小腿抽筋多出现在妊娠中期以后，由于支撑过重的体重，腿部肌肉负担增加，在夜里睡觉时，腿肚子和大腿的肌肉有时会抽筋、疼痛。大腿根抽筋，有时在走路以后，大腿根感到有一种牵拉似的疼痛。这是由于伴随着妊娠周数的增加，子宫连接大腿根的韧带伸长的缘故。腿抽筋，可与孕妇缺钙有关，即使不缺钙，由于以上情况也会发生腿抽筋。

这种疼痛是一种生理的疼痛，在妊娠期不能完全消除，只是走路不要过多造成疲劳。孕妇还可以在睡前进行足部按摩，或将腿抬高一些就寝，也可预防腿部抽筋。穿鞋要轻便，不穿高跟鞋，也可减轻抽筋。如果腿部抽筋，可按压脚的大拇指，或做下肢按摩，也有减轻抽筋的效果。

(三)妊娠不同时期对补钙的要求

成年妇女体内约有 1 000 克钙，妊娠后期胎儿体内约有 30 克钙，胎盘含 1 克钙，此外母体尚需贮存部分钙，总计孕妇增加钙 50 克左右。这些钙均需由妊娠膳食中补充。

孕妇如果长期缺钙或缺钙程度严重，不仅可使母体血钙降低，诱发小腿抽筋或手足搐搦，还可导致孕妇骨质疏松，进而产生骨质软化症，胎儿也可能产生先天性佝偻病和缺钙抽搐。

孕妇怎样补钙？孕妇在孕早期钙潴留极少，孕中期也不多，自孕 7 个月开始每日潴留钙 200～300 毫克，孕 8 个月牙齿和骨骼加速钙化，每日可潴钙达 280～300 毫克。我国营养学会推荐孕妇每日钙供给量标准是，孕中期为 1 000 毫克，孕后期为 1 500 毫克。

许多食物都含钙。含钙丰富的食物有奶和奶制品，其所含钙不仅量大，而且吸收率也高。虾皮、鱼也是钙的良好来源。此外，菠菜、苋菜等蔬菜也含钙较多，但因含草酸盐较高，与钙易形成不

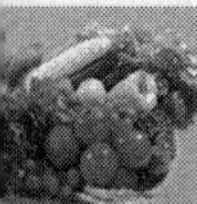

溶性草酸钙,不利于钙的吸收。好多蔬菜中含有草酸,如果烹制前焯烫一下,草酸会大为减少,则对钙吸收影响不大。核桃、榛子、南瓜子也含有较多的钙。排骨汤、鱼汤、鸡汤,因连骨头一起煮,含钙量也较高,适合于孕妇食用。

(四)调养孕妇小腿肌肉痉挛的膳食原则

(1)妊娠中期起开始服用钙片、鱼肝油和油性钙等。

(2)适当增加钙的摄入,老年人每日达1 000～1 200毫克,富含钙的食品有奶制品、豆制品、部分海产品、蔬菜、水果等。骨质疏松防治的关键是摄入足量的钙和促进食物中钙质的吸收。

(3)维持食物正常的钙磷比值。当比值小于1∶2时,会使骨骼中的钙溶解和脱出增加,因此建议保持1∶1或2∶1的水平。

(4)注意维生素D供给:适当增加日光浴,可增强钙的吸收能力;同时,可以增加富含维生素D的膳食。含维生素D高的食物,如沙丁鱼、鳜鱼、青鱼、鸡蛋。

(5)摄入充足的优质蛋白质和维生素C,以利于钙的吸收。奶中的乳白蛋白、蛋类的白蛋白、骨头里的骨白蛋白都含有胶原蛋白和弹性蛋白,可促进骨的合成,因此奶制品、豆制品都是钙的良好来源;维生素C对胶原合成有利。

二、调养孕妇小腿肌肉痉挛的汤饮

大排蘑菇汤

【原　料】 大排骨500克,鲜蘑菇汤1 000毫升,番茄100克。黄酒15毫升,精盐5克,味精3克。

【制　作】 将每块大排骨用刀背拍松,再敲断骨髓后加黄酒、盐腌渍15分钟。锅中放清水烧沸,放入大排骨,撇去浮沫加黄酒,用微火煮30分钟,加入蘑菇汤再煮10分钟,放味精调味并投入番

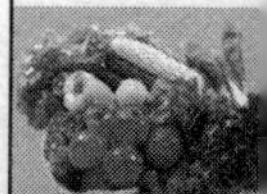

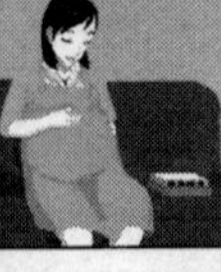

茄片，煮沸即成。

【功　效】本品汤鲜味美，蛋白质、维生素 A、维生素 B_1、烟酸、铁、锌等含量丰富，如在煮汤时加一些食醋，能使更多的钙质溶出。适宜于孕妇缺钙引起的小腿抽筋者食用。

雪菜蚕豆汤

【原　料】雪里蕻 100 克，鲜蚕豆 100 克，鸡胗 1 个，虾仁 15 克，水发冬菇 3 个，猪瘦肉 50 克，精盐、鲜汤、味精、胡椒粉、水淀粉各适量，料酒 25 毫升，熟猪油 40 克。

【制　作】将雪里蕻洗净切碎，猪肉洗净后切丝，用水淀粉拌匀；蚕豆去皮，鸡胗洗净，切成块，入沸水中氽一下捞出；虾仁择洗净。勺内放油，上火烧热，放入雪里蕻炒一会儿，掺鲜汤，煮沸后，将肉丝入勺，烹料酒，去浮沫，下虾仁、鸡胗、冬菇、蚕豆瓣，煮沸后放精盐、味精、胡椒粉，调匀即可。

【功　效】汤鲜味美，爽口。营养丰富，孕妇常食有利于胎儿的生长发育。适用于孕妇缺钙引起的小腿抽搐及胎儿发育缓慢等症。

草菇黄花汤

【原　料】鲜草菇 150 克，嫩丝瓜 150 克，熟猪油 40 克，黄花菜 50 克，料酒 40 毫升，姜片、葱段、精盐、味精、鲜汤各适量，葱 15 克，姜 20 克。

【制　作】将草菇去蒂择洗净，撕成条；丝瓜去皮洗净，切成长片；黄花菜择洗净，姜切片，葱切段。炒勺置中火上，下熟猪油烧至五成热，加姜片、葱段炝勺，掺鲜汤，加草菇稍煮片刻，再下丝瓜片、黄花菜煮沸后撇净浮沫，放精盐、味精调味即成。

【功　效】本品汤味鲜香，可预防维生素 D 缺乏症，为胎儿补充足够的钙质。适用于孕妇缺钙引起的小腿抽搐及胎儿发育缓

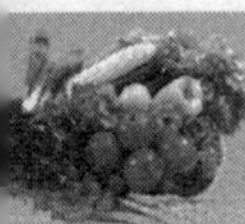

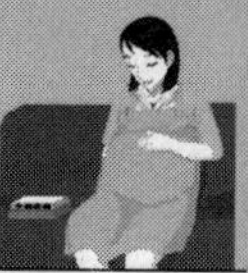

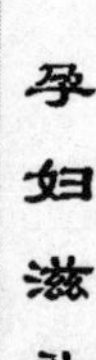

慢等症。

苹果牛奶饮

【原　料】 苹果50克，牛奶250克。

【制　作】 先把苹果榨汁。苹果汁中加糖，再加入热牛奶充分拌匀至起泡。

【功　效】 酸甜可口，富含钙、优质蛋白质、苹果酸。适宜于孕妇下肢肌肉痉挛、抽搐者食用。

牛骨莲枣汤

【原　料】 牛骨250克，莲藕150克，大枣5枚，精盐、味精各适量。

【制　作】 牛骨、莲藕洗净，切块；大枣洗净。锅置火上，放入适量清水，烧沸后放大枣、莲藕、牛骨，再沸时撇去浮沫，用文火炖2小时，用精盐、味精调味即可。

【功　效】 味微甜，清淡不腻。有益气健脾、补钙强筋的作用。适用于孕妇缺钙引起的小腿肌肉抽搐及胎儿发育缓慢等症。感冒发热者不宜食用。

虾皮鸡蛋汤

【原　料】 虾皮50克，鸡蛋50克，豆腐100克，葱花、花生油、味精各适量。

【制　作】 将虾皮用清水洗一下，沥干水；鸡蛋磕入碗内，搅打成蛋液；豆腐切成小块，放入开水中焯一下。炒勺上火，放花生油烧热，下葱花炝勺，放入适量清水及豆腐块、虾皮烧开，淋入鸡蛋液，沸后用精盐、味精调味即可。

【功　效】 色艳，汤鲜，味美。具有补钙、助胎儿生长发育的作用。适宜于孕妇缺钙引起肌肉抽搐者食用。

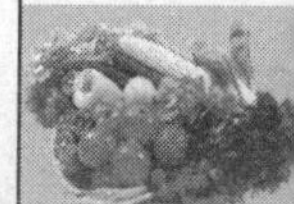

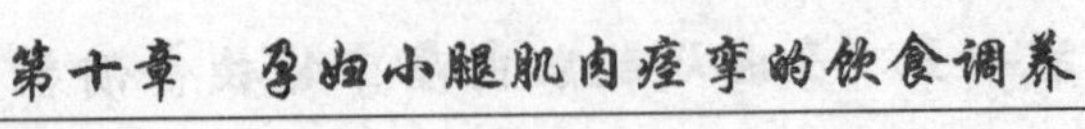

三、调养孕妇小腿肌肉痉挛的菜肴

白菜心拌干豆腐

【原　料】 大白菜心 250 克，干豆腐 250 克，大酱、甜面酱各 5 克，大葱 20 克，香菜 50 克，花椒油 15 克，碱适量。

【制　作】 大白菜心切成罗圈丝，装在深盘中。干豆腐切成 3 厘米长的丝，放入沸水中，加少许碱，略煮沸，捞出用凉水投洗，控净水，码在大白菜心丝上。大葱切成细丝，香菜洗净切成末撒在干豆腐丝上。将大酱、面酱、花椒油拌匀浇在上面即可。

【功　效】 味鲜可口，可提供丰富的优质蛋白、维生素 A、维生素 C、钙等多种营养素。适用于孕妇缺钙引起的小腿肌肉抽搐及胎儿发育缓慢等症。

鸡丝拌干豆腐

【原　料】 干豆腐 200 克，鸡肉 200 克，香油 10 毫升，精盐、高汤、味精、姜丝、蒜末各适量。

【制　作】 干豆腐切成细丝，用沸水焯好，投凉装盘。鸡肉切成细丝，放在干豆腐丝上。姜丝用沸水烫一下，放在鸡肉丝的顶上。用高汤、精盐、味精、蒜末、香油等调成汁浇在鸡肉丝上即成。

【功　效】 含丰富的动物蛋白和植物蛋白、钙、铁、锌等营养素。适宜于妊娠下肢肌肉痉挛、抽搐者食用。

腐竹拌菠菜

【原　料】 菠菜 250 克，水发腐竹 150 克，花椒油 10 克（分两次用），姜末、精盐、味精各适量。

【制　作】 腐竹用沸水泡发后洗净，再放入沸水中稍煮一下，

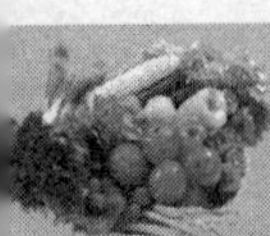

用凉水过凉，挤干水，切成4厘米长的段，在碗内，用花椒油、精盐、味精拌匀，码在盘内。菠菜择洗干净，放入沸水内稍烫，捞出用凉水过凉，挤干水，切成3厘米长的段，放入余下的花椒油、精盐、味精拌匀，放在腐竹中间，再撒上姜末即可。

【功　效】 清香爽口。适宜于孕妇下肢肌肉痉挛、抽搐者食用。妊娠后期妇女需要更多的铁、钙和蛋白质，才能满足胎儿快速生长的需要。孕妇常食有利于胎儿的生长和母体健康。

炒鸡丝韭黄

【原　料】 鸡脯肉125克，鸡蛋清1个，韭黄500克，精盐3克，料酒20毫升，味精0.5克，湿淀粉15克，姜5克，葱10克，猪油250克(约耗25克)。

【制　作】 将鸡脯肉去内筋，先切成薄片，然后再切成丝，放上蛋清、湿淀粉、精盐抓匀。葱、姜切成丝。将热勺加少许油，烧热倒出。再将锅置于火上，加猪油250克，鸡丝入油锅，迅速用筷子拨开，滗出余油，葱、姜入勺翻个，放入配料，投入料酒和其他调料、鲜汤翻炒几下，最后放入切好的韭黄，即可食用。

【功　效】 色泽黄红，富含蛋白质、维生素A、烟酸、铁等营养素。适用于孕妇缺钙引起的小腿抽搐及胎儿发育缓慢等症。

蚝油素鸡

【原　料】 素鸡400克，洋葱50克，青椒30克。蒜片、姜末各10克，料酒15毫升，蚝油15克，味精2克，精盐、白糖各3克，酱油5毫升，鲜汤50毫升，淀粉8克，香油10克，植物油30克。

【制　作】 将素鸡切成小片。洋葱去老皮，洗净，切片。青椒洗净切片。锅内加油烧热，下入姜末、蒜片炝锅，烹入料酒，加鲜汤、素鸡片、精盐、酱油、白糖、蚝油煸炒几下，放入洋葱片、青椒片炒匀至熟，加味精，调制湿淀粉勾芡，淋入香油，炒匀装盘即成。

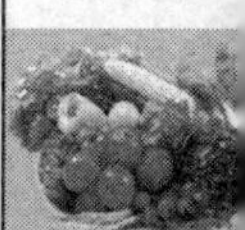

【功　效】 色美味鲜，维生素及无机盐含量丰富。适用于孕妇缺钙引起的小腿肌肉抽搐及胎儿发育缓慢等症。

雪映红梅

【原　料】 豆腐 5 块(500 克)，胡萝卜 50 克，猪肥膘肉 100 克，水发香菇 3 朵，鸡蛋 3 个，干淀粉 5 克，植物油、精盐、味精、料酒各适量。

【制　作】 豆腐片去表皮，用刀抹成泥。把猪肥膘肉剁成泥。将两种泥放入碗内，加入精盐、味精、料酒、干淀粉拌匀。取 3 个鸡蛋的蛋清放入碗内，搅打成泡沫，倒入豆腐和肉泥里，搅拌均匀。胡萝卜洗净刮皮，雕刻成梅花。取大盘 1 个，抹上油，将豆腐肉泥倒入摊平。把香菇切成粗细不等的小条作梅花枝干，摆在豆腐和肉泥上，将梅花放在枝干上，上屉用旺火蒸 5 分钟，取出即成。

【功　效】 此菜豆腐似雪，映衬朵朵红梅，造型美观，质地软嫩，味道鲜美。适宜于孕妇下肢肌肉痉挛、抽搐者食用。其中钙的含量较高，孕妇常食有利于胎儿骨质发育。

蘑菇炖豆腐

【原　料】 嫩豆腐 500 克，鲜蘑菇 50 克，竹笋片 25 克，素汤 300 毫升，酱油 10 毫升，香油 25 克，精盐、味精、黄酒各适量。

【制　作】 将嫩豆腐放入盆中，加入黄酒，上笼用旺火蒸 40 分钟取出，切成约 2 厘米见方的小块，放于锅中，用沸水焯后用漏勺捞出，待用。把鲜蘑菇削去根部黑污，洗净，放入沸水中焯 1 分钟捞出，用清水漂凉，切成片备用。在沙锅内放入豆腐、笋片、鲜蘑菇片、精盐和素汤(浸没豆腐为准)，用中火烧沸后，移至小火上炖约 10 分钟，加入酱油、绍酒、味精，淋上香油即成。

【功　效】 本菜蘑菇鲜脆，豆腐嫩滑，汤醇爽口，含丰富的蛋白质、钙、铁、锌等营养素。适宜于妊娠期下肢肌肉痉挛、抽搐者

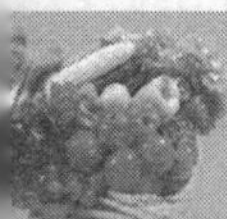

食用。

蟹肉烧豆腐

【原　料】 蟹肉100克，豆腐150克，淀粉5克，植物油10克，葱、姜各2.5克，料酒3毫升，精盐5克，酱油10毫升。

【制　作】 将蟹洗净，蒸熟，取出蟹肉；豆腐切成小块，葱去皮，洗净，切成葱花；姜洗净，切成丝。锅置火上，放油烧热，下葱、姜煸炒，再将豆腐倒入，用大火快炒，将蟹肉倒入，并加入料酒、酱油、精盐等急炒，将淀粉调成水汁，倒入勾芡，烧开即成。

【功　效】 此菜鲜香，味美，可口。蟹肉含蛋白质、脂肪、糖类、钙、磷、铁等，有养筋益气等功效。适合于妊娠期缺钙而引起小腿抽搐者食用。

牛肉末炒芹菜

【原　料】 牛肉100克，芹菜150克，酱油5毫升，淀粉10克，料酒2.5毫升，葱、姜各2.5克，植物油15克，精盐5克。

【制　作】 将牛肉去筋膜，洗净，切碎，用酱油、淀粉、料酒调汁拌好；将芹菜理好，洗净，切碎，用沸水烫一下；葱去皮洗净，切成葱花；姜洗净，切成末。锅置火上，放油烧热，先下葱、姜煸炒，下牛肉末，用旺火快炒，取出，待用。锅中留余油烧热，下芹菜快炒，加盐炒匀，然后放入炒过的牛肉末，再用大火快炒，并加入剩余的酱油和料酒，炒匀即成。

【功　效】 此菜鲜香脆嫩。含钙丰富。牛肉具有益气、强筋健骨的作用。孕妇常食可增加钙、磷、铁的补充，防治缺钙引起的小腿抽搐，并有利于胎儿骨骼的发育。

糖醋脆皮鱼

【原　料】 鲤鱼1条(约300克)，干冬菇5克，鲜辣椒5克，

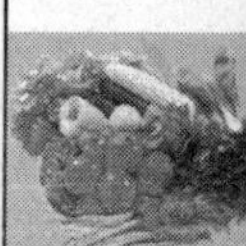

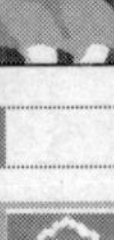

蒜 10 克，冬笋 5 克，葱 15 克，淀粉 35 克，姜 3 克，酱油 15 毫升，白糖 10 克，猪油 10 克，料酒 5 毫升，植物油 60 克，米醋 10 毫升，肉汤 30 毫升。

【制　作】 ①将葱一半切成葱花，另一半切成细丝；蒜切成蒜末；姜一半切成姜末，另一半切成姜丝；鲜辣椒、冬笋及泡好、择好的冬菇全部切成细丝；淀粉 25 克加清水调成湿淀粉。②将鱼去鳞、鳃及内脏，洗净后用布抹干，在鱼的两面分别划开几刀，距离要相等，深度以见到鱼刺为度，用少许酱油、料酒将鱼腌制入味后取出鱼，擦去作料，将调好的湿淀粉涂抹在鱼身上。③锅置火上，放油烧热，将鱼放进锅中炸成深黄色，捞出放于盘中，并以净布盖在鱼身上，用手轻拍，使鱼身变软。④锅置火上，放猪油烧热，下葱花、姜末、蒜末、笋丝、冬菇丝煸炒，随后加进酱油、白糖、米醋及肉汤，炒匀，剩余的淀粉用水调好，放入锅中，与其他调料煮成液汁后，浇在鱼身上，最后，将剩下的蒜末、葱、姜丝及辣椒丝撒上即成。

【功　效】 此菜鱼皮脆，肉鲜嫩，甜酸，易消化。还富含钙、磷、铁及丰富的蛋白质、脂肪和多种维生素。具有利水消肿、健脾和胃、安胎等功效。适合于孕妇食用，尤其对缺钙引起小腿肌肉痉挛者有辅助治疗作用。

蛋黄糕拌腐竹

【原　料】 煮熟腐竹 150 克，蛋黄糕 150 克，青椒 25 克，香菜 10 克，香油、酱油、米醋、精盐、味精、辣椒油(不爱吃辣味的，可以不放)各适量。

【制　作】 将熟腐竹切成 3 厘米长的段，在沸水锅内焯一下，捞出过凉，沥净水；将蛋黄糕切成 3 厘米长的象眼片；青椒去籽，洗净，切成细丝，在沸水中焯一下，捞出，沥净水。将熟腐竹段、蛋黄糕片、青椒丝码入盘内，撒入香菜末，用香油、酱油、精盐、味精、米醋、辣椒油拌匀即可。

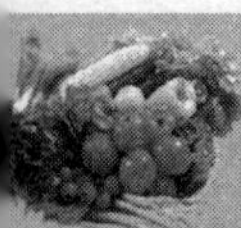

【功　效】黄白相间，柔韧细嫩，鲜咸香浓，含钙丰富。孕妇常食能增加钙的摄入，防治小腿抽搐，并有利于胎儿骨骼的发育。

四、调养孕妇小腿肌肉痉挛的粥羹

小米面粥

【原　料】小米面 50 克，芝麻酱 15 克，香油 3 克，精盐适量。

【制　作】将小米面用凉水调成糊。锅内加入两大碗水，煮沸后倒入面糊，随倒随搅至煮沸，改小火煮 3～4 分钟。用香油将芝麻酱调开。将面茶盛入碗内，淋上调开的芝麻酱，加上精盐即成。

【功　效】面茶味咸香，并含有一定量的钙。适用于孕妇缺钙引起的小腿抽搐及胎儿发育缓慢等。

牛奶粥

【原　料】牛奶 500 克，大米 100 克。

【制　作】大米拣去杂物，淘洗干净。锅置火上，放入米和水，大火烧开，改用小火熬煮 30 分钟左右，至米粒涨开后，倒入牛奶搅匀，继续用小火熬煮 10～15 分钟，到粥黏稠、逸出奶香味时即成。食时既可以直接食用，也可以加糖或盐食用。

【功　效】此粥色泽乳白，黏稠软糯，奶香浓郁。牛奶其钙含量很高，且易吸收利用，是理想的补钙食物。具有大补虚羸、益肺胃、生津液、润大肠的作用。此粥能大补虚损、滋润五脏。孕妇常食，可防治因缺钙引起的小腿抽筋。

牡蛎粥

【原　料】牡蛎肉 100 克，糯米 100 克，熟猪肉 50 克，大蒜 2

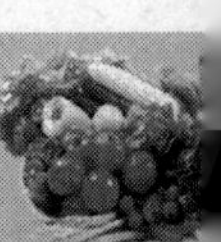

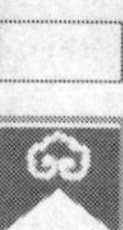

瓣，葱头 1 个，味精、酱油、胡椒粉、熟猪油各适量。

【制　作】 将牡蛎肉洗净，沥干；糯米淘洗干净，用清水浸泡约 1 小时；熟猪肉洗净，切成细丁；大蒜去皮，洗净，切细末；葱头切成粒。锅置火上，放入熟猪油烧热，下葱头炸至金黄色，去除葱头，加入清水煮沸，再放入糯米煮至粥将成时，加入牡蛎肉、猪肉丁、酱油、味精，再略煮一下，撒上大蒜末、胡椒粉拌匀即成。

【功　效】 此粥清香，味鲜美。富含钙质，并有滋阴养血的作用。孕妇常食，可防治缺钙引起的小腿抽搐，同时有利于胎儿骨骼、牙齿的生长发育。

五、调养孕妇小腿肌肉痉挛的面点

三鲜水饺

【原　料】 冷水面 500 克，猪肉 400 克，水发海参 100 克，虾肉 100 克，水发木耳 50 克，香油 50 克，酱油 50 毫升，料酒 20 毫升，精盐 4 克，味精 1.5 克，葱末 1.5 克，姜末 5 克。

【制　作】 ①冷水面放案板上，盖上拧干的湿洁布，饧约 1 个小时；猪肉洗净，剁成碎末，放入盆内，加适量清水，使劲搅打至黏稠，再加洗净切碎的海参、虾肉、木耳、料酒、酱油、精盐、味精、葱姜末和香油，拌匀成馅。②将冷水面分块揉匀，搓条，揪成每个重 8～10 克的小剂子，按扁，擀成圆形坯皮，包入馅心，捏成饺子生坯。③锅置火上，放多量清水烧沸，下饺子生坯，边下边用勺慢慢推转，煮约 2 分钟，见饺子浮起后，加盖焖煮四五分钟，开盖点水二三次，敞煮 3～4 分钟即成。

【功　效】 饺子馅用多种原料制成，营养丰富，味鲜香浓，清醇可口。尤其含钙多，孕妇常食可防治妊娠期间小腿抽筋。

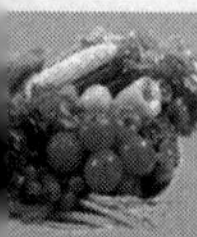

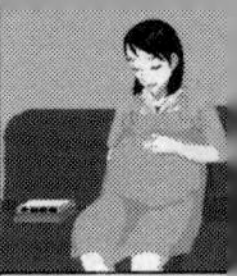

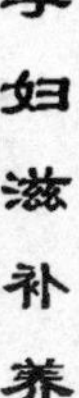

桃仁芝麻包

【原　料】 面粉 500 克,核桃仁 50 克,芝麻 50 克,花生米 25 克,果酱 50 克,鲜酵母适量,白糖适量,青丝、红丝各少许。

【制　作】 ①炒勺上火,将核桃仁、芝麻、花生米分别炒熟,然后将核桃仁压碎;花生米搓去皮,压碎,放入小盆内。另外将芝麻、白糖、果酱也放入小盆内,搅拌均匀作馅。②面粉放盆内,加鲜酵母和适量温开水和成面团。③面板撒上面粉,将发酵好的面团揉匀,搓成长条,做成 50 克一个的面团,擀成圆皮,放入调好的馅,捏成月牙形,再将两角捏合在一起,呈半圆形,并在顶部粘上少许青、红丝。④锅内倒入沸水,铺好屉布,将包子摆好,上屉蒸 20 分钟左右即可出锅。

【功　效】 香甜松软。适宜于孕妇下肢肌肉痉挛、抽搐者食用。孕早期妇女常食能增加营养,促进胚胎的良好发育,尤其是对脑细胞的健康发育有益。

猪肉酸菜包

【原　料】 面粉 250 克,猪肉 100 克,酸菜丝 400 克,熟猪油 25 克,香油 50 克,鲜酵母、酱油、精盐、葱花、姜末、味精各适量。

【制　作】 ①将猪肉剁成末,放入炒勺炒至断生,放猪油、酱油、精盐、味精炒匀,出勺晾凉,再加葱花、姜末、香油及酸菜丝拌匀成馅。②面粉放盆内,加鲜酵母和温水和成面团,使其发酵。将发酵的面揉匀,搓成条,揪成一个个的小面团,擀成包子皮。③将包子包完后上屉蒸熟即可。

【功　效】 面暄软,馅清香、爽口,易消化、开胃。适用于妊娠下肢肌肉痉挛、抽搐者食用。

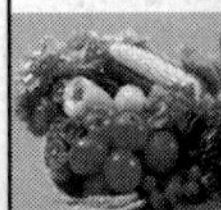

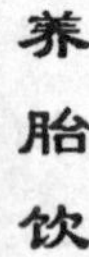

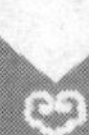

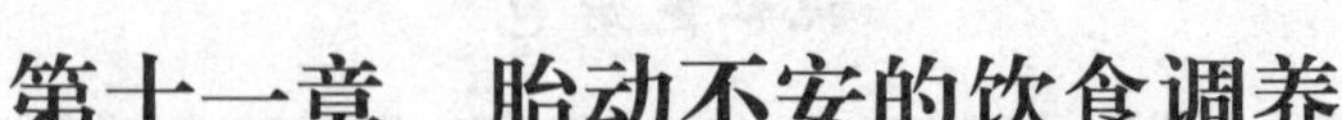

第十一章　胎动不安的饮食调养

一、调养胎动不安的饮食知识

妊娠早期阴道少量流血，并伴有轻微下腹痛和腰酸，称为先兆流产。妊娠可能中断，也可经过适当治疗后继续妊娠。中医学称为胎漏下血，严重时可引起堕胎。本病的发生，多因肾气不足或脾胃虚弱，以致胎元不固；或因素体阳旺，阳盛化火，下扰血海，损伤胎气，以致胎漏。前者属虚，须以健脾益肾为原则选配药膳；后者属实，须以清热安胎为原则选配药膳。一旦发生流产应立即卧床休息，并保持安静，保持外阴清洁，勤换干净纸垫，宜吃营养丰富易消化的食物。

（一）习惯性流产者不宜吃可能引起胎动不安的食物

(1)不宜吃薏苡仁、马齿苋：薏苡仁营养丰富，味甘性凉，有健脾、补肺、清热、利湿作用。但是，薏苡仁属于滑利食品，对子宫肌肉有兴奋作用。

马齿苋是野菜，现在已被人们栽培，其营养价值很高，可作药用，对大肠埃希菌、痢疾杆菌和伤寒杆菌均有较强的抑制作用。但其也属于滑利食物，对子宫肌肉有兴奋作用。

因此，以上两种食物孕妇吃后，可使子宫收缩次数增多，强度增大，容易引起流产，故习惯性流产者孕期不宜食用或不宜多用。

(2)不宜吃甲鱼、螃蟹：甲鱼又称鳖，具有滋阴益肾功效，向来被人们称之为高档补品，为很多人选用，并且又是味道鲜美的食物；螃蟹也因其味道鲜美而深受人们的青睐。

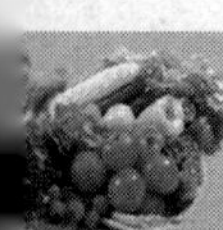

但是，妇女在怀孕早期食用则不利，会造成出血和流产。这是因为，甲鱼和螃蟹都具有较强的活血祛淤功效。尤其是蟹爪、甲鱼壳更具有明显的堕胎作用。孕妇，尤其是孕早期及习惯性流产者不宜吃或不宜多吃甲鱼、螃蟹。

(3)不宜吃热性香料：香料属于调味品，人们在日常饮食中常食用，可调口味，开胃口，增进食欲。

香料主要指八角茴香、小茴香、花椒、桂皮、五香粉、辣椒粉等，一般为热性香料，因孕妇内热，如果再常吃这些热性香料则不利。妇女在怀孕期间，体温相应增高，肠道也较干燥，而热性香料其生大热且具有刺激性，很容易消耗肠道水分，使胃肠腺体分泌减少，造成肠道干燥，出现便秘或粪石梗阻。肠道发生泌结后，孕妇必然用力屏气解便，这就会引起腹压增大，压迫子宫内的胎儿，极易造成胎动不安和胎发育畸形，或者出现羊水早破、自然流产、早产等不良现象。

当然，少量热性香料用作调味品还是可以的，但绝对不可多用。

(4)不宜吃桂圆：桂圆又名龙眼，果肉鲜嫩汁多，味道甘甜，而且还含有很多人体必需的营养成分，是滋养身体的最佳水果，但孕妇却不宜多食用。

妇女怀孕后，由于养胎而阴血损耗，故大多表现为阴血偏虚，阴血虚常会使体内滋生内热，出现大便秘结，口苦舌干、心悸燥热等情况。由于桂圆性温味甘，这种特性容易加剧以上情况。孕妇吃桂圆后，不仅会增添胎热，而且易引起胃气上逆，出现呕吐，加重早孕反应、水肿和高血压，日久会动胎血，引起腹痛、出血等症状，可能会导致流产或早产。所以，应慎吃桂圆。

孕妇若是在临盆前喝一碗桂圆汤，则有增强体力，安定情绪的作用，有利于分娩。

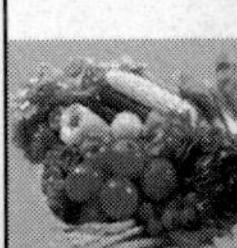

(二)孕妇忌饮浓茶和咖啡

不要饮浓茶和咖啡,因为茶和咖啡中都含有咖啡因。咖啡因是一种生物碱,进入人体后会产生一种生理功能,能刺激神经系统,使人感到兴奋、愉快。药理研究表明,咖啡因很容易被吸收,饮后 30 分钟血液中浓度出现峰值。美国加州的学者研究证明,咖啡因会抑制胎儿在母体中的正常生长。如果喝茶过浓、喝咖啡过多,则自然流产率增高,生下的婴儿体重往往过轻,自然死亡率也高。有关研究资料发现,咖啡因具有不同程度的致畸作用。咖啡因可以进入胚胎,造成胚胎代谢异常、基因突变或染色体畸变,甚至杀死正在增殖的胚胎细胞,造成胎儿畸形。

另外,茶中含有大量的单宁,能和食物中的蛋白质结合变成不易溶解的单宁酸盐,而且可与食物中其他成分凝集而沉淀,影响孕妇和胎儿对蛋白质、铁、维生素的吸收利用,进而发生营养不良。茶叶中还含有多量鞣酸,有收敛作用,影响肠道的蠕动,易使孕妇发生便秘。因此,孕妇不宜饮浓茶。饮茶最好在饭后 60 分钟后,以免影响对营养的吸收。

孕妇除忌饮浓茶和咖啡外,巧克力、可乐饮料等所有含咖啡因的饮料都不宜饮用。

(三)孕妇不宜多吃山楂

山楂开胃消食,酸甜可口,很多人都爱吃,尤其是妇女,怀孕后常恶心、呕吐、食欲缺乏等妊娠反应,更愿意吃些山楂或山楂制品,调调口味,增进食欲。但是,要知道山楂虽然可以开胃,但对孕妇则很不利。研究表明,山楂对妊娠子宫有兴奋作用,可促进子宫收缩,倘若孕妇大量食用山楂和山楂制品,就有可能刺激子宫收缩,进而导致流产。尤其是以往有过自然流产史或怀孕后有先兆流产症状的孕妇,更要忌食山楂食品。

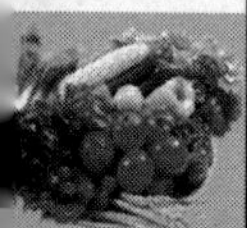

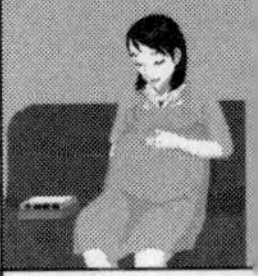

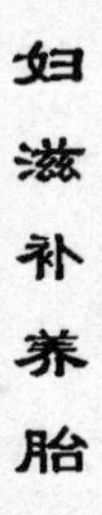

(四)孕妇忌吃易引起过敏的食物

孕妇食用过敏食物对胎儿发育的影响却有很多孕妇不了解，或者不太重视，因而往往因吃了过敏食物造成流产、早产、畸形等，即使按期生育，也可导致婴儿患多种疾病。这与致敏作用明显有关。

研究发现，约有50%的食物对人体有致敏作用，只不过有隐性和显性之分。有过敏体质的孕妇可能对某些食物过敏，这些过敏食物经消化吸收后，可从胎盘进入胎儿血液循环中，妨碍胎儿的生长发育或直接损害某些器官，如肺、支气管等，从而导致胎儿畸形或罹患疾病。

孕妇应如何预防食用过敏食物，可从以下5个方面注意：

(1)以往吃某些食物发生过过敏反应现象，在怀孕期间应注意禁止食用这些食物。

(2)不要食用过去从未吃过的食物或霉变食物。

(3)在食用某些食物后如发生全身发痒、出荨麻疹或心慌、气喘或腹痛、腹泻等现象时，应考虑到食物过敏，立即停止食用这些食物。

(4)不吃或慎吃易引起过敏的食物，如海产鱼、虾、贝壳类食物及辛辣刺激性食物。对海产食物可先少量吃，看是否有过敏反应再决定以后是否食用。

(5)食用异性蛋白类食物，如动物肉、肾，蛋类，奶类，鱼类应烧熟煮透，以减少过敏。

(五)孕妇忌食不利于保胎的食物

孕妇的起居、饮食对胎儿影响极大，要求孕妇饮食必须慎重。在饮食上宜多吃对胎儿有益的食物，应避免食用对胎儿不利的食物，以保证胎儿的正常发育，防止流产、早产的发生。为此，孕妇不

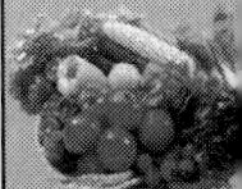

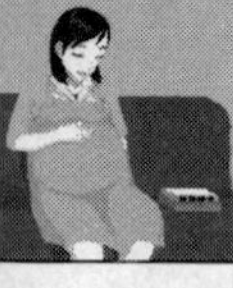

宜食用以下各类食物。

(1)活血类食物可导致流产：活血类食物有螃蟹尤其是蟹爪、山楂、甲鱼等。这类食物能活血化瘀、堕胎。《本草纲目》说，蟹爪能“堕生胎，下死胎。”山楂能“行经气，消瘀血。”现代医学也指出，山楂对子宫有收缩作用，孕妇大量食用易刺激子宫收缩，导致流产。甲鱼也有较强的活血祛瘀之功效，所以也不能吃。

(2)辛热类食物有破血堕胎作用：辛热食物主要有肉桂、干姜、胡椒、花椒和鳗鲡鱼等。这类食物能助热动火，旺盛血脉，伤损胎元。李时珍说：“肉桂性辛散，能通子宫而破血”。破血则易流产。《随息居饮食谱》记载，胡椒“多食动火燥液，耗气伤阴破血堕胎……故孕妇忌之”。还说花椒“多食动火堕胎”，说鳗鲡鱼“多食助火发病，孕妇及时病忌之”等，故孕妇忌食辛辣热食物。

(3)滑利类食物易导致流产：滑利类食物主要有冬葵叶、落葵、苋菜、马齿苋、薏苡仁等。这类食物能通下焦，伤损肾气，使胎元不固。《本草图经》说冬葵叶“食之胎滑易产”，《本草纲目》说马齿苋“利肠滑胎”，说苋菜性冷利“滑胎”。薏苡仁味气寒，其性冷利，《本草经疏》说“妊娠禁用”，现代医学指出，薏苡仁对子宫有兴奋作用。

此外，还有麦芽等也不能食用。《日华子本草》说麦芽“下气，消痰，破瘀结，能催生落胎”。

故凡以上食物，孕妇慎食或忌食，以利保胎。

(六)胎动不安应补充叶酸

孕妇体内叶酸缺乏是造成流产、早产的重要原因之一。叶酸缺乏引起的流产或早产，采取任何其他措施都难以避免。另外，动物实验表明，妊娠叶酸缺乏可引起胎儿多种畸形，包括唇裂、面部缺陷、并指(趾)、骨骼畸形，还有泌尿系统、心血管系统、肺以及腿部畸形等。有人观察 17 名因长期缺乏叶酸而患巨幼红细胞性贫

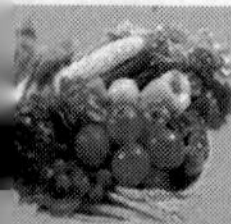

血的孕妇中有5名分娩的婴儿具有严重的出生缺陷。分娩畸形胎儿的孕妇,叶酸缺乏者占62%,而分娩正常胎儿孕妇叶酸缺乏者仅占17%。

叶酸有抗贫血性能,还有利于提高胎儿智力,使新生儿健康聪明。研究表明,先天愚型患儿细胞内有一个有缺陷的X染色体,在体内叶酸不足情况下,有缺陷的染色体末端模糊部分就出现一个可见的裂隙。叶酸是传导神经冲动的重要化学物质,孕妇一旦缺乏它,除可引起巨幼细胞性贫血外,还会导致脑神经受损。

在孕妇饮食中补充叶酸,其作用是从根本上防止先天愚型儿的产生,提高人口的素质,有利于优生。

(七)胎动不安的膳食原则

(1)饮食宜清淡,营养丰富,如五谷、蔬菜、豆类、植物油等含有人体所必需的营养成分,而且易于消化和吸收,在怀孕早期可适量食用。

(2)孕后饮食有节,必须适量。过饥则机体气血得不到足够的补充;过量则会损伤脾胃,使营血不和,气血生化乏源,影响胎儿的生长发育。

(3)孕妇饮食要多样化,不能偏嗜,蔬菜、鱼肉、水果、蛋等样样要吃,使人体有足够的能量及各种必需的维生素。

(4)怀孕后饮食宜忌辛辣、烟、酒之品。例如,韭、姜、辣椒、胡椒等热性食物,因血热要伤胎,使血热妄行而致流产,所以应忌口。

(5)不宜食用活血的食物,如生山楂、黑木耳等。

(6)怀孕后要多吃含有纤维素的蔬菜、水果等,使大便通畅,减少腹压,避免流产。

(7)要注意饮食卫生,不吃变质的食物,以防肠炎而导致流产。

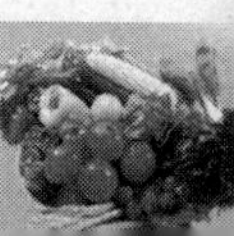

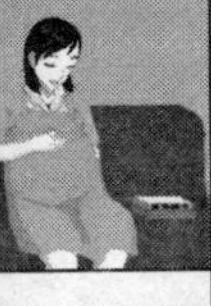

二、调养胎动不安的汤饮

鲈鱼苎麻根汤

【原　料】 鲈鱼1条(约250克),苎麻根30克,精盐、香油各适量。

【制　作】 先将鲈鱼去鳞、鳃、内脏,洗净,切块,洗净苎麻根,与鲈鱼一起放入瓦煲内,加水适量,煲至鲈鱼熟透,加少许精盐、香油,调味后即成。

【功　效】 补肾益气,养血安胎。适用于肾虚型习惯性流产。

养血安胎汤

【原　料】 鸡1只,姜2片,石莲子、续断各12克,菟丝子、阿胶各18克,精盐、姜片各适量。

【制　作】 将鸡净膛洗净后放入开水中煮几分钟,取出放入炖盅内。将石莲子、续断、菟丝子放入布袋中,扎紧,再放入瓦煲内,注入清水,煎30分钟。将煎汤放入炖盅内,放入姜片及阿胶,加盅盖隔水炖3小时,下精盐调味即可。

【功　效】 鸡熟烂,汤微苦。此汤具有养血安胎作用。孕妇若有习惯性流产、怀孕后食欲缺乏、腰痛或下腹坠胀等现象,可饮此汤以养血安胎。

杜仲猪肚汤

【原　料】 杜仲30克,猪肚1个,枸杞子10克,生姜6片,精盐、熟花生油、味精、米醋各适量。

【制　作】 将猪肚用精盐、米醋反复搓洗数遍后,用清水洗净;杜仲洗净,切成碎末;生姜去皮,洗净,切成片。炒勺上火,放入

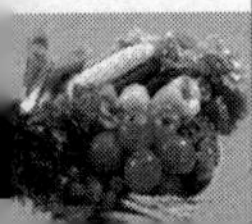

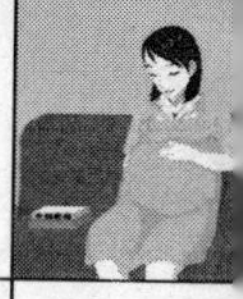

杜仲、猪肚、生姜、枸杞子，加适量清水，用大火烧沸，后改用文火煮2小时，放精盐、花生油、味精再煮至猪肚熟烂即可。

【功　效】 猪肚熟烂。具有补肾健脾、安胎的功效。适合胎动不安的孕妇食用。

蜜枣麻根汤

【原　料】 母鸡1只(约重500克)，干苎麻根30克，蜜枣8枚，精盐少许。

【制　作】 将母鸡宰杀，用沸水烫过，去毛剖肚，去内脏、头爪，洗净。干苎麻根斩成小段，洗净，直接放入鸡腹内。煮锅置火上，加入适量清水，大火烧沸后，放入鸡及蜜枣，用大火烧沸，转用小火熬煮至鸡肉熟烂，加入少许精盐调味即可。苎麻根取出不要。

【功　效】 汤味酸甜，鸡肉熟烂。具有清热、止血、安胎的功效。适用于孕妇腹痛、胎动不安或怀孕期间漏红、产前心胸烦闷等症。此汤为民间的常用验方，特别适宜于习惯性流产、胎动不安的孕妇食用。

三、调养胎动不安的菜肴

菟丝子煨鸡肉

【原　料】 鸡肉60克，菟丝子30克。

【制　作】 将菟丝子用纱布包裹后与鸡肉同放入瓦煲中，加水适量，大火烧沸后，改文火炖至鸡肉熟烂。弃去药包，食肉喝汤，每日1剂，连服5～7剂。

【功　效】 补肾益精，安胎明目。适用于肾虚胎漏，胎动不安。

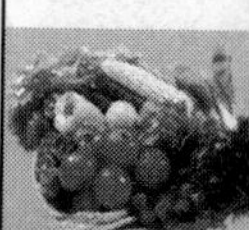

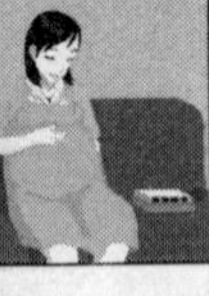

杜仲腰花

【原 料】 杜仲 15 克，猪肾 2 个，味精、精盐适量。

【制 作】 将猪肾剖开，去除臊腺，剞十字花刀，氽去血污，沥干水后，与杜仲一道加水适量炖煮，熟透后加精盐、味精调味。饮汤食腰花。

【功 效】 滋补肝肾，养血安胎。适用于肾气亏损的习惯性流产。

苎麻根煮鸡蛋

【原 料】 苎麻根 30～120 克，鸡蛋 1～2 个。

【制 作】 先将贮麻根洗净，加水适量煎煮，取汁去渣，用煎出的汁煮鸡蛋。蛋熟后，剥去蛋壳，再煮 3 分钟即成。食蛋饮汤，每日吃 1～2 个鸡蛋。

【功 效】 补血清热安胎。适用于气血虚弱伴有血热的习惯性流产。

炒墨鱼花

【原 料】 鲜墨鱼肉 300 克，笋片 25 克，水发木耳 10 克，菜心 15 克，料酒、精盐、酱油、味精、葱花、姜末、湿淀粉、花椒油、豆油、鲜汤各适量。

【制 作】 墨鱼肉洗净，由中间切开，反刀每隔 6 毫米推切一刀，深度约为原料厚度的 2/3，再直刀斜切，深度同上，每隔 3 刀切断，成墨鱼花，下沸水锅中氽一下捞出；笋片洗净，切片；木耳洗净，大的撕小；菜心洗净，切段。锅内放豆油烧热，下葱、姜煸香，放入墨鱼花、笋片、木耳、菜心煸炒，加料酒、精盐、味精、酱油、鲜汤，烧沸，用湿淀粉勾芡，淋入花椒油，出锅即成。

【功 效】 此菜鲜美，嫩滑。墨鱼含多种游离氨基酸、蛋白

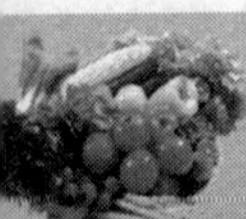

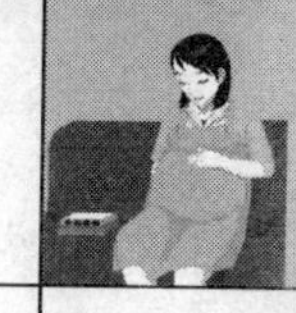

质、脂肪、维生素 B_1、维生素 B_2、烟酸、铁、磷、钙等成分，尤其含铁丰富。中医学认为，墨鱼具有养血补虚、健脾利水等功效，还具有滋阴养血、清热消痰的食疗作用。适宜于胎动不安、流产者食用，有利于健身和养胎。

银鱼青豆

【原　料】 干银鱼 50 克，青豆 200 克，猪瘦肉 200 克，胡萝卜丁 50 克，姜末 15 克，料酒 25 毫升，生抽、白糖、精盐、淀粉、胡椒粉各适量，香油 20 克，花生油 250 克(约耗 50 克)。

【制　作】 将银鱼洗净后用清水浸泡 15 分钟，捞出，沥干水，放热油勺中炸脆；猪肉洗净、切丁，放碗内，放适量生抽、淀粉、精盐、白糖拌匀；青豆洗净后煮至断生待用。炒勺上火，下油烧热，放姜末炝勺，下青豆、胡萝卜丁、肉丁炒熟，烹料酒，用生抽、精盐、淀粉、白糖，香油、胡椒粉对成的调味汁勾芡，炒匀后盛盘内，上放银鱼即成。

【功　效】 味鲜爽口，银鱼香脆。孕妇食用可补充胎儿对钙质的需要，促进骨骼的发育。适宜于胎动不安、流产者食用。

砂仁猪肘

【原　料】 脱骨猪肘 500 克，砂仁 10 克，生姜、葱、精盐、花椒、料酒、香油各适量。

【制　作】 将肘皮刮洗干净，沥干水，用竹签扎满小眼，待用；砂仁洗净，沥干水，捣成碎末；生姜去皮，洗净切片；葱择洗干净，切段。把花椒、精盐入锅炒，倒出晾到不烫手时，在猪肘上反复揉搓，放在陶瓷容器内(忌用金属容器)腌 24 小时，其间多翻几次。将腌好的猪肘子再刮一刮，用清水洗净，沥干水，在肘子上撒上砂仁末，用净布卷成筒形，再用细绳捆紧，盛入容器内，放上姜片、葱头、料酒，置于旺火上蒸 30 分钟，取出，稍晾凉，解去绳布，再次重新卷紧

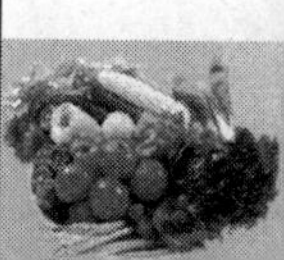

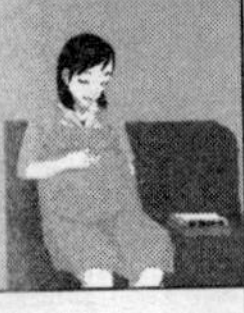

捆上，上屉蒸1小时，取出凉透，解去绳布，及时抹上香油，以免干燥。食用时，剖开切成薄片。

【功　效】 肘肉味咸香不腻。具有温脾止吐，调中安胎的功效。适宜于胎动不安、流产者食用，冬补最佳。

砂仁鲈鱼

【原　料】 鲈鱼1条(约250克)，砂仁、生姜各10克，料酒、精盐、香油、味精各适量。

【制　作】 将砂仁洗净，沥干水，捣成末；生姜去外皮，洗净，切成细丝，待用。将鲈鱼刮鳞、去鳃、除内脏，用清水冲洗净，抹干水分，把砂仁末、生姜丝装入鲈鱼腹中，置于大盘中，再加入料酒、精盐、味精和清水，置蒸锅内蒸至鱼肉熟透，淋入香油，即可吃肉喝汤。

【功　效】 此菜肉细腻，味鲜美。鲈鱼开胃安胎、补肾、舒肝。砂仁，能开胃、增进食欲、止痛安胎。适用于防治脾虚气滞所致的脘闷呕逆、胎动不安等症。

五香炖牛鼻

【原　料】 牛鼻肉500克，桂皮1小块，大茴香1粒，黄酒、生姜、酱油、精盐、白糖、味精各适量。

【制　作】 将生姜去外皮，洗净，切成片。牛鼻肉用沸水烫后，用清水洗去黏液，以刀刮净，加清水和姜片用大火煮沸，撇去浮沫，加入黄酒、桂皮、大茴香、精盐、酱油，转用小火炖至熟烂，再加入白糖、味精，收浓卤汁起锅，冷后切片食用。

【功　效】 此菜肉鲜嫩，味道醇厚。有强腰补肾、安胎的作用。适宜于胎动不安及妊娠腰痛等者食用。

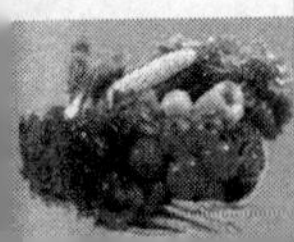

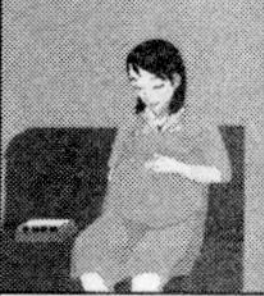

孕妇滋补养胎饮食

艾叶煮鸡蛋

【原　料】艾叶10克，生姜15克，鸡蛋2个。

【制　作】将艾叶去杂质，用清水洗净；生姜去外皮，洗净，切成片。将鸡蛋入锅内加水煮熟，捞出去壳。将艾叶、生姜片与鸡蛋放入锅内，加水同煮30分钟，即可饮汁吃蛋。

【功　效】蛋嫩香，汤微带姜辣味。艾叶能温经散寒、止血安胎。鸡蛋可滋阴润燥、养血安胎。二物相配制成菜肴，具有补脾健胃、滋阴润燥安胎的作用。适用于防治营养不良、胎动不安等。

豆豉蒸猪排

【原　料】猪肋排500克，豆豉30克，葱、姜、白糖、味精各5克，生抽20毫升，精盐8克，花生油10克，香油2克，米醋3毫升，水淀粉适量。

【制　作】将排骨从骨缝处逐条切开，用清水冲洗净，剁成小块；豆豉放入小碗里浸泡5分钟，换水洗净；葱去须及老黄叶，洗净，切成小段；生姜去外皮，洗净，切成细丝。将排骨用豆豉、生抽、精盐、白糖、味精、香油、花生油、水淀粉、米醋拌匀，在上面撒上少许姜丝，装入盘中摊平，上笼用旺火蒸约30分钟，熟透取出，撒上切好的葱段即成。

【功　效】此菜排骨烂香，味道醇厚。有和胃安胎、调补脾胃的功效。特别适用于防治胎动不安、不思饮食等。

南瓜蒂炭拌炒米粉

【原　料】干南瓜蒂50克，米粉500克，白糖适量。

【制　作】将干南瓜蒂洗净，沥干水，放在瓦片上用小火炙成炭，研磨成粉。炒锅置火上，放入米粉，翻炒至熟，加入南瓜蒂粉、白糖拌匀，即可用沸水冲服。

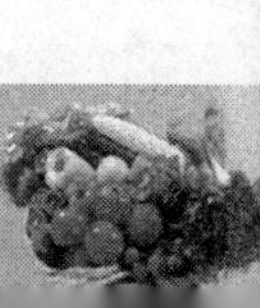

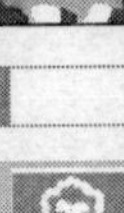

【功　效】 此菜甜香，易消化。米粉有安胎、暖脾胃、消炎的功效。适宜于辅助治疗胎动漏红等症。

枸杞根炖老母鸡

【原　料】 老母鸡1只(约500克)，枸杞根(鲜品)250克，精盐适量。

【制　作】 将老母鸡宰杀，去内脏，洗净；枸杞根洗净，切段。沙锅置火上，放入老母鸡、枸杞根，加入适量清水。用大火煮沸后，改用小火炖3小时至肉熟烂，放入精盐调味即可。

【功　效】 有补肾健脾、养血安胎的作用。适用于防治习惯性流产，症状为阴道少量出血、腰酸耳鸣、气短乏力。

四、调养胎动不安的粥羹

山药固胎粥

【原　料】 山药90克，续断15克，杜仲15克，苎麻根15克，糯米250克，植物油、精盐各适量。

【制　作】 先将续断、杜仲、苎麻根洗净后用干净纱布包好，与山药、糯米一起加适量水同煮粥，煮至粥烂后，去药包，加油盐少许调味。分2次温服，宜常服。

【功　效】 补肝肾，健脾胃，止血安胎。适用于肝肾虚型胎动不安，习惯性流产。

鲤鱼苎麻根粥

【原　料】 活鲤鱼1条(约500克)，苎麻根20～30克，糯米50克，姜、葱、油、精盐适量。

【制　作】 将鲤鱼去鳞、鳃及肠杂，洗净切块，加水适量煎汤。

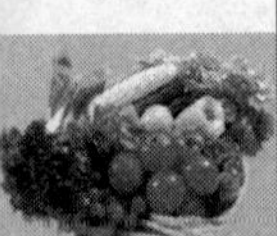

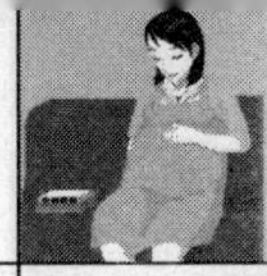

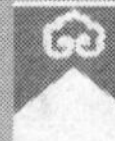

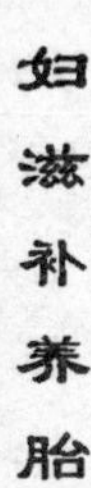

将苎麻根洗净，加水200毫升，煎至100毫升，去渣留汁，入鲤鱼汤中混匀。糯米淘洗干净，加鲤鱼汤及葱、姜、油、盐适量，煮成粥。每日早、晚趁温热服食。

【功　效】　补脾健胃，利水消肿，止血安胎。适用于孕妇腰酸腹痛、阴道少量流血及习惯性流产。

生地糯米粥

【原　料】　鲜生地黄适量，糯米90克。

【制　作】　将鲜生地黄洗净捣汁，取汁90毫升，糯米洗净煮粥，待粥将熟时加入生地黄汁，煮沸后即可。趁温服食，每日2次。

【功　效】　滋阴清热，养血安胎。适用于胎动不安，习惯性流产。

苎麻大枣粥

【原　料】　鲜苎麻根100克，大枣10枚，糯米100克。

【制　作】　先将苎麻根洗净，加水1 000毫升，煎取汁500毫升，加糯米、大枣共煮成粥。每日2次，随意食用。

【功　效】　补血清热安胎。适用于体虚血热之胎动不安。

母鸡茅根粥

【原　料】　黑母鸡1只，鲜茅根60克，精盐适量。

【制　作】　母鸡去肠杂，洗净，与鲜茅根一起放置沙锅内加水适量，炖煮，熟烂时，加精盐少许调味。吃肉喝汤，经常服用。

【功　效】　滋阴清热，养血安胎。适用于血热型习惯性流产。

大枣莲子羹

【原　料】　大枣25克，莲子25克，白糖适量。

【制　作】　大枣与莲子加水煮汤，加白糖调味饮服。日服2

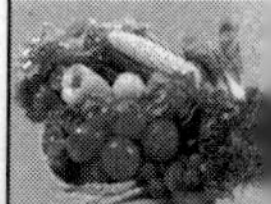

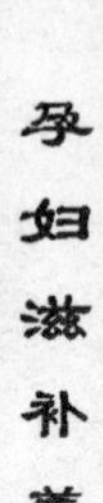

次，可连服7日。

【功　效】 健脾益肾，养血安胎。适用于脾肾不足型先兆流产。

金樱子膏

【原　料】 金樱子100克，蜂蜜200克。

【制　作】 先将金樱子洗净，加水煮熬2小时出汤后，再加水煮。合并4次汤汁，继续煎熬蒸发，由稀转浓，加入蜂蜜拌匀，冷却后，去上沫即可。

【功　效】 补肾益精，益气安胎。适用于脾肾不足型先兆流产。

阿胶粥

【原　料】 糯米100克，阿胶5克。

【制　作】 糯米淘洗干净，加水适量煮粥，待粥将熟时，把阿胶加入粥锅内，边煮边搅匀，视粥稠胶化即可。

【功　效】 滋阴补虚，养血止血，安胎益肺。适用于孕妇胎动不安，先兆性流产。

清热保胎粥

【原　料】 生地黄15克，黄芩10克，白术10克，续断10克，山药25克，粳米100克，甘草3克。

【制　作】 将以上诸药加水煎取汁，粳米淘洗干净，加水适量煮粥，半熟时倒入药汁，调匀再煮，煮熟即可。温热服用，早、晚各1次。

【功　效】 滋阴清热，补气健脾，安胎止血。适用于血热型先兆流产。

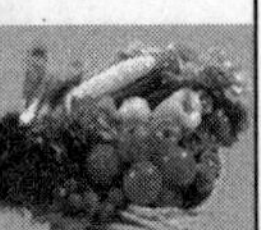

荷叶粥

【原　料】 鲜荷叶1大张，粳米50克，冰糖适量。

【制　作】 鲜荷叶1大张，切小片，加水煎取药汁约200毫升，去荷叶渣后再加入粳米50克，冰糖适量，再加水如常法煮粥，粥熟即可食用。一般每日服2次，夏令时尤宜。

【功　效】 清热凉血，补中益气。适用于先兆流产，血热吐衄，暑热烦渴。

柏叶粥

【原　料】 侧柏叶50克，粳米50克，白糖适量。

【制　作】 侧柏叶加少许水捣烂，绞取汁。粳米淘洗干净，加水常法煮粥，至粥稠时，加入侧柏叶汁及白糖适量，再煮一二沸即可。每次1碗，早、晚服用。

【功　效】 清热凉血，止血安胎。适用于胎动不安、流产者食用。

苎麻粉粥

【原　料】 苎麻根粉15克，粳米50克。

【制　作】 苎麻根洗净、晒干，磨成细粉，再将粳米加水如常法煮粥，粥将熟时，加入苎麻粉，边调匀边煮，粥熟后稍凉即可服用。早、晚食用。

【功　效】 清热解毒，止血安胎。适用于胎动不安，先兆性流产，尿血。

黑豆糯米粥

【原　料】 黑豆30克，糯米60克，白糖少许。

【制　作】 将黑豆、糯米分别洗净。沙锅置于火上，放入黑

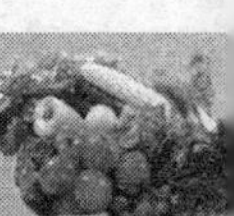
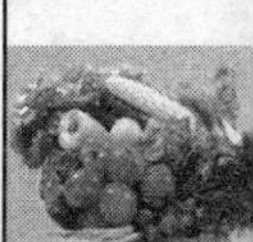

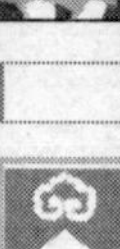

豆、糯米，加入适量清水，用大火烧沸后，改用小火煮至豆熟烂，加白糖调味即可。

【功　效】此粥滑润，甜香。有补肾益气、养血安胎的功效。适用于防治脾肾虚弱引起的先兆流产，症状为妊娠期腰部酸胀，小腹下坠，或阴道流血、头晕耳鸣、神疲乏力等。

莲子糯米粥

【原　料】莲子250克，糯米150克。

【制　作】将莲子浸泡后去皮、心；糯米淘洗干净。锅置火上，加适量清水，放入莲子煮熟，捣成泥，然后加入糯米中，加适量清水，熬成粥即可。

【功　效】具有健脾益气、养血安胎作用。适用于防治脾肾虚弱型先兆流产。

糯米山药粥

【原　料】生山药50克，川续断、杜仲、苎麻根各25克，糯米100克。

【制　作】将川续断、苎麻根、杜仲放入锅中，加适量清水，煎汤，去渣取汁；糯米淘洗干净，山药捣碎。锅置火上，放入药汁、糯米、山药共煮，先用大火烧沸，后用小火煮至粥熟即成。

【功　效】有固肾益气、安胎的作用。适合于习惯性流产、先兆流产并脾肾亏损者食用。

党参杜仲糯米粥

【原　料】党参、杜仲各30克，糯米100克，精盐少许。

【制　作】将党参、杜仲洗净，装入纱布包，扎好；糯米淘洗干净。锅置火上，加适量清水，放入糯米、药包共煮成粥，去药包，放入精盐调味即可食用。

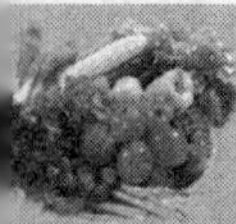

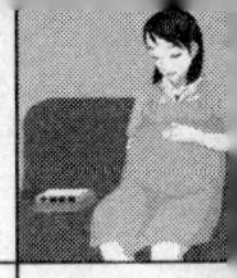

【功 效】 此粥润滑黏稠。党参有补肾益精、养血润燥的作用,与补肝肾、安胎的杜仲及糯米共煮成粥,具有补肾益气、安胎的作用。适用于肾虚引起的习惯性流产。

莲子山药粥

【原 料】 莲子肉、山药各60克,糯米、白糖各适量。

【制 作】 将莲子肉、山药洗净;糯米淘洗干净。锅置火上,放入适量清水,下入莲子肉、山药、糯米同煮,至莲肉、糯米熟烂时调入白糖,稍煮即可。

【功 效】 具有固精补血安胎的作用。适用于防治先兆流产、习惯性流产,症状为腰酸腹坠、阴道流血、头晕无力等。

竹茹阿胶粥

【原 料】 青竹茹30克,阿胶10克,粳米50克,白糖适量。

【制 作】 粳米淘洗干净;竹茹洗净,放入锅内,加适量清水,煎煮,去渣取汁,阿胶放入汁中烊化。锅置火上,放入适量清水,下粳米煮粥,粥快熟时对入药汁、白糖,稍煮即成。

【功 效】 此粥有养血止血、清热安胎的功效。适用于防治妊娠胎损下血。

黄芪白术红糖粥

【原 料】 黄芪30克,白术10克,糯米100克,红糖15克。

【制 作】 将黄芪、白术放入清水中浸泡,换水洗净;糯米淘洗干净,用清水浸泡2小时后捞出,沥干,待用。锅置火上,放入适量清水、黄芪、川芎,锅加盖,用文火煮半小时,去渣留汁。把糯米倒入药汁内,用大火煮沸,改用小火熬煮至粥成,加入红糖调味,即可食用。

【功 效】 具有补气安胎、和血止痛的功效。适用于防治气

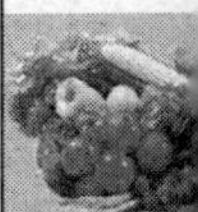

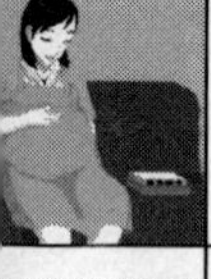

虚胎动、小腹疼痛、倦怠无力等症。

菟丝子红糖粥

【原　料】 新鲜菟丝子60克，粳米100克，红糖适量。

【制　作】 先将菟丝子放入清水里泡15分钟，换水洗净，捣碎，直接放入沙锅内，加入适量清水，置于火上，煎30分钟后去渣取汁，待用。把粳米淘洗干净，放入洗净的煮锅内，加菟丝子汁和水，用大火煮沸，后改用小火煮30分钟，待粥将成时，加入红糖调味，稍煮片刻即成。

【功　效】 此粥甜糯，黏稠。具有补肝肾、益精、明目、安胎的功效。非常适宜于孕妇食用，可辅助治疗胎动不安。

鸡蛋阿胶粥

【原　料】 鸡蛋5个，阿胶30克，糯米100克，精盐、熟猪油各适量。

【制　作】 将鸡蛋打入碗内，用筷子顺一个方向搅散；糯米淘洗净，用清水浸泡1小时，待用。锅置火上，放入适量清水，用大火烧沸后加入糯米，待再沸，改用小火熬煮至粥成，放入阿胶，淋入鸡蛋液，搅匀，两沸后加入猪油、精盐调味，再次煮沸即成。

【功　效】 具有养血安胎的作用。适用于防治胎动不安、小腹坠痛、胎下血、先兆流产等症，是孕妇安胎保健佳品。

艾叶粳米粥

【原　料】 陈艾叶6克，鸡蛋1个，粳米50克。

【制　作】 艾叶拣去杂质，洗净，晾干，切碎，置沙锅或不锈钢锅内，加水400毫升，浸泡1小时，再将生鸡蛋放入锅内。锅置大火上煮沸，待鸡蛋熟时，将蛋壳敲破，换用小火煎30分钟，取出鸡蛋，用双层纱布滤过汤汁，得药汁约60毫升。粳米淘洗干净，置沙

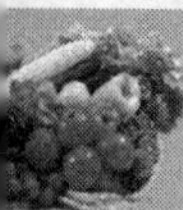

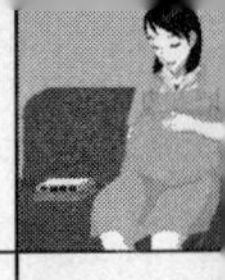

锅内，加水600毫升，先用大火煮沸，后用小火煎熬，待米熟时加入艾叶药汁，再煮至粥稠即成。

【功　效】　具有温经散寒、止血安胎的作用。适用于防治习惯性流产、先兆流产及以虚寒为主的病症，如屡次怀孕，屡次流产，或妊娠早中期阴道少量出血，血色淡，下腹部隐痛，有下坠感，腰部酸痛，伴有肢体冷寒、面色晦暗等。

【宜　忌】　阴虚血热者不宜服用。

鲈鱼大米粥

【原　料】　鲈鱼肉250克，大米100克，生姜丝10克，精盐、味精、胡椒粉、香油各适量。

【制　作】　鲈鱼肉去皮，洗净，切成薄片，放入碗内，加少许精盐、味精、姜末，拌匀稍腌。大米淘洗干净，直接放入煮锅内，置于旺火上，加清水适量，煮至米烂开花时，放入鱼片煮至鱼熟，再放入精盐、味精、香油，撒上胡椒粉，稍煮片刻即成。

【功　效】　具有益脾胃、强筋骨、安胎补中作用。适宜于胎动不安、流产者食用。

五、调养胎动不安的面点

阳春面

【原　料】　鸡蛋面条100克，鸡蛋1个，青蒜苗3棵，香油5克，精盐2克，味精1克，高汤适量。

【制　作】　鸡蛋磕入碗内搅匀。炒锅上火烧热，用洁布在锅内抹一层花生油，倒入蛋液摊成蛋皮，取出切成细丝；蒜苗洗净，切成2.5厘米长的段。锅置火上，加水烧沸，下鸡蛋面条煮熟捞出盛在碗内，撒上蛋皮丝、青蒜段。将高汤倒入炒锅中烧沸，撇去浮沫，

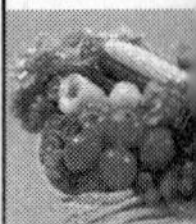

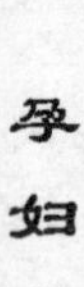

加精盐、味精调味，再淋上香油，浇在面条上即成。每日早、晚餐作主食食用。

【功　效】 此面汤清味鲜，清淡可口，营养丰富。具有养心安神、滋阴润燥、益脾安胎的作用。适宜于孕妇肠胃功能失常，胎动不安，燥咳等症者食用。

五色豆沙包

【原　料】 精面粉 500 克，鸡蛋黄 3 个，豆沙馅 250 克，青梅 50 克，白糖 100 克，熟猪肉 20 克，面肥 50 克，碱面适量。

【制　作】 将 350 克面粉放入盆内，加入面肥及清水和成面团，待面发起后加碱揉匀，其中 2/3 掺入熟猪油揉匀，另外 1/3 的面团备用。蛋黄打散，加入面粉 150 克、白糖 100 克及上述备用的一块面团，揉成黄色面团，稍饧。将白面团放案板上，揉成条，擀成长方形面片，黄面团也擀成同样大小的片，盖在白面片上，然后从一端卷起成卷，揪成 20 个剂子，逐个按扁，包入豆沙馅，揉成圆球形。再用小刀片在圆球的周边斜着转划五、六刀，呈斜平行裂口。用手指在圆球中心按出凹形小窝，将青梅切成 20 个小薄片，分别放入凹窝中，码入屉内，蒸 15 分钟即成。每日早餐食用。

【功　效】 色泽艳丽，香甜可口。此包有养心安神、止惊安胎的功效。适宜于胎动不安、流产者食用。

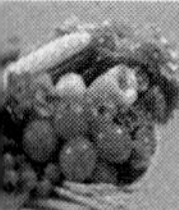

第十二章 妊娠高血压综合征的饮食调养

一、妊娠高血压综合征的相关知识

妊娠高血压综合征是孕妇特有的疾病，一般发生在妊娠 20 周以后，这种病的主要症状是水肿、血压高、蛋白尿，过去称之为妊娠中毒症。

妊娠高血压综合征，一般认为与内分泌有关，主要是与肾素—血管紧张素—醛固酮—前列腺素系统功能失调有关。

为了预防妊娠高血压综合征，每个孕妇都应在妊娠 6 个月后定期到医院去做产前检查，测量血压，检查小便。在平时，孕妇要密切注意是否出现水肿，有无头痛，体重是否增加。如果发现低压超过 90 毫米汞柱(12.0 千帕)，同时出现较重水肿，有剧烈头疼、眩晕、呕吐、视力模糊、胸闷等症状时，要及时到医院检查治疗。

妊娠高血压综合征发展到严重的阶段可发生子痫，或合并心力衰竭、肾衰竭等，孕妇可出现头痛、抽风、视物不清甚至失明，对胎儿影响极大，使胎儿有缺氧、窒息等危险。

(一)妊娠高血压综合征的常见病因

(1)年轻初孕妇及高龄初孕妇。

(2)家族中有高血压或肾炎、糖尿病病史，和(或)本人有高血压、慢性肾炎、糖尿病。

(3)体形矮胖者，即体重指数[体重(千克)/身高(米)的平方]＞24 者。

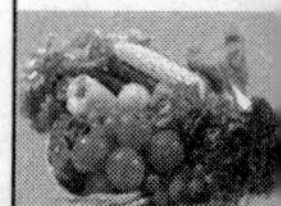

(4)子宫张力过高(如多胎妊娠、羊水过多、葡萄胎等)者。

(5)经济条件差,营养不良,重度贫血者。

(6)对妊娠恐惧,精神过分紧张或受刺激者。

(7)寒冷季节或气温变化过大,气压升高时发病增多。

(8)胰岛素抵抗,能够独立增加未产妇女发生妊娠高血压的风险。

(9)家族倾向。如孕妇母亲曾有妊娠高血压综合征,其本人发病机会增多。

(二)妊娠高血压综合征的日常保健

妊娠高血压综合征分为轻度、中度和重度(包括先兆子痫)三类。无论哪一类,都要进行治疗和处理。

轻度高血压综合征患者,只要适当减轻工作,注意适当休息和充分睡眠就可以控制和减轻。睡眠时取左侧位姿势,使子宫向左移,可减少对血管的压迫,改善胎盘的血液循环。在饮食方面,要补充足够量的蛋白质、钙和铁的食物,如排骨汤、猪肝等,多吃蔬菜和水果。另外,孕妇一定要按预约看门诊,如果有头晕、恶心、呕吐、阴道出血等情况,应立即去医院治疗。

患有中度或重度高血压综合征的孕妇必须住院治疗,以保证孕妇和胎儿健康。

因此,妊娠 20 周以后的孕妇,必须每 2 周化验 1 次尿蛋白,量血压等,30 周以后应每周检查 1 次,直至分娩为止。应注意做好以下保健措施:

(1)产前检查:早期发现和控制病情,体型肥胖、高龄孕妇、贫血和患有慢性高血压、慢性肾炎和糖尿病者发生妊娠高血压综合征的机会增加,应提高警惕。

(2)左侧卧位:妊娠中、后期睡眠姿势应少取仰卧位而多取左侧卧位,这样既可减轻子宫对后面大血管的压迫,又可纠正妊娠子

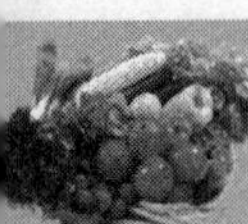

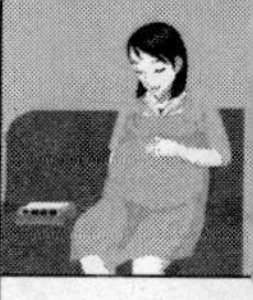

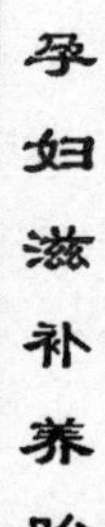

宫的右旋右偏，对预防和减轻血压升高、增加尿量（不易水肿）十分有益。

(3)注意饮食营养：注意摄入足够的蛋白质、蔬菜、维生素和铁质，营养不良的孕妇妊娠高血压综合征患病率增加。食盐不必严格限制，但要吃得偏淡，水肿明显时应限制盐的摄入。

(4)补充钙质：妊娠后半期经常补充些口服钙剂（如葡萄糖酸钙片、乳酸钙片、活力钙或乐力胶囊等），不但有利于胎儿生长、减少孕妇肌肉痉挛（小腿抽筋），而且对预防和减轻血压升高有好处。

(5)避免孕期过度劳累和精神情绪的紧张和创伤：原有慢性高血压、肾病、糖尿病等慢性血管性病变的妇女，孕期应控制这些原发病以预防和减轻可能会出现的妊娠高血压综合征；孕期出现不明原因的头痛、恶心、呕吐和胸闷等症状时，要想到先兆子痫的可能，应立即去医院检查；一旦发生子痫抽搐，应立即用牙垫（如用网片等外用清洁纱布）垫入口中上下牙齿间以防舌咬伤，同时维持头偏向一侧，以防呕吐物吸入气管引起窒息，急送医院过程中注意防止因抽搐而坠跌损伤。

（三）妊娠高血压综合征的预防措施

预防妊娠高血压综合征，应从怀孕后就开始。其预防措施有下列几项。

(1)定期产前检查：这是能及早发现妊娠高血压综合征最主要的方法。因为在每次检查中医生都会测量血压，检验尿液及称体重，同时检查孕妇是否有腿、脚部水肿现象。如有异常马上发现，可及早控制病情发展。

(2)生活要有规律：孕妇过度劳累和休息不好，是发生高血压的诱因。

(3)饮食要均衡：孕妇要吃新鲜鱼、瘦肉、豆类及豆制品、奶类及奶类制品、小鱼、蔬菜和水果，少吃辛辣有强烈刺激的调味品，避

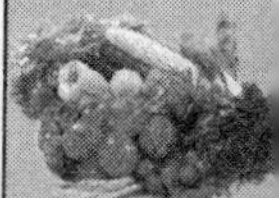

免过多摄入动物性脂肪及糖类，以免体重过重。

(4)适量参加运动：孕妇要经常参加散步、做操、游泳及去森林中散步，可愉悦和放松心情，并增加抵抗力，防止血压升高。

(5)避免体重过重：孕妇每周增加体重应控制在500克之内，若超过500克，身体发胖或出现水肿，应马上请医生诊断，以利于控制体重。

(6)睡眠取左侧位：孕妇睡眠左侧位，可使子宫不压迫脊柱边的大血管，使得下肢大静脉血管正常回流到心脏，因而可预防水肿发生。

(四)妊娠高血压综合征者宜少吃盐

孕期营养过剩有可能使母体及胎儿出现许多并发症。孕妇在妊娠期间摄入营养过多，会使脂肪贮存增加、细胞代谢异常、细胞外间隙增大，出现以水肿、高血压、尿蛋白为主要症状的妊娠高血压综合征。所以，临床上常将孕妇体重增加超过13千克作为妊娠高血压综合征的高危因素。营养过剩还会造成孕妇血糖过高。营养过剩的孕妇，胎儿往往过大。胎儿过大容易发生早破水、胎位不正、自然分娩困难、手术率增高，产生出血、感染、产道损伤、伤口愈合不良等。同时，胎儿宫内缺氧，新生儿产伤如颅脑损伤、肢体骨折等发生率也增加，新生儿死亡率增高。

营养过剩使孕妇发胖，体重增长过多还会加重孕妇的心脏负担、肝脏负担，分娩后体重到孕前水平的时间会延长等。我国目前产妇死亡率为0.488‰，其中主要是因妊娠高血压综合征所致；另一原因就是“巨大儿”造成难产，引起产后大出血。

孕妇易患水肿和高血压。因此，人们主张妊娠期应少吃盐，特别是在妊娠期最后几个月内，应该忌盐。事实上，一点盐都不吃是毫无道理的，对孕妇也并非全有益，只有适当少吃些盐才是必要的。如果孕妇有某些疾病，可根据医生要求才可不吃盐或少吃盐。比如以下几种情况：患有某些与妊娠有关的疾病(心脏病或肾病)

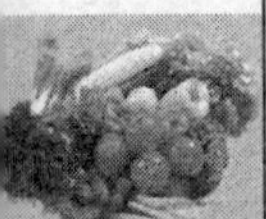

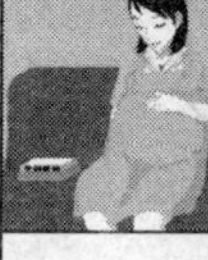

时，孕妇必须从妊娠一开始就忌盐。

孕妇体重增加过度，特别是发现水肿、血压增高，有妊娠中毒症状者忌食盐。

所谓忌食盐，就是每天不得吃超过 1.5～2.0 克氯化钠。正常进食每天可摄入 8～15 克氯化钠，其中 1/3 由主食提供，1/3 来自烹调用盐，1/3 来自其他食物。多吃一些无咸味的提味品，可使孕妇逐渐习惯忌盐饮食，如新鲜番茄汁、无盐醋渍小黄瓜、柠檬汁、米醋、香菜、洋葱、香椿等。

(五)妊娠高血压者需改变食物的烹调加工方法

高血压孕妇要少吃盐，饮食清淡无咸味会引起食欲下降，这对孕妇营养的摄入不利，如果把饭菜做得使孕妇喜欢食用，又不多摄入盐是烹调加工中要注意的事。

(1)可在菜肴做熟后，在表面洒 1～2 滴酱油，可提高口味，而摄入钠不多。

(2)也可用其他不含钠的调味品，如香油、米醋、白糖、柠檬汁等，把食物做成香味、甜味、酸味，也可提高食欲。但妊娠高血压患者不宜食用刺激性调味品，如辣椒、芥末、生姜等。

(3)多吃新鲜食物，因为食物有鲜美味，即使不调味也会增进食欲。如吃新鲜番茄、黄瓜、生菜等，营养丰富。

(六)妊娠高血压综合征者的膳食原则

(1)限制总热能，控制体重增加:使之在标准范围内。尤其是肥胖者应节食减肥。体重增加，对原发性高血压治疗非常不利。

(2)供给蛋白质要适量:以每日饮食中蛋白质含量以每千克体重 1 克为宜。若并发肾功能不全，血中尿素氮、肌酐增高，则应限制蛋白质摄入量。高血压患者补充蛋白质应选用大豆蛋白较好，因其能降低血清胆固醇，还能降低脑卒中的患病率。

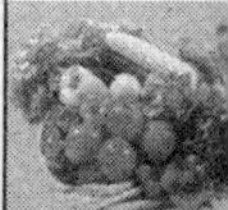

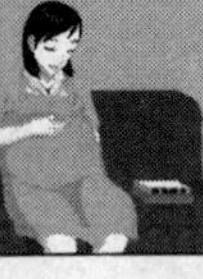

(3)多食用新鲜蔬菜和新鲜水果：它们富含维生素C和胡萝卜素及纤维等，有利于心肌代谢，改善心肌功能和血循环，还可促使胆固醇排出，控制高血压的发展。如无其他疾病，可供给富有纤维素的粗饮食，并注意增加含有维生素C、B族维生素、维生素E多的食品。这些维生素可以防止因高血压而导致的动脉粥样硬化。

(4)多选用保护血管和降血压、降血脂的食物

①降血压的食物。芹菜、胡萝卜、番茄、荸荠、荠菜、马兰头、茼蒿菜、茭白、菊花、西瓜、海参、蜂王浆、黄瓜、木耳、海带、香蕉等。

②降血脂的食物。山楂、大蒜、洋葱、海鱼、绿豆等。

此外，草菇、香菇、平菇、黑木耳、银耳等蕈类食物对防治高血压有较好的效果。

(5)限制食盐：无论妊娠高血压病的轻重如何，只要有高血压病，则必须注意采用低盐饮食，一般都应将每日饮食中的食盐限制在4克左右。食盐可以引起高血压病，高血压病患者限制食盐的摄入是极其重要的。万万不可轻视低盐饮食对高血压病的作用。

(6)适时补钾：妊娠高血压病患者的饮食在限制食盐摄入量的同时，还应注意补钾。钾对心肌细胞有保护作用，还有预防中风的作用。补充足量的钾，可使钠的排出量增加而使血压下降。

(7)尽量食用植物油：忌用动物油烧菜，少吃肥肉，以免血脂增高，诱发动脉粥样硬化。

(8)控制饮食：孕前较胖或孕期体重增加过快的孕妇，应适当控制饮食，少吃甜零食，以助血压和血脂下降。

二、调养妊娠高血压综合征的汤饮

鱼头木耳汤

【原　料】 草鱼头1个(约350克)，水发木耳、油菜各50克，

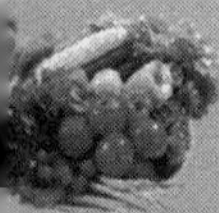

冬瓜 100 克。熟猪油 100 克，精盐 10 克，味精 2 克，白糖 10 克，胡椒粉 1 克，料酒 25 毫升，葱段、姜片各 10 克，花生油适量。

【制　作】 将鱼头刮净鳞、去鳃片，洗净，在颈肉两面各划两刀，放入盆内，抹上精盐；冬瓜切片；油菜片薄片；木耳择洗干净。炒锅上火，倒少许油滑锅，放入猪油 100 克，把鱼头沿锅边放入，煎至两面呈黄色时，烹入料酒，加盖略焖，加白糖、精盐、葱段、姜片、清水，用大火烧沸，盖上锅盖，用小火煨 20 分钟。待鱼眼凸起，鱼皮起皱纹，汤汁呈乳白色而浓稠时，放入冬瓜、木耳、油菜，加味精、胡椒粉，烧沸后出锅装盆即可。

【功　效】 此汤鲜嫩甜香，清淡味美，含有丰富的优质蛋白质、脂肪、多种维生素和多种无机盐，钙、铁、维生素 E、烟酸等含量也丰富。适宜于妊娠高血压综合征者食用。

竹荪芙蓉鸡蛋汤

【原　料】 水发竹荪 15 克，鸡蛋清 2 个，料酒、精盐、味精、胡椒粉、清汤各适量。

【制　作】 将水发竹荪洗净，切去头尾，剖开，切成段，下沸水锅中焯透，捞出。蛋清放入小碗内，用筷子搅匀，加入清汤、精盐、料酒再搅匀，入笼蒸 20 分钟取出。清汤入锅烧沸，下入竹荪、精盐、味精、胡椒粉调好口味，浇入蛋清小碗内即成。

【功　效】 此汤鲜香清淡，微辣。竹荪营养丰富，是高蛋白质低脂肪的保健食品。含有 16 种氨基酸，其中谷氨酸的含量高达 1.76%，并且含多种无机盐和维生素。具有大补之功，还有减肥、降压作用，可辅助治疗高血压。适宜于妊娠高血压患者食用。

牛肉薏仁汤

【原　料】 牛肉 250 克，薏苡仁 30 克，白鲜皮 30 克，精盐适量。

【制　作】 将白鲜皮装入纱布袋，扎紧袋口。牛肉洗净，切成

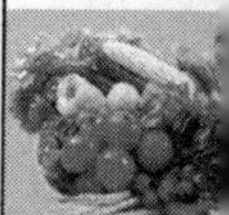

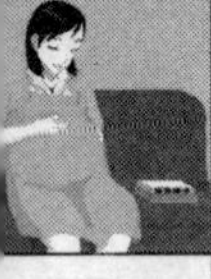

小块。薏苡仁淘洗干净，与纱布袋一同放入沙锅内，加适量清水，用大火烧沸后转用小火慢炖至牛肉熟烂，去纱布袋，加入精盐调味即成。

【功　效】 益气健脾，利湿消肿。适用于脾虚湿阻型妊娠高血压综合征者食用。

【宜　忌】 习惯性流产、胎动不安者少用慎用薏苡仁。

鲤鱼黑豆干姜汤

【原　料】 鲤鱼1条，黑豆30克，干姜15克，生姜皮、味精、精盐各适量。

【制　作】 将鲤鱼去鳞及内脏，洗净。将黑豆、干姜洗净后与鲤鱼同入锅中，加适量水，另加生姜皮、味精同煮至豆烂鱼熟，再加精盐即可。

【功　效】 温阳补肾利水。适用于肾虚水泛型妊娠高血压综合征者食用。

桂附鲫鱼汤

【原　料】 肉桂3克，制附片10克，薏苡仁20克，赤豆30克，鲫鱼250克，姜片、精盐、味精各适量。

【制　作】 将鲫鱼剖洗干净，与洗净的肉桂、制附片、薏苡仁、赤豆同入沙锅，加适量水，另加姜片、精盐，煨煮至薏苡仁、赤豆熟烂，再加味精即成。

【功　效】温阳补肾利水。适用于肾虚水泛型妊娠高血压综合征者食用。

【宜　忌】 习惯性流产、胎动不安者少用慎用薏苡仁。

海蜇皮荸荠汤

【原　料】 海蜇皮100克，荸荠200克，玉米须250克。

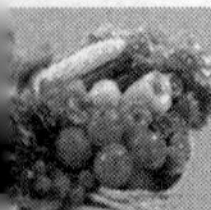

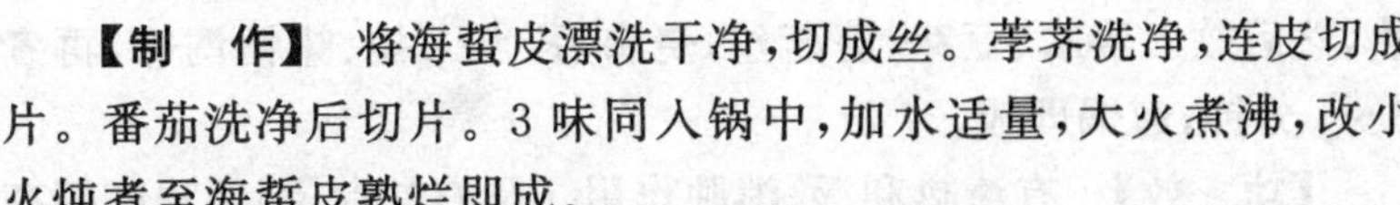

【制　作】 将海蜇皮漂洗干净，切成丝。荸荠洗净，连皮切成片。番茄洗净后切片。3 味同入锅中，加水适量，大火煮沸，改小火炖煮至海蜇皮熟烂即成。

【功　效】 滋阴平肝。适用于阴虚肝旺型妊娠高血压综合征。

甲鱼菊花滋阴汤

【原　料】 甲鱼 1 只，菊花 15 克，生地黄 24 克，精盐、味精各适量。

【制　作】 将甲鱼剖杀，洗净，切成 1 厘米见方的块，与洗净的菊花、生地黄一同放入沙锅内，加适量水，用大火煮沸，转用小火炖 2 小时，加精盐、味精调味即成。

【功　效】 滋阴平肝降压。适用于阴虚肝旺型妊娠高血压综合征。

【宜　忌】 习惯性流产，胎动不安者慎用。

鸭肝菊花汤

【原　料】 鸭肝 50 克，夏枯草 10 克，菊花 10 克。

【制　作】 鸭肝洗净切片。夏枯草和菊花洗净。3 味入沙锅加适量清水，煎煮 20 分钟后拣出菊花和夏枯草。

【功　效】 滋阴平肝降压。适用于阴虚肝旺型妊娠高血压综合征。

黄豆芽蘑菇汤

【原　料】 黄豆芽 250 克，鲜蘑菇 50 克，猪油、精盐、味精各适量。

【制　作】 将黄豆芽放入清水中去壳，用水冲洗干净；蘑菇放入水中，加盐浸泡 30 分钟，洗净，切成丝。锅置火上，放入猪油烧

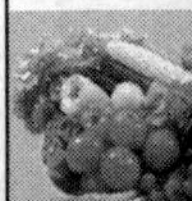

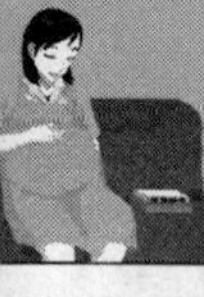

热，然后放入清水、豆芽、蘑菇丝，烧沸后，点入盐、味精调味，再煮3～4分钟，起锅即成。

【功　效】 有清热利湿、消肿作用。孕妇常食，可防治妊娠高血压综合征、妊娠水肿。

三、调养妊娠高血压综合征的菜肴

腐竹银芽黑木耳

【原　料】 腐竹150克，绿豆芽、水发黑木耳各100克。花生油20克，香油5克，精盐5克，味精2克，水淀粉15克，姜10克，黄豆芽汤200毫升。

【制　作】 将腐竹放入盆内，倒入沸水盖严，浸泡至无硬心时捞出，切成3厘米长的段。姜切成末。绿豆芽择洗干净，放开水内焯一下捞出。黑木耳择洗干净。炒锅上火，放油少许烧热，下姜末略炸，放入绿豆芽、黑木耳煸炒几下，加黄豆芽汤、精盐、味精，倒入腐竹，用小火慢炖3分钟，转大火收汁，用水淀粉勾芡，淋香油，盛入盘内即成。

【功　效】 此菜色泽美观，味鲜汁浓，含有丰富的蛋白质、脂肪、糖类和钙、铁、锌、硒等多种营养素。适宜于妊娠高血压综合征者食用。

鸡胗炒芹菜

【原　料】 鸡胗200克，芹菜250克。淀粉10克，花生油40克，酱油10毫升，精盐1克，料酒10毫升，白糖5克，味精1克。

【制　作】 将鸡胗撕去内里黄皮（鸡内金），洗净，切成薄片。将淀粉放入大碗内，加入酱油、料酒、白糖及少量的水，调成稠糊，再将切好的鸡胗片放入糊内，拌匀。将芹菜削去根，择去叶，洗净，

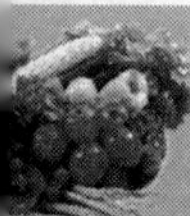

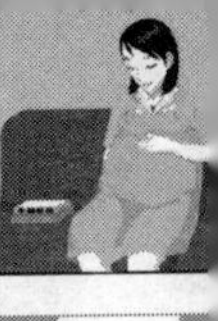

切成3厘米长的段，放入沸水中烫一下，捞出，用凉水冲凉，控净水。锅置火上，烧热后倒入花生油，待油热冒烟时，放入鸡胗片，迅速炒散，待鸡胗片变色时，放入芹菜段，翻炒几下，加入精盐、味精，炒匀装盘即成。

【功　效】 鲜嫩清香，含有丰富的蛋白质、维生素和无机盐等多种营养素。还具有降压、利尿功效。适宜于妊娠高血压综合征者食用。

玉米须炖乌龟

【原　料】 活乌龟1只，玉米须100克，精盐、葱白、姜片、黄酒各适量。

【制　作】 将乌龟放入冷水锅中，盖好锅盖，用大火烧沸，捞出，去龟版，除去内脏，斩掉头、脚，剥皮去尾，切成小块。玉米须洗净，装入纱布袋，扎紧袋口，与龟肉一同放入沙锅内，加入黄酒、精盐、葱白、姜片和适量清水，用大火烧沸后转用小火煨炖2小时左右，注意加水，以防烧干，待龟肉熟烂后离火，去纱布袋即成。

【功　效】 滋阴平肝，利尿降压。适用于阴虚肝旺型妊娠高血压综合征。

菊花炒鱿鱼

【原　料】 菊花(鲜品)100克，鲜鱿鱼300克，料酒10毫升，西芹菜50克，生姜5克，大葱10克，精盐3克，味精2克，植物油35克。

【制　作】 将菊花撕成瓣，洗净；鲜鱿鱼切2厘米宽、3厘米长的块；西芹洗净，切3厘米长的段；姜切片，葱切段。将炒锅置武火上烧热，加入植物油，烧六成热时，加入姜、葱爆香，下入鱿鱼，炒至变色，加入料酒，西芹、菊花、精盐、味精，炒熟即成。

【功　效】 此菜清热明目，调养脏腑，解毒。适用于妊娠高血

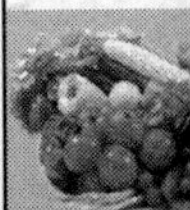

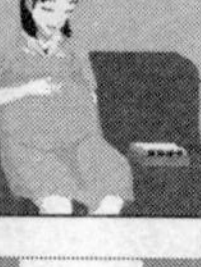

压，或暑热、目赤、女子崩中等症。

玉竹炒猪肝肾

【原　料】 玉竹 50 克，猪肝 100 克，猪腰子 2 个，黄酒 20 毫升，鸡蛋 1 个，精盐 10 克，酱油 10 毫升，生粉 20 克，白糖 10 克，生姜 10 克，大葱 15 克，蒜 10 克，植物油 50 克，西芹 100 克。

【制　作】 将玉竹洗净煮熟，切成 3 厘米长段；猪肝洗净切薄片；猪腰子去臊腺（白色筋膜）切花；姜切丝，葱切段，西芹切成 3 厘米长段。白糖、生粉、鸡蛋同腰花、肝片拌匀备用。炒勺置武火上烧热加入植物油 50 克，煸香葱、姜，加入猪肝、腰花、黄酒、精盐翻炒，肝腰变色后加入西芹炒熟即成。

【功　效】 此菜滋阴降压，补肝补肾。适宜于妊娠中毒、血压升高者。

苦瓜炖文蛤

【原　料】 苦瓜 250 克，文蛤 500 克，精盐、黄酒、大蒜泥、生姜汁、白糖、香油各适量。

【制　作】 将苦瓜洗净去子，放入沸水锅中焯透，捞出浸入凉水，待浸出苦味后切片。将文蛤洗净放入锅中，煮至壳张开，捞出去壳、去内脏，下油锅炸，加生姜汁、黄酒、精盐拌匀。将苦瓜片铺在锅底，蛤肉放在上面，加入生姜汁、黄酒、精盐、大蒜泥、白糖和适量清水，炖至蛤肉熟透入味，淋上香油即成。

【功　效】 此菜清热平肝。适宜于妊娠高血压患者食用。苦瓜中含有苦瓜苷、多种氨基酸。食用前盐腌后，可除去大部分苦味。苦瓜富含维生素 C（每 100 克鲜瓜含有 84 毫克），在瓜类中居首位。

海蜇皮拌芹菜

【原　料】 芹菜 250 克，水发海蜇皮 80 克，小海米 15 克，精

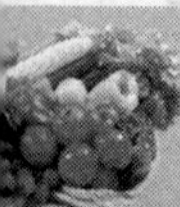

盐 2 克，白糖 5 克，味精 1 克，米醋 5 毫升。

【制　作】　芹菜洗净，去叶，除粗筋，切成 3 厘米长的段，在开水中焯一下，沥干。将海米泡好，海蜇皮切成细丝。将芹菜、海蜇皮、海米及泡海米的水一起拌匀，然后加入调料，拌匀即成。

【功　效】　此菜平肝降压。适用于妊娠高血压者或肥胖、便秘者食用。芹菜中含有芹菜苷、佛手苷内酯、有机酸、挥发油等。挥发油等。挥发油中含有 a-芹子烯及旱芹特有的丁基苯肽、多种含内酯的苯肽衍生物，而且芹菜中还含有较多的纤维素，可促进肠蠕动，有利于通便，对防治便秘有一定作用。

黄豆芽炖鲫鱼

【原　料】　新鲜鲫鱼 400 克，黄豆芽 200 克，水发海带 100 克，花生油、精盐、味精、黄酒、大葱、生姜、高汤各适量。

【制　作】　将新鲜鲫鱼去鳞和鳃，取出内脏洗净，在鱼身两侧斜切成十字花刀，放入沸水中烫一下，捞出，控净水。将黄豆芽洗净，控去水。海带洗净，切成 3 厘米长、0.5 厘米宽的粗丝。葱洗净切成段。姜洗净切成块，用刀拍一下。锅置火上，倒入花生油，油热后放入葱段、姜块炸一下，添汤，放入黄酒。汤开时把鱼、黄豆芽、海带丝放入。再烧开后改用小火炖 15 分钟，捡去葱段、姜块，撇去浮沫，加入精盐、味精，出锅即可。

【功　效】　此菜汤鲜味美，下奶佳品。适宜于妊娠高血压综合征者食用。

清炖木耳香菇

【原　料】　香菇 50 克，木耳 25 克，料酒、精盐、葱段、姜片、胡椒粉、熟猪油、鸡汤、味精各适量。

【制　作】　将香菇、木耳分别用清水泡发，去杂洗净，泡发水过滤澄清留用。将料酒、精盐、姜片、葱段、猪油、香菇、木耳同放入

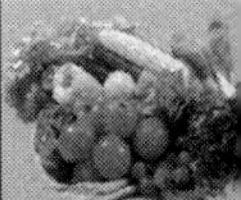

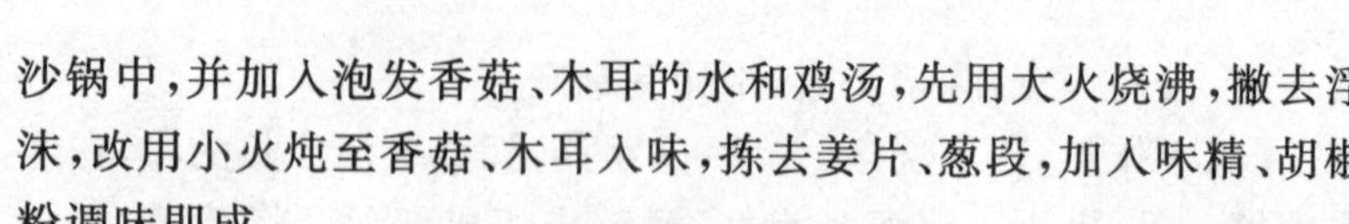

沙锅中，并加入泡发香菇、木耳的水和鸡汤，先用大火烧沸，撇去浮沫，改用小火炖至香菇、木耳入味，拣去姜片、葱段，加入味精、胡椒粉调味即成。

【功　效】　此菜滑润清香，微有香辣味。木耳与香菇均为高级天然滋补之山珍。木耳有抗高血压、抗癌、抗冠心病等作用；香菇营养更加丰富，有抗癌、抗血管硬化、降压、改善肾功能的作用。适宜于妊娠高血压综合征者食用。

芦笋莲珠

【原　料】　罐头芦笋 250 克，罐头玉米 150 克，鲜莲子 100 克，火腿末 5 克，精盐、味精、水淀粉、鸡油、豆芽汤各适量。

【制　作】　将芦笋切成段，下锅加清水、味精、精盐烧几分钟，捞出，沥干水，分三行排在盆内。鲜莲子去黄衣，捅去莲心，和玉米同时下锅，加入豆芽汤、精盐、味精，待烧至入味后，用水淀粉勾芡，加鸡油推匀，淋在芦笋上，撒上火腿末即成。

【功　效】　芦笋含冬酰酶、芦丁、甘露聚糖、胆碱、精氨酸、叶酸、核酸、胡萝卜素、维生素 C、蛋白质、钙、铁等，是一种具有丰富营养成分的抗癌与延年益寿保健食品。它对高血压、心动过速、膀胱炎等疾病有明显的辅助治疗效果。玉米有调中、开胃、利尿作用。莲子有利尿、降压等作用。适宜于妊娠高血压综合征者食用。

酱香茄子

【原　料】　茄子 750 克，猪瘦肉 100 克，豆瓣酱 50 克，料酒、白糖、水淀粉、花生油、味精、鲜汤各适量。

【制　作】　将茄子切去两头，去皮，切成 5 厘米长的手指条；猪瘦肉洗净，切丝。锅置火上，放入花生油，待油烧至六成热时，将茄子倒入油锅中，炸干水分，捞出沥去油。锅内留少量底油，将肉丝下锅炒散，放入豆瓣酱，炒至肉呈红色时，放入茄子炒匀，烹料

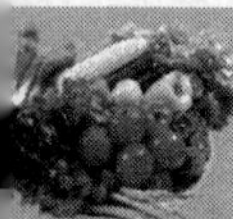

酒，加汤、白糖、味精炒匀，用水淀粉勾芡，出锅装盘即成。

【功　效】 此菜酥软，鲜嫩，味美。茄子有清热解毒、利尿、降血压的作用，猪肉能滋补肾阴、滋养肝血。此菜适宜于妊娠高血压综合征者食用。

荠菜炒双丁

【原　料】 荠菜 100 克，荸荠 75 克，水发香菇 50 克，植物油 50 克，精盐、味精各适量。

【制　作】 荠菜择洗干净，切成末；荸荠去皮，香菇洗好，分别切成丁。锅置火上，加入植物油烧热，倒入双丁，加入精盐翻炒至快熟时，放入芥菜末再炒几下，加入味精炒匀即成。

【功　效】 此菜中的荠菜是防癌、抗高血压的保健食品。还含胆碱、多种必需氨基酸、蛋白质、脂肪、粗纤维、胡萝卜素、维生素 B_1、维生素 B_2、烟酸、钙、磷、铁等。具有清热止血、平肝明目、和脾利水作用。适宜于妊娠高血压综合征者食用。

草菇冬瓜球

【原　料】 新鲜草菇 250 克，冬瓜 300 克，虾仁 15 克，鸡汤 250 毫升，黄酒、葱、姜、精盐、味精、淀粉、香油各适量。

【制　作】 将草菇去根，洗净，一切两开，放入沸水中焯透，捞出即用冷水过凉，沥净水。冬瓜去皮、瓤，修成直径 2 厘米的圆球，放入沸水中焯透，捞出沥净水；虾仁用温开水泡开，洗净后备用；葱切段，姜切片。炒锅置旺火上，放鸡汤、黄酒、葱段、姜片，烧沸后拣出葱段、姜片，撇去浮沫，然后放入冬瓜球、草菇、虾仁，烧沸后用精盐、味精调好口味，用淀粉勾芡，起锅装入盘内，淋上香油即可。

【功　效】 此菜鲜嫩，脆滑，清香。草菇含丰富的蛋白质、脂肪、还原糖、纤维素、磷、钙、铁，每 100 克鲜草菇含维生素 C 206.27 毫克；还含有包括 8 种必需氨基酸在内的 17 种氨基酸，具

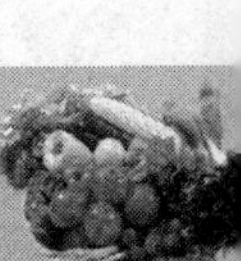

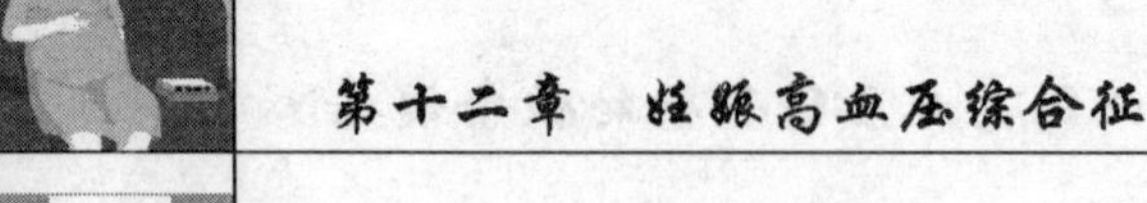

有补脾益气、清暑热、降血压等作用。冬瓜可清热解毒、利尿消肿、止渴除烦。适宜于妊娠高血压综合征者食用。

四、调养妊娠高血压综合征的粥羹

芹菜粥

【原　料】 芹菜150克，粳米100克，精盐适量。

【制　作】 将芹菜择洗干净，切碎；粳米淘洗干净。锅置火上，放入清水、粳米，煮至粥将成时，加入芹菜、精盐。续煮至粥成。

【功　效】 此粥清香可口。有清热、利尿、降压的功效。适宜于妊娠高血压综合征者食用。

菊花大枣糯米粥

【原　料】 鲜菊花60克，糯米150克，红糖15克，大枣4枚。

【制　作】 将菊花洗净，撕成瓣；糯米淘洗干净，去泥沙；大枣去核，洗净；红糖切成屑。将糯米、大枣放入锅内，加水800毫升，置武火烧沸，再用文火炖煮35分钟，加入鲜菊花、红糖即成。

【功　效】 此粥清热解毒，平肝降压。适用于女子妊娠高血压综合征、头痛、眩晕、目赤等症。

当归玉米粥

【原　料】 当归头10克，大枣4枚，玉米150克，红糖15克。

【制　作】 将当归头润透，切片；大枣去核，洗净；玉米碾碎成细粒，红糖切成屑。将当归、大枣、玉米同放锅内，加水800毫升，置武火上烧沸，再用文火煮30分钟，加入红糖即成。

【功　效】 调中和胃，降血脂，补气血。适用于女子气血不足之胎位不正、小便不通、高血压、高血脂等症。

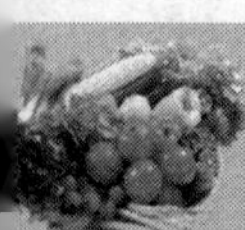

天冬玉竹蜂蜜粥

【原　料】 天冬 15 克,玉竹 20 克,蜂蜜 30 克,大米 150 克。

【制　作】 将大米淘洗干净;玉竹洗净,切成 3 厘米长段;天冬洗净。将大米、玉竹、天门冬放入锅内,加水 800 毫升,置武火上烧沸,再用文火煮 40 分钟,放入蜂蜜烧沸,拌匀即成。

【功　效】 此粥滋阴清热。适用于女子妊娠高血压,或口疮等症。

百合绿豆粥

【原　料】 百合 20 克,绿豆 30 克,大米 150 克。

【制　作】 将大米淘洗干净;百合洗净,绿豆去泥沙,洗净。将大米、绿豆、百合放入锅内,加水 1 000 毫升。把锅置武火上烧沸,再用文火炖煮 50 分钟即成。

【功　效】 此粥清热解毒,利水利尿。适用于妊娠高血压或妇女保健。

芹菜坤草鸡蛋粥

【原　料】 芹菜 150 克,益母草 20 克,鸡蛋 2 个,姜丝、香油、精盐、味精各适量。

【制　作】 芹菜除去根叶,洗净切碎;益母草洗净,装于纱袋中,扎紧袋口;鸡蛋去壳,打散。粳米淘净,加水 1 000 毫升,大火烧沸后,转用小火熬至粥将成时,加入芹菜和药纱袋,熬至菜熟粥成,取出药纱袋,下鸡蛋液、姜丝、精盐、味精,淋香油,调匀。

【功　效】 此粥平肝理气,活血调经。适用于女子气郁不畅而致妊娠高血压。

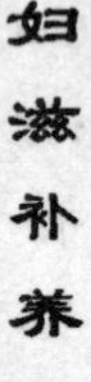

第十三章　妊娠小便淋痛的饮食调养

妊娠期间出现以尿频、尿急、淋漓涩痛为主要症状者，称为妊娠小便淋痛，又称为子淋。西医学见于妊娠期合并泌尿系感染或结石。

一、妊娠小便淋痛的相关知识

(一)妊娠期易患泌尿系感染的原因

妊娠早期，孕妇输尿管就可能有扩张和蠕动迟缓的改变，到妊娠后期子宫明显增大，并常向左旋转，就会加重右侧输尿管的扩张和扭曲，管内就会蓄积大量的尿液，很易感染输尿管，引发泌尿感染症。

另外，妊娠后期尿道分泌物明显增多，这些分泌物有带菌可能，外阴部又常不干净，这也是引起下尿道感染的原因之一。

为防治尿路感染，孕妇可适当多喝水，促进排尿，减少细菌的感染。另外，还要常用温开水洗外阴，防止尿道感染。

(二)妊娠小便淋痛的膳食原则

(1)饮食宜清淡：刺激性食物如辛辣燥热之品，应尽量避免，以免助湿生热，加重病情。忌烟、酒。

(2)日常多饮温开水：以加速排泄，使湿热从小便而去。

(3)少食盐或盐渍的食物：如咸鱼、咸菜、咸蛋等，因含钠较多易促进水分潴留引起水肿。

(4)食物中应富于蛋白质：如猪瘦肉、鱼、鸡蛋等，植物性主要为豆制品。同时，多吃新鲜蔬菜、水果，有助于消化和大便通畅。

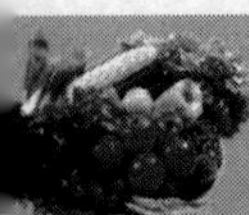

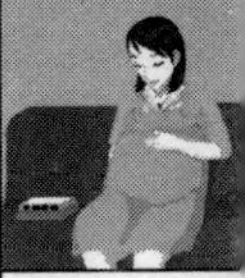

二、调养妊娠小便淋痛的汤饮

竹笋西瓜皮鲤鱼汤

【原　料】 鲤鱼1条(约750克),鲜竹笋500克,西瓜皮500克,眉豆60克,精盐、生姜、大枣各适量。

【制　作】 竹笋削去硬壳,再削老皮,切片,水浸1天。鲤鱼去鳃、内脏(不去鳞),洗净。眉豆、西瓜皮、生姜、大枣(去核)洗净。把全部材料放入沸水锅内,武火煮沸后,文火煲2小时,调味供用。

【功　效】 汤鲜味美,蛋白质、维生素A、B族维生素、钙、铁、锌、硒等营养素含量丰富。适宜于妊娠小便淋痛者食用。

玉米须猪肚汤

【原　料】 猪肚500克,白茅根、玉米须各60克,大枣10枚,精盐、淀粉、胡椒粉各适量。

【制　作】 猪肚去净肥脂,切开,用精盐、淀粉搓擦,用水冲洗,放入沸水锅煮15分钟,取出在冷水中冲洗;白茅根、玉米须、大枣(去核)洗净。把全部材料放入沸水锅内,武火煮沸后,文火煲3小时,调味供用。

【功　效】 此汤香甜可口,可提供丰富的蛋白质、铁、锌、硒等多种营养素,但维生素C含量低,注意从其他膳食中补充。适宜于妊娠小便淋痛者食用。

鲫鱼笋汤

【原　料】 鲫鱼1条(约250克),鲜蘑菇、竹笋片各25克。黄酒20毫升,葱5克,姜2克,精盐3克,味精2克,植物油适量。

【制　作】 将鲫鱼宰杀、去鳃鳞、内脏、洗净,用黄酒、精盐腌

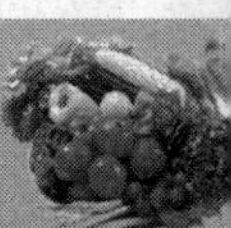
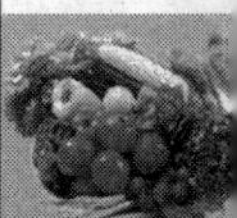

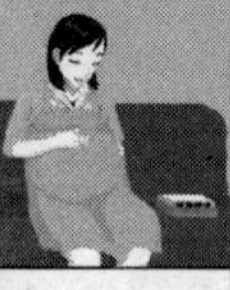

渍10分钟。油锅上火烧热，爆香姜片，下笋片、蘑菇片，加适量水，待沸后放入鲫鱼，加精盐、味精调味，焖煮30分钟，撒上葱花。

【功　效】 汤味鲜美，营养丰富，优质蛋白质、钙、硒等含量尤为丰富。适宜于妊娠小便淋痛者食用。

四物鳖汤

【原　料】 鳖1只，当归10克，枸杞子、人参各25克，大枣10枚，料酒250克，精盐适量。

【制　作】 将鳖活杀去内脏洗净、切块。将鳖肉放入炖锅，加清水煮沸。将当归、枸杞子、人参、大枣放入汤内，加料酒、精盐，以文火炖煮约1小时即成。

【功　效】 本品具有清热祛湿，通阳散结之功效。适宜于妊娠小便淋痛者食用。

竹叶车前饮

【原　料】 淡竹叶、车前子各30克，甘草10克。

【制　作】 将以上3味药加水适量，煎汁去渣。

【功　效】 清热泻火通淋。适宜于心火亢盛、妊娠小便淋痛者饮用。

五汁饮

【原　料】 鲜芦根、白梨、荸荠、鲜藕、鲜麦冬、冰糖各50克。

【制　作】 将鲜芦根洗净，剁碎煎汁去渣取汁；白梨削皮，去核，榨汁；荸荠洗净，去皮，榨汁；鲜藕去皮、节，榨汁；鲜麦冬洗净，榨汁。将五种汁混匀，调入冰糖即成。

【功　效】 清热生津，凉血止血，止呕利尿。适用于妊娠期黄疸热淋，小便短赤者。

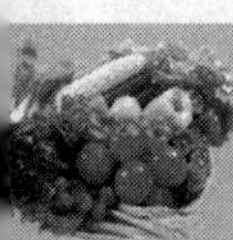

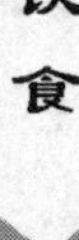

荠马汤

【原　料】　荠菜、马齿苋各 100 克，精盐，米醋，芝麻适量。

【制　作】　将荠菜、马齿苋加适量水煎汤，放入精盐、米醋、香油调味。

【功　效】　清热解毒，利水止血。适用于淋浊，血热出血，以及妊娠期间湿热下注突感尿频，尿急，尿道涩痛，灼热，小便黄赤，甚者小便点滴而出，小腹拘急，胸闷，腹胀，口干不欲饮，纳呆，舌质红，苔黄腻，脉滑数。

小蓟汤

【原　料】　小蓟、马兰根各 15 克。

【制　作】　将小蓟、马兰根加水 1 000 毫升煎汁，去渣取汁。

【功　效】　清热解毒，去瘀消肿，凉血止血。适用于妊娠期湿热下注小便淋痛，有血尿者。

二鲜饮

【原　料】　鲜藕、鲜茅根各 120 克。

【制　作】　将鲜藕洗净切片，鲜茅根洗净切碎，放入沙锅内，加适量水，大火煮沸后，改小火煮 15 分钟，去渣取汁。

【功　效】　清热解毒，凉血止血，利湿通淋。适用于妊娠期湿热下注之小便淋痛。

鲜藕葡萄生地饮

【原　料】　藕汁、生地黄汁、葡萄汁各 10 毫升，蜂蜜 20 毫升。

【制　作】　将藕汁、生地黄汁、葡萄汁混合，蜂蜜调匀即可。

【功　效】　清热解毒，利湿通淋。适用于妊娠期湿热下注之小便淋痛。

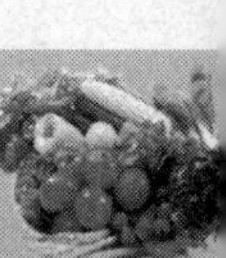

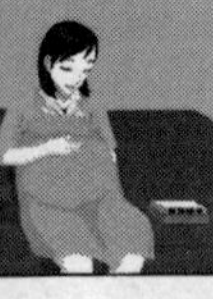

灯芯花苦瓜汤

【原　料】灯芯花6～6扎，鲜苦瓜150～200克，香油、精盐各适量。

【制　作】将苦瓜切开去瓤和子，洗净，与灯芯花一起煮汤，油、盐适量调味。

【功　效】清暑除热，清心降火，利尿通淋。适用于妊娠期小便短赤，暑天烦渴，小便淋痛者。

三、调养妊娠小便淋痛的菜肴

素炒绿豆芽

【原　料】绿豆芽200克，酱油10毫升，食用油10克，米醋3毫升，精盐、味精各适量。

【制　作】将豆芽去壳、根、须，洗净。锅置火上，放油烧热，放入豆芽，用大火快炒，至将熟时加入酱油、米醋，再急炒几下，放精盐、味精调味即成。

【功　效】此菜清淡可口，脆嫩。适宜于妊娠小便淋痛者食用。

【说　明】绿豆芽含蛋白质、脂肪、糖类、多种维生素、胡萝卜素、烟酸、维生素C、纤维素等，尤其维生素C的含量较为丰富。常吃绿豆芽可防治维生素缺乏引起的病症，如舌疮口炎、夜盲症、坏血病等，还具有清暑热、调五脏、通经脉、解诸毒、利尿除湿的作用。孕妇可常食，以防治维生素缺乏。

荔荷蒸鸭

【原　料】肥鸭1只，猪瘦肉60克，火腿15克，鲜荔枝150克，鲜荷花1朵，料酒、姜片、葱白、精盐、味精各适量。

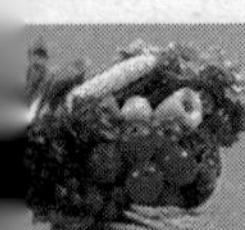

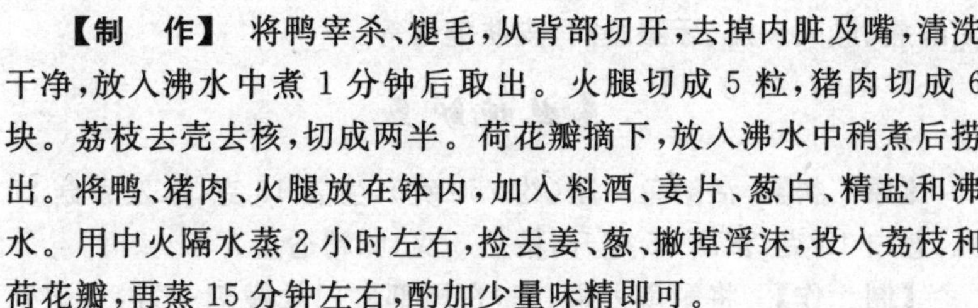

【制　作】 将鸭宰杀、煺毛，从背部切开，去掉内脏及嘴，清洗干净，放入沸水中煮 1 分钟后取出。火腿切成 5 粒，猪肉切成 6 块。荔枝去壳去核，切成两半。荷花瓣摘下，放入沸水中稍煮后捞出。将鸭、猪肉、火腿放在钵内，加入料酒、姜片、葱白、精盐和沸水。用中火隔水蒸 2 小时左右，捡去姜、葱、撇掉浮沫，投入荔枝和荷花瓣，再蒸 15 分钟左右，酌加少量味精即可。

【功　效】 本品具有益胃消肿，补气健脾之功能。适用于妊娠小便淋痛者食用。

鲫鱼炖豆腐

【原　料】 鲫鱼 3 条，豆腐 1 千克，鸡蛋 2 个，酱油 15 毫升，料酒 20 克，精盐 12 克，花生油 100 克，青蒜、水淀粉各适量。

【制　作】 鲫鱼开膛洗净，取其中两尾鱼，剔下鱼肉，片去皮，用刀背砸成细泥。豆腐砸成泥，葱切少许葱段，姜切少许姜末，少许姜片，青蒜择洗干净切成末。葱段、姜片放入碗中加入料酒、清水略泡片刻，把汁倒入鱼泥肉，将鱼泥搅散成稀糊，用箩过一遍。再把豆腐泥和鱼泥和在一起调匀，加入蛋清搅匀。然后取一长方盘，先抹上油，把拌好的豆腐鱼泥倒入盘内，约摊 11 毫米厚（如无盘可用屉布，四周用木条架起亦可），上笼用中火蒸透，取出切成 3 厘米宽、4 厘米长的条，放入盆内，用凉汤加入精盐泡上。锅烧热注入花生油，把剩下的鱼放入两面略煎一下（用油略炸一下亦可），倒入漏勺。锅内放油，下花椒炸出香味，放入豆瓣酱（剁细）炒透，加汤、酱油、精盐、味精、料酒、葱花、姜末，放入鱼，等鱼烧入味，用手勺在锅内把鱼搅烂，用小眼漏勺把鱼骨捞出，再用箩把汤过一遍。把过好的鱼汤倒入锅内上火，把豆腐条沥掉汤轻轻推入锅内，用小火慢慢烧，待汤快要收干时，用少许水淀粉勾芡，撒上青蒜末，用手勺轻轻推匀，装在盘内即可。

【功　效】 此豆腐鲜嫩，味浓厚。适用于妊娠期肠胃湿热、小

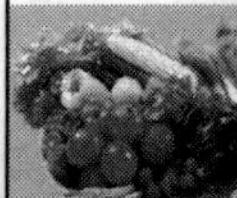

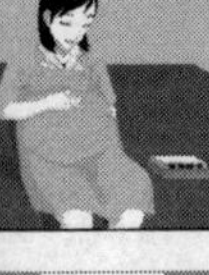

便淋痛、风火头痛、牙龈肿痛、皮肤疮毒等。

姜丝炖鲈鱼

【原　料】 活鲈鱼1尾(约750克),生姜15克,水发香菇25克,葱白15克,黄酒15毫升,精盐5克,味精适量。

【制　作】 将鲈鱼去鳞、鳃,在尾部肛门处横刻一刀,从该处掏出内脏,洗净,鱼身两侧均剞上宽4厘米的刀纹,放在汤盆中。将香菇切成宽1厘米的片;生姜洗净切丝;葱白洗净,切成长约3厘米的段,备用。锅内放鱼,把香菇片、生姜丝分别排在鱼身上,葱段分放在鱼头、鱼尾两处,然后加水500毫升,黄酒、精盐、味精装好,加锅盖,用大火炖20分钟取出,拣去葱段即成。

【功　效】 汤色浅黄,鱼肉鲜美,细嫩清甜,味道醇香,清鲜可口,有健脾利水的功效。适宜于妊娠小便淋痛者食用。

旱莲茅根炖猪肉

【原　料】 墨旱莲、白茅根各30克,猪瘦肉100克,精盐适量。

【制　作】 猪瘦肉切小块,洗净;墨旱莲、白茅根加水适量,煎汁去渣;药汁加瘦肉煎煮,肉熟烂时加精盐调味。

【功　效】 养阴润燥,清热利尿,凉血止血。适用于妊娠期血热妄行所致的各种出血,小便淋浊疼痛者。

地锦草煮肉

【原　料】 鲜地锦草150克,猪瘦肉200克,精盐、味精各适量。

【制　作】 将上两味加水1 000毫升煮至肉熟,加精盐、味精调味即成。

【功　效】 滋阴润燥,清热解毒,利湿通淋。适用于妊娠期湿热下注之小便淋痛者。

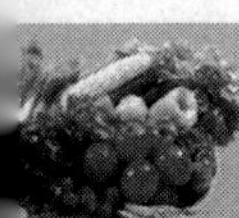

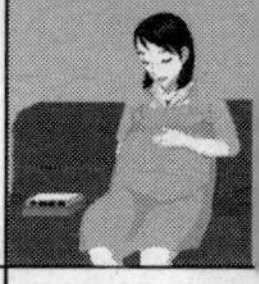

桑寄生芦根煲鳝鱼

【原　料】 鳝鱼3～5条，芦根30克，桑寄生60克，香油、精盐各适量。

【制　作】 鳝鱼去肠杂，与芦根、桑寄生一起加清水适量煮汤，以香油、精盐少许调味。

【功　效】 滋阴清热，祛湿利尿，养血安胎。适用于妊娠小便淋痛。

四、调养妊娠小便淋痛的粥羹

竹叶粥

【原　料】 竹叶鲜者30～45克（干品15～30克，或淡竹叶30～60克），石膏30克，粳米100克，白砂糖适量。

【制　作】 先将竹叶或淡竹叶洗净，同石膏加水适量煎汁，去渣取汁，加入粳米煮成粥。

【功　效】 养阴泻火，利尿通淋。适用于妊娠期心火偏亢小便淋痛者。

熟地小蓟粥

【原　料】 熟地黄20～30克，小蓟10～15克，粳米100克，冰糖适量。

【制　作】 先将熟地黄、小蓟煎汁去渣，与粳米同煮成粥，调入冰糖。

【功　效】 滋阴清热，补血安胎，凉血止血。适宜于妊娠小便淋痛者食用。

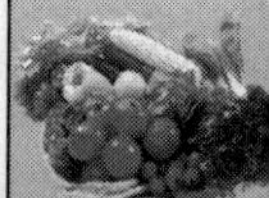

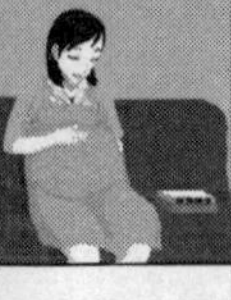

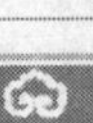

第十四章　妊娠感冒的饮食调养

一、妊娠感冒的相关知识

妊娠妇女是流行性感冒的易感人群，其发病较非孕妇女高。临床上出现头痛、鼻塞、流涕、喷嚏、恶寒、发热等为主要症状。如患轻度流感时，一般预后良好。如感染严重，则可能引起流产、胎儿死亡及孕妇并发肺炎等严重后果。中医学称之为妊娠感冒。

中医学认为，感冒的病因，主要是感受风邪所致，或是风热之邪，或是风寒之邪，多发于气候突变，寒暖失常之时。体质素弱，孕后卫外不固，亦易患感冒。

(一)孕期易感冒的因素

怀孕后，母体的抵抗力减弱，容易使滤过性病毒有机可乘，因而易患感冒。事实上，大多数的孕妇在怀孕期间至少都会感染一次感冒，而叫人烦恼的是，由于孕妇服药要相当小心，不容易治疗也是怀孕期间感冒的特征。

通常来说，滤过性病毒会透过胎盘而进入胎儿的体内，所以一旦妈妈受滤过性病毒感染，胎儿也未必完全受到影响，故不必过度担心。最重要是在怀孕初期(最初 3 个月内)特别注意起居饮食，避免染恙，因为这时是胎儿器官形成的重要时期。一旦到了怀孕中期，胎儿的心脏发育已较稳定，体积逐渐增大且强壮，轻微的感冒对胎儿影响不大。不过，若母亲染上严重的感冒和咳嗽，引致食欲缺乏，便影响胎儿的发育，甚至造成早产。

既然感冒对母体及胎儿会产生不利的影响，孕妇就应好好保

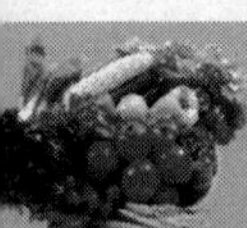

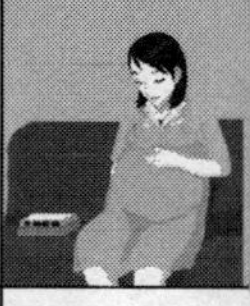

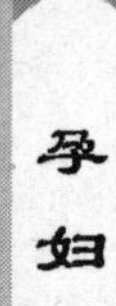

重自己。正常情形下，我们的身体原来就有抵抗力及免疫力，可以消灭由外界入侵的病毒，但在怀孕后，身体容易疲劳、营养不均、压力增加，以及有贫血的倾向，免疫能力便会减低；再加上孕妇容易出汗，以及下半身血液循环不良，全身的体温调节功能受影响，导致易于着凉。

（二）妊娠感冒对胎儿的影响

妊娠期间尤其是妊娠早期，由于孕妇抵抗力较低，很容易患感冒。孕妇患感冒对胎儿不利，有两方面的影响：

一是感冒病毒直接影响。病毒通过胎盘进入胎儿体内，可能引起先天性畸形，如先天性心脏病、唇裂、脑积水、无脑儿等。

二是病毒的毒素及发热可能诱发流产。

一般来说，普通感冒造成以上影响的可能性很小，应与其他病毒感染，如风疹病毒、巨细胞病毒、疱疹病毒等加以区别。

感冒病的治疗上应在医生指导下进行用药，而且到孕中期，应做产前诊断，以便及早发现胎儿可能出现的异常，早加处理。

（三）妊娠感冒的应对措施

孕妇发生感冒后的治疗更要加倍注意，因为有一个对胎儿生长发育的影响问题。

(1)轻度感冒：仅有喷嚏，流涕及轻度咳嗽，则不一定用什么药。只用些克感敏、维生素 C 即可，但是要注意休息，多喝些白开水。必要时也可用感冒冲剂和感冒宁等中成药，一般能很快自愈。

(2)出现高热、剧咳等情况时：则应去医院诊治。退热可用湿毛巾冷敷，或用 40％乙醇擦颈部及两侧腋窝，也可用柴胡注射液。此种情况更要注意多饮水和卧床休息。

(3)高热时间持续长：连续 39℃超过 3 天以上的，病后应到医院做产前诊断，了解胎儿是否受影响。

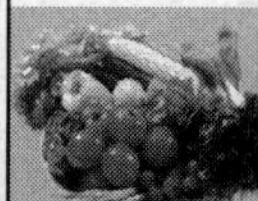

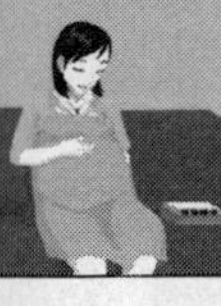

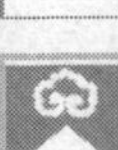

(4)感冒合并细菌感染:应加用抗生素治疗。最重要的是,孕妇应注意日常卫生,杜绝感冒的发生,保证胎儿健全生长。

(四)妊娠感冒的膳食原则

(1)多食新鲜水果及含维生素丰富的食物,多饮白开水,进流质饮食等。

(2)供给足量无机盐,应多食新鲜蔬菜或水果,以补充无机盐,有助于纠正水、电解质失调。

(3)禁食辛辣温燥之品,戒烟、酒(包括被动吸烟)。

(4)忌食油腻、黏滞、酸腥的食物。

(5)补充热能和水分,补充钠盐。感冒孕妇多有高热、咳嗽且出汗多,消耗热能就多,故要注意给予高热能食物。出汗多,就必然随汗液流失一部分钠盐和水分,所以饮食宜偏咸些,适当多饮水,以满足体内需要。增加维生素 C、B 族维生素等水溶性维生素。

(6)补充有清热化痰作用的食物,如各种新鲜蔬菜、梨、橘子等。

(7)食物宜清淡,少量多餐,一餐不能吃得太饱。

二、调养妊娠感冒的汤饮

桑菊薄竹饮

【原　料】 桑叶、菊花各 5 克,苦竹叶、白茅根各 30 克,薄荷 3 克,白糖适量。

【制　作】 将以上诸药配齐,用沸水冲泡,白糖调味。

【功　效】 疏散风热,清肝明目,凉血止血。适用于妊娠期风热感冒。

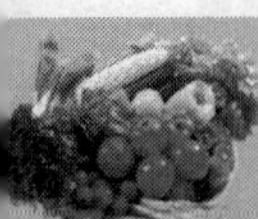

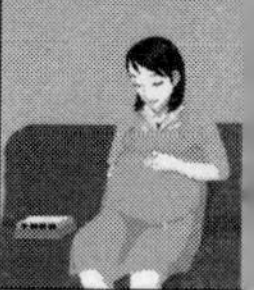

薄荷砂糖饮

【原　料】 薄荷5克,白砂糖适量。

【制　作】 薄荷用沸水冲泡,加入白糖调匀。

【功　效】 疏散风热,清利头目。适用于妊娠期风热感冒。

菊花龙井茶

【原　料】 菊花10克,龙井茶(或一般绿茶)3克。

【制　作】 将菊花,龙井茶叶放茶杯内,冲入沸水,加盖焖片刻即可饮用。

【功　效】 疏风热,清头目。适用于妊娠期外感风热头痛,高血压。

银花饮

【原　料】 金银花30克,山楂10克,蜂蜜250克。

【制　作】 将金银花,山楂放入锅内,加水适量,置武火上烧沸,3分钟后取药液一次,再加水煎熬一次,将两次药液合并,放入蜂蜜,搅拌均匀即成。

【功　效】 辛凉解表,清热解毒。适用于妊娠期风热感冒。

姜糖饮

【原　料】 生姜片15克,葱白适量,红糖20克。

【制　作】 将葱白切成3厘米长的段(共3段)与生姜一起,加水500克煮沸,加入红糖即可。

【功　效】 发汗解表,和中散寒,止呕吐,除湿热。适用于妊娠期风寒感冒,发热头痛,身痛无汗等症。

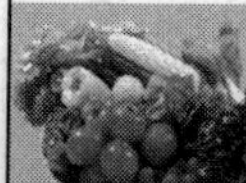

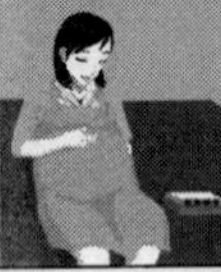

姜糖苏叶饮

【原　料】 苏叶3克，生姜3克，红糖15克。

【制　作】 将生姜、苏叶洗净切成细丝，放入瓷杯内，再加红糖，以沸水冲泡，盖上盖，闷10分钟即成。

【功　效】 解表散寒，和胃止呕，理气安胎。适用于妊娠期风寒感冒；对同时患有恶心、呕吐、胃痛、腹胀等症的胃肠型感冒，则更为适宜。

五神汤

【原　料】 荆芥10克，紫苏叶10克，生姜10克，茶叶6克，红糖30克。

【制　作】 将荆芥、紫苏叶洗净，与茶叶、生姜一并放文火上煎沸，加红糖溶化即成。

【功　效】 解表散寒，和胃止呕，理血安胎。适用于妊娠期风寒感冒者。

黄豆芫荽汤

【原　料】 黄豆10克，芫荽30克。

【制　作】 将黄豆洗净，加适量水煎煮，武火烧沸，改文火煎，15分钟后加入芫荽，再煎15分钟，去渣取汁。

【功　效】 辛温解表，健脾消食，清热解毒。适用于妊娠期风寒感冒。

生姜羊肉汤

【原　料】 生姜60克，羊瘦肉250克，葱白10克，大蒜3克，花椒、胡椒粉、精盐、味精各适量。

【制　作】 将羊肉去筋膜，洗净切成片；生姜洗净切片，葱白

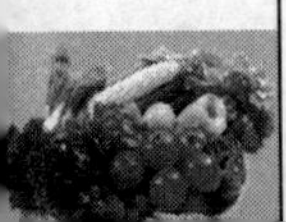

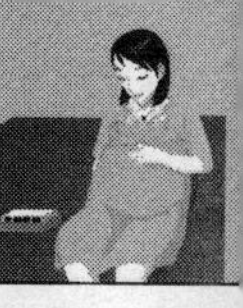

洗净切成段。先将羊肉片用素油炒过,对汤 2 碗(约 1 000 毫升),加其他调料,煮 30 分钟,加食盐适量,至熟烂后即可服食。

【用　法】 吃羊肉喝汤,每日 1 剂,分 2 次服完。服后取微汗为佳,食后避风 2 小时。

【功　效】 辛温发散,益气补虚。适用于妊娠期气虚感冒。

三、调养妊娠感冒的菜肴

金针三丝

【原　料】 金针(黄花菜)100 克,鸡脯肉 100 克、韭菜 50 克,味精、精盐、香油适量。

【制　作】 将金针用热水泡发后切小段,鸡脯肉切丝在沸水锅中氽透(但不能时间长,否则不嫩),韭菜切小段在沸水锅中焯熟。将三件放入盆内,加上味精、精盐、香油调料即可。

【功　效】 本品具有辛凉解表,祛痰利尿之功效。适宜于妊娠感冒食用。

米醋萝卜菜

【原　料】 白萝卜 250 克,米醋适量。

【制　作】 将白萝卜洗净,切片,加米醋浸泡数小时。佐餐食用,每日 1 剂。

【功　效】 辛凉解表,消食解毒。适用于妊娠期感冒风热症。

荷叶粉蒸肉

【原　料】 带皮猪瘦肉 150 克,甜面酱 5 克,粳米粉 50 克,鲜荷叶 2 张,调料适量。

【制　作】 将猪瘦肉洗净,切片,加入甜面酱和调料及粳米粉

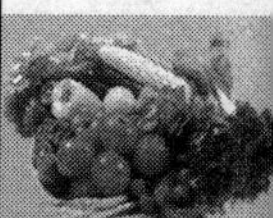

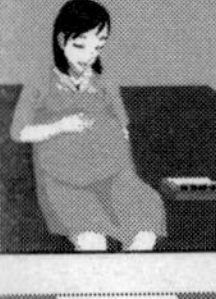

拌匀。用荷叶包好，放在碗里，置蒸笼蒸约1小时至肉熟烂即成。每日1剂，佐餐服食。

【功　效】补气养血，清暑利湿，凉血止血。适用于妊娠体虚感冒，贫血，暑热胸闷。

四、调养妊娠感冒的粥羹

什锦咸粥

【原　料】红萝卜25克，鱼肉25克，姜2片，里脊肉2片，芹菜1株，香菇2朵，粳米100克，香油、精盐、味精各适量。

【制　作】将香菇泡软后切丝，鱼肉切片，红萝卜、里脊肉切丝，芹菜切细末。将粳米洗净煮成粥，再把红萝卜、鱼肉、里脊肉、香菇、姜丝加入锅内续煮。粥熟后，加入精盐、味精、香油、芹菜即可供早晚餐食用。

【功　效】本品具有消暑生津，解毒消肿之功效。适宜于妊娠期感冒者食用。

葱白粥

【原　料】粳米50克，葱白、白糖各适量。

【制　作】将粳米淘洗干净，加水适量煮粥，待粳米将熟时，把切成段的葱白4～5茎及白糖放入再煮至粥稠即可。热服，取微汗；每日1次。

【功　效】解表散寒，和胃补中。适用于妊娠期风寒感冒。

牛蒡子粥

【原　料】牛蒡子15克，粳米50克，冰糖适量。

【制　作】先将牛蒡子洗净，切片，加水200毫升，煎至100

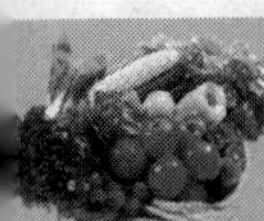

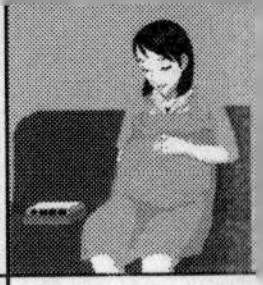

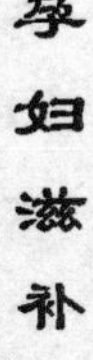

毫升，去渣，加入粳米，再加水 400 毫升，煮至米开花粥稠为度。温热服食，每日 2 次。

【功　效】 疏散风热，清热解毒，健脾和胃。适用于妊娠期体虚感冒。

鸡蛋荸荠粉羹

【原　料】 鸡蛋 3 个，白糖 60 克，湿荸荠粉 75 克，油 15 毫升。

【制　作】 将锅中注入沸水，放上白糖，待溶解后，滤去杂质，候冷却。将鸡蛋打入碗中，加入湿荸荠粉打芡，倒在冷却了的糖水里搅匀。用油起锅，把搅匀的鸡蛋荸荠白糖水倒入锅中，推至如蛋糊形，以熟为度，倾在汤碗里即成。

【功　效】 本品具有发汗解表，气血双补之功效。适用于妊娠感冒者食用。

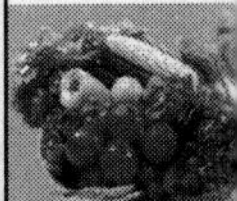

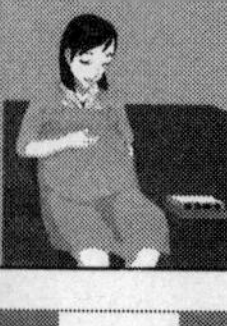

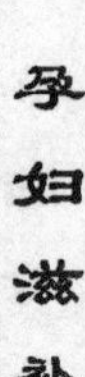

孕妇滋补养胎饮食

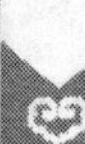

第十五章 妊娠咳嗽的饮食调养

一、妊娠咳嗽的相关知识

妊娠期间出现以咳嗽为主要症状，甚至久嗽不已，称为妊娠咳嗽，中医学称子嗽，见于呼吸道感染、支气管炎、肺炎等病。妊娠咳嗽因孕期特殊生理缘故，一般较平常咳嗽难以痊愈，但其预后大多良好。因其咳嗽发于妊娠期间，故尤须注意胎孕。治疗必须与安胎并举，一些过于降气、豁痰滑利之药应慎用。

（一）咳嗽哮喘妇女的怀孕时机

患哮喘的妇女，哮喘发作时，因呼吸困难会出现一系列缺氧症状，可引起对胎儿供氧不足，给胎儿的生长发育造成障碍，因此不宜怀孕。尤其是患长期性哮喘的妇女，其心肺功能受到严重损害，不能承受妊娠负担，更不适宜怀孕。

患有哮喘但心肺功能正常的妇女，一般情况下可允许怀孕和分娩，对胎儿也没有多大影响。只是在分娩时要采用适当的助产方法，以缩短产程，减轻产妇的负担，保证安全分娩。

（二）孕妇不宜吃杏及杏仁止咳

孕妇咳嗽时应慎用杏仁止咳，因为杏具有热性及滑胎的特性，孕妇应禁食。杏仁中含有有毒物质氢氰酸，氢氰酸是一种毒性较高的毒剂，对人的致死量为人本身体重的百万分之一，为了避免其毒性透过胎盘屏障而影响胎儿，孕妇应禁食杏仁。

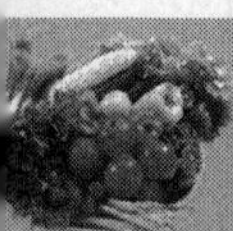

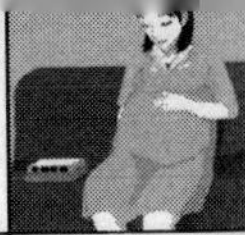

(三)妊娠咳嗽宜多吃秋梨

孕妇感冒咳嗽,食用秋梨可止咳润燥、清热降压。秋梨被誉为"百果之宗",是我国最古老的水果之一。它质脆多汁,清甜爽口,醇香宜人。其性甘寒微酸,有清热利尿、润喉降压、清心润肺、镇咳祛痰、止渴生津的作用,可防治妊娠水肿及妊娠高血压综合征。此外,它还具有镇静安神、养心保肝、消炎镇痛等功效,以及防治肺部感染及肝炎的作用,所以孕妇应多吃秋梨。

(四)妊娠咳嗽的膳食原则

(1)禁食辛辣温燥等刺激性食物。戒烟、酒(包括被动吸烟)。

(2)饮食应清淡,宜多食米粥、汤面等半流质食物。

(3)多食新鲜蔬菜、水果等,这不仅能补充多种维生素和无机盐,而且具有清痰、祛火、利便等功能。忌食油腻、黏滞、酸腥的食物。

(4)应多食止咳化痰、润肺止咳的食物,如秋梨、枇杷、银耳、莲子、冰糖、蜂蜜等。

二、调养妊娠咳嗽的汤饮

西瓜露

【原　料】 西瓜 750 克,白糖 450 克,湿淀粉 75 克。

【制　作】 先将西瓜瓤用刀铲出,弃掉瓜子,将瓜瓤切丁。将锅洗干净,注入沸水,放入白糖,待溶解后用湿淀粉打芡,加入西瓜瓤丁搅匀,倾入汤盆里即成。

【功　效】 本品具有生津止渴,润肺化痰之功效。适宜于妊娠咳嗽者食用。

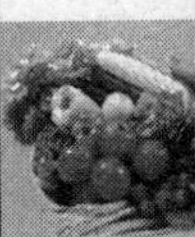

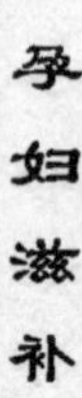
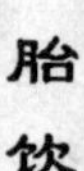

杞子红枣汤

【原　料】 麦芽糖 60 克，枸杞子 30 克，大枣 20 个。

【制　作】 枸杞子、麦芽糖、大枣加清水煮熟服用。

【功　效】 本品具有清肺平喘，化痰止咳之功效。适宜于妊娠咳嗽者食用。

海蜇荸荠汤

【原　料】 海蜇 30 克，鲜荸荠 50 克。

【制　作】 海蜇发好，洗净，切丝，鲜荸荠去泥洗净，切块，加水适量煎汤。食菜饮汤，每日 1 剂。

【功　效】 清热化痰、润肺止咳。适合于阴虚肺燥之妊娠咳嗽者饮用。

萝卜杏仁猪肺汤

【原　料】 白萝卜 500 克，苦杏仁 15 克，猪肺 250 克，生姜 10 克，精盐、大蒜、大葱、酱油、味精各适量。

【制　作】 猪肺洗净放沸水中烫过，汆去血水，切成块备用。白萝卜洗净去皮切片，生姜切碎，2 味同猪肺块一起在食油热锅中煸炒后，加适量清水，置沙锅中武火烧沸，改用文火煨炖，至熟烂后加入调味品服食。吃猪肺、白萝卜，饮汤。每日 1 剂，分 3 次食完，连续服 5～7 日。

【功　效】 清热化痰，止咳安胎。适用于痰火扰肺之妊娠咳嗽者。

浙贝猪肺汤

【原　料】 浙贝母 12 克，鲜芦根 50 克，猪肺 500 克，生姜 10 克，植物油、精盐、大蒜、酱油、大葱、胡椒粉、味精各适量。

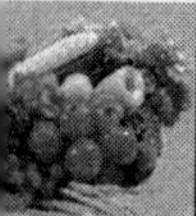

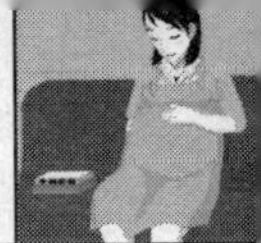

【制　作】　将猪肺洗净，放沸水中烫过，氽去血水，切成小块备用。鲜芦根洗净切碎，放入沙锅加水适量煎煮，去渣取汁待用。生姜切成片、大蒜切碎。锅中放入植物油，猪肺块、生姜、精盐一同煸炒，然后加入适量清水和鲜芦根，用武火烧沸后，改用文火煎煮，至肉熟烂后加入调味品。吃肉喝汤，日服1剂，分3次吃完，5～7日为1个疗程。

【功　效】　清肺化痰，止咳安胎。适合于痰火扰肺之妊娠咳嗽者食用。

浙贝百合汤

【原　料】　浙贝母10克，百合15克，荸荠50克，冰糖末适量，大鸭梨100克。

【制　作】　将荸荠洗净切碎；鸭梨洗净去皮、核，切成片。与浙贝母一同放锅中，加入适量清水和冰糖末，用文火煮沸20分钟即可服用。

【功　效】　吃梨、荸荠饮汤。每日1剂，分2次服完，连服3～5日。清热化痰，生津润肺，止咳安胎。适用于痰火扰肺之妊娠咳嗽者饮用。

款冬花煎

【原　料】　款冬花10克，冰糖60克。

【制　作】　款冬花加水适量煎煮，沸后煎10分钟，去渣取汁，调入冰糖。代茶饮，每日1剂。

【功　效】　生津润肺，化痰止咳。适用于阴虚肺燥之妊娠咳嗽者饮用。

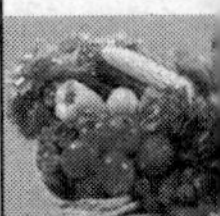

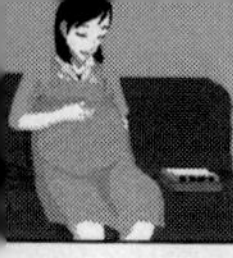

三、调养妊娠咳嗽的菜肴

辣白菜

【原　料】 白菜750克，干红辣椒10克。姜丝10克，精制油40克，白糖5克，白醋5毫升，精盐、味精适量。

【制　作】 将白菜去净老叶，切成约3厘米长、1厘米宽的长条，用盐揉拌均匀，腌上2小时，再挤干水，放入盆中。将干辣椒切成丝。用白糖、白醋、精盐、味精调制成卤汁，倒入白菜，撒上姜丝。将炒锅置中火加热，倒入精制油烧至四成热时，倒入辣椒丝炸出香味，再捞出辣椒丝，将红油浇到白菜上，待半小时后即可食用。

【功　效】 色泽红白相间，味道酸辣爽脆，富含维生素E、维生素C、钙、铁等营养素。适宜于妊娠咳嗽者食用。

奶油扒白菜

【原　料】 净白菜200克，牛奶75克，精盐、葱末、味精各适量，水团粉25克，料酒15毫升，高汤75毫升，熟猪油60克。

【制　作】 将白菜头顺切1厘米宽、12厘米长的条。先用沸水将白菜焯熟，用漏勺控出，过凉，将白菜条理顺，放在平盘中，挤去水。放锅于火上加热，加猪油40克，葱末炝锅，加料酒、高汤、精盐，将白菜下锅，用大火烧至汤汁少时，放味精，用牛奶将水团粉和好勾芡，加猪油(20克)，翻个出锅。

【功　效】 本品具有清肺化痰，清暑利水之功效。

蝙蝠莲藕

【原　料】 白嫩莲藕200克，白糖20克。姜10克，香油10克，米醋、精盐、红辣丁各适量。

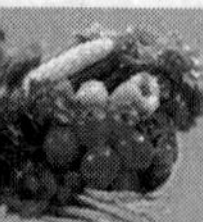

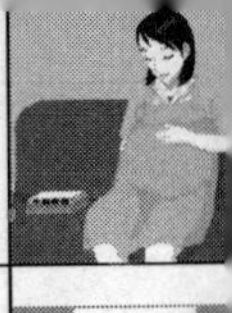

【制　作】 把姜洗净，切成丝备用。将藕洗净，削去边皮成一个长筒形。横刀将藕切成很薄的片且不散开，装入盘中，放精盐、凉开水浸泡使其软化，然后于另一盘内用手将藕片推成蝙蝠形状，眼睛用红辣丁做成。将白糖、米醋、姜丝撒在藕上，腌一段时间淋上香油即可食用。

【功　效】 此菜色白脆嫩，润甜清香，营养全面，含有蛋白质、脂肪、钙、磷、铁、维生素 A、维生素 B_1、维生素 B_2、维生素 C、烟酸，是孕妇夏令佳品。适宜于妊娠咳嗽者食用。

凉瓜焗三黎

【原　料】 宰干净的三黎鱼 300 克，凉瓜 400 克，姜米 1.5 克，蒜蓉 2.5 克，豆豉泥 10 克，精盐 7 克，干淀粉 100 克，植物油 1 500克，黄酒 15 毫升，二汤 300 毫升，味精 5 克，白糖 15 克，深色酱油 12.5 毫升，湿淀粉 40 克，胡椒粉适量。

【制　作】 将三黎鱼斩为日字形件，用精盐 1 克拌匀，拍上干淀粉。炒锅放油烧至六成热，将鱼放入炸至熟，倾在笊篱里。把锅放回炉上，放入料头爆香，烹入黄酒，注入二汤，加入炸熟的鱼和凉瓜，用精盐、味精、白糖调味，用深色酱油调为金红色泽，焗透用湿淀粉打芡，加上胡椒粉和匀，上碟便成。

【功　效】 本品具有化痰止咳，清热润肺之功效，适宜于妊娠咳嗽者食用。

川贝酿梨

【原　料】 川贝母 12 克，雪梨 6 个，糯米 100 克，冬瓜条 100 克，冰糖 180 克，白矾适量。

【制　作】 将糯米淘洗干净，蒸成米饭；冬瓜条切成黄豆大颗粒；川贝母打碎；白矾溶化成水。将 6 个雪梨去皮后，均由蒂把处刀切下一块为盖，用小刀挖出梨核，再把它们浸没在白矾水内，以

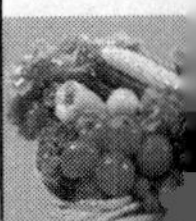

防变色，然后将梨在沸水中烫一下，捞出放入凉开水中过凉，再捞出放入碗内；将糯米饭、冬瓜条和适量冰糖末拌匀后与川贝母都分成六等份，分别装在6个雪梨中，盖好蒂把，装入碗内，然后上笼，沸水蒸约50分钟，至梨烂即成。将锅内加清水300毫升，置武火上烧沸后，放入剩余冰糖，溶化取浓汁，待梨出笼时，逐个浇在雪梨上。

【功　效】　服用时，每次食用雪梨1个，早、晚各服1次。润肺消痰，降火除热。适用于妊娠期阴虚肺燥之久咳者食用。

玉参焖鸭

【原　料】　玉竹50克，北沙参50克，老鸭1只，葱、生姜、味精、精盐各适量。

【制　作】　将老鸭宰杀后，除去毛和内脏，洗净放沙锅内，再将沙参、玉竹放入，加水适量，先用武火烧沸，再用文火焖煮1小时以上，焖至鸭肉熟烂，放入调料。饮汤吃肉，1日中分数次食用。

【功　效】　滋阴润肺，生津止咳。适宜于妊娠期阴虚肺燥之久咳者食用。

凉拌桔梗

【原　料】　鲜桔梗根300克，香油、精盐、米醋、大蒜泥、葱丝、生姜丝、白糖、熟芝麻各适量。

【制　作】　将桔梗洗净，剥去皮，撕成条，撒上精盐揉搓片刻，在清水中漂洗，反复揉搓漂洗几遍，洗干净后，再用少许精盐腌上。将腌好的桔梗挤去水后，放入干净盆中，加入香油、米醋、大蒜泥、葱丝、生姜丝、白糖、熟芝麻，拌和均匀，入味，装入盘中，即可佐餐随意食用。

【功　效】　散寒解表，宣肺止咳。适用于妊娠咳嗽者食用。

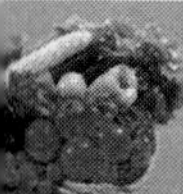

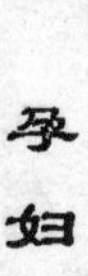

桔梗炒肉丝

【原　料】 鲜嫩桔梗茎叶200克，猪瘦肉150克，生姜10克，猪油、酱油、精盐、料酒、水淀粉、味精各适量。

【制　作】 将桔梗择洗干净，用沸水焯一下，剥去皮，撕成条，再用冷水浸洗，捞出控净水，切成3厘米长的段；猪肉洗净，切成丝，放入碗中，用少许精盐和水淀粉浆匀。炒锅置火上，加入猪油，油热后下生姜，煸出香味后入肉丝煸散，烹入酱油、料酒，投入桔梗煸炒，加入食盐、味精，用水淀粉勾芡，炒匀，出锅装盘，即可佐餐，随意食用。

【功　效】 疏风散寒，滋阴润燥，宣肺止咳。适用于外感风寒之妊娠咳嗽者。

荆芥焖肉片

【原　料】 鲜荆芥苗250克，猪肥瘦肉100克，烹调油、酱油、料酒、葱花、姜末、香油各适量。

【制　作】 将荆芥苗择洗干净，用沸水焯一下，再用冷水浸泡，捞出控净水，改刀成段；猪肉洗净，切成薄片。炒锅置火上，放入烹调油，待油烧至五六成热后，下入肉片煸炒，当肉片吐油时，下姜末、葱花、酱油、料酒、荆芥苗，加少许水，大火烧沸后，调至微火将肉煮熟透，再用大火收汁，加入香油，翻炒均匀，出锅装盘，即可佐餐食用。

【功　效】 疏风散寒，滋阴润肺，润燥止咳。适用于外感风寒之妊娠咳嗽者。

虾酱拌苏叶

【原　料】 紫苏嫩叶300克，虾酱、精盐，味精、香油、白糖、米醋、蒜泥各适量。

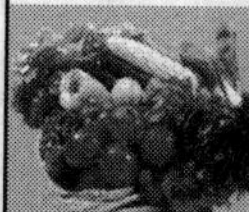

【制　作】　将紫苏叶择洗干净，沸水焯熟，清水浸洗，沥去水，改刀成段，放入盆中，加入虾酱、精盐、味精、香油、白糖、蒜泥、米醋，调拌均匀，装入盘中，即可佐餐，随意食用。

【功　效】　疏风散寒，止咳定喘，理气安胎。适用于外感风寒之妊娠咳嗽者。

四、调养妊娠咳嗽的粥羹

核桃仁豌豆泥

【原　料】　鲜豌豆粒 500 克，核桃仁 100 克，藕粉 50 克，白糖适量，植物油 150 克(实耗 30 克)。

【制　作】　豌豆清水浸泡 4 小时后，用沸水煮烂，捞出，捣成细泥。将冷水放入藕粉中调成稀糊；核桃仁用水稍泡片刻，剥去皮，用温热油炸透捞出，稍冷，剁成细末。锅内放水烧沸，加入白糖、豌豆泥，搅匀，煮沸后将调好的藕粉缓缓倒入，勾成稀糊，撒上核桃末即成。

【功　效】　此菜甜香，软糯。适宜于妊娠咳嗽者食用。常食能强身，并使胎儿的神经系统正常发育。

豆腐皮冰糖粥

【原　料】　豆腐皮 2 张(200 克)，冰糖 150 克，粳米 100 克。

【制　作】　豆腐皮用水刷洗干净，切成小块备用。粳米淘洗干净下锅，加水 1 000 毫升，煮至米粒快熟烂时，投入冰糖、豆腐皮，继续用小火烧煮成粥即可。

【功　效】　豆腐皮冰糖粥具有清热养胃、消痰止咳和敛汗功能。适用于妇女妊娠热咳、自汗。其营养素含量较全面，如果配合蔬菜食用，即可满足孕期营养需要。

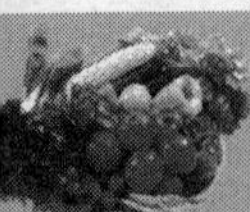

木耳粥

【原　料】 黑木耳5克，大枣5枚，粳米100克，冰糖适量。

【制　作】 将黑木耳放入温水中泡发，择去蒂，除去杂质，撕成小瓣，将粳米淘洗干净，大枣洗净，一同放入锅内，加水适量。将锅置武火上烧沸，移文火上炖煮至黑木耳熟烂、粳米成粥后，加入冰糖拌匀即成。当饭吃饱，常服有效。

【功　效】 滋阴润肺。适用于孕妇肺肾阴虚之咳嗽、咯血、气喘等症。

百合杏仁粥

【原　料】 鲜百合50克，杏仁10克，粳米50克，白糖适量。

【制　作】 将杏仁去皮、尖、打碎，同鲜百合、粳米加水适量，共煮成稀粥。粥熟米烂时，加白糖适量调匀。趁温服食，早、晚均可服用。

【功　效】 润肺生津，化痰止咳。适用于妊娠咳嗽痰火扰肺症。

冰糖莲子羹

【原　料】 冰糖200克，干莲子200克，樱桃25克，青豌豆25克，淀粉50克。

【制　作】 将莲子放盆内加10克碱面及适量开水，用硬刷子刷去莲子皮，多冲洗几次，放入大碗内再加入150毫升温水，上屉蒸熟，取出去掉莲心。用一干净勺放入清水500毫升，冰糖熬化，再加青豆、莲子、樱桃，用淀粉勾芡，熟后倒入碗内即可。吃莲子、樱桃、豌豆，喝汤。

【功　效】 养心补脾，和胃益肾，润肺止咳。适用于妊娠脾虚咳嗽，虚泻久痢。

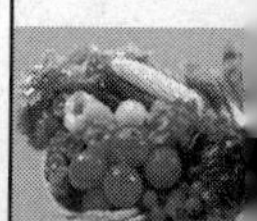

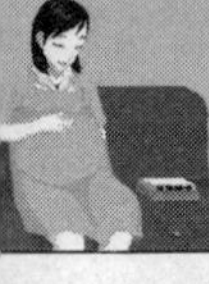

第十六章 妊娠腰痛的饮食调养

一、妊娠腰痛的相关知识

腰痛是指腰部一侧或两侧疼痛而言。腰为肾之府，腰痛和肾的关系至为密切。腰痛的致病原因，大致可分为外感、内伤两类。外感所致的如感受寒湿、湿热之邪，致邪阻脉络而发生腰痛。

妊娠腰痛多因孕妇禀赋不足，肾精亏损，不能濡养经脉而引起。

(一)妊娠腰痛的防治

孕妇日渐增大的子宫使得腰部负荷加重，加之腰部和腹部的肌肉松弛，不能像以往那样支撑内脏，致使腰椎负担加重，这些都使得脊柱的生理曲度后伸过度。孕妇此时只要稍微劳累或身体不平衡就会感到腰痛，这样疼痛还会放射到下肢，引起一侧或两侧腿痛。

为防治孕妇腰背痛，孕妇应该充分休息。休息时，可将枕头、坐垫等柔软的东西垫在膝窝下；睡眠时应睡平坦结实的床，睡势注意双腿屈曲；避免经常弯腰的活动或长久站立；穿柔软轻便的低跟鞋或平跟鞋。

还可通过轻微的活动来活动筋骨，调节关节，以利于预防和减轻腰背疼痛。故妊娠妇女从怀孕之初起，就要坚持适度的活动，如散步、做孕妇保健操等。此外，孕妇可适当进行腰、背的按摩，洗澡、伸懒腰，做深呼吸，都可以活动筋骨，疏通血脉，在减轻疼痛上有显著效果。

孕妇为防治腰背疼痛，不要搬重物，不要长时间站立或向前弯身子；还要防止身体受凉，因为受凉可使疼痛加重。

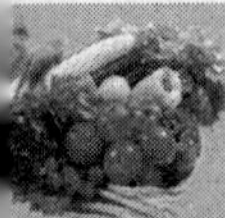

此外，孕妇注意在饮食中多摄取钙质，也会对减轻腰背痛有利。如果腰痛厉害，可用热水袋进行热敷。

(二)不能只靠喝骨头汤补钙

钙在人体内99%存在于骨骼和牙齿中，其余部分存在于血液和组织内。钙为骨骼和牙齿所必需。此外，人体的凝血过程也需要钙的参与。钙的另一重要作用是参与调节神经肌肉和内脏活动。

人们普遍认为，骨头内含钙量多，所以常常靠喝骨头汤来补钙。但多喝骨头汤真能补钙吗？

据营养学者研究，用骨头熬汤，能溶解到汤中的钙量极其有限。同时，骨油大量地溶入汤中，其中含有大量的饱和脂肪酸，不利于消化吸收。胎儿组织器官分化所必需的类脂是由食物中的不饱和脂肪酸形成的，以食物补钙是正确的补钙方法，但不要首选骨头汤，鱼、虾、蛋、奶、豆制品才是食物钙的主要来源。

(三)妊娠腰痛的膳食原则

应分清发病原因，然后辅以饮食方法。内伤肾气腰痛者宜常食补肾安胎的食品，如核桃仁、芡实、莲子、怀山药、板栗、家畜肾脏等制作的食疗方剂。由外感湿热寒邪而致的妊娠腰痛宜常食苡米、木瓜、香菜、韭菜、板栗、土豆等制作的食疗方剂，用以散寒祛湿而不伤胎气。

二、调养妊娠腰痛的汤饮

鲮鱼鸡蓉汤

【原　料】 鲮鱼2条(约500克)，鸡蓉100克，鸡蛋清1个，胡椒粉，水淀粉、料酒、植物油、葱花、姜丝、酱油、精盐、味精各适量。

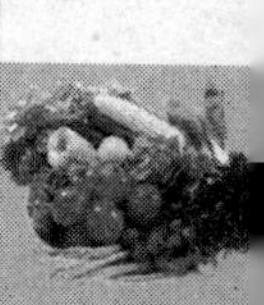

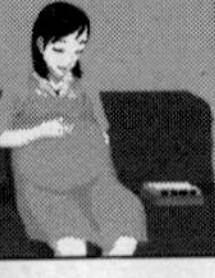

【制　作】 将鲮鱼去鳞、鳃及肠杂，洗净，拌入胡椒粉、料酒、酱油、姜丝腌渍10分钟；鸡蓉加蛋清、料酒、酱油、植物油、水淀粉、精盐搅拌至黏，纳入鱼腹中。将鱼放入锅中，加适量清水，用大火煮沸后，改用小火煮至鱼肉熟透，加入植物油、精盐、味精调味，即可食鱼喝汤。

【功　效】 本品具有益气血、强筋骨、祛风湿的作用。适用于孕期体虚、寒湿腰痛、筋骨疼痛者。

黑豆枸杞猪骨汤

【原　料】 黑豆50克，枸杞子5克，大枣10枚，猪骨250克，精盐、味精各适量。

【制　作】 将枸杞子、大枣洗净，枣去核，猪骨洗净，共入锅加水后先用大火煮沸，清除水面浮沫，改小火煨至肉熟烂、易离骨时加入精盐、味精调味即成。

【功　效】 枣、肉鲜香软糯，豆香脆，汤味鲜香，食之可口。本品具有滋补肝肾、壮腰膝、养血明目、润肺乌发、美容之功效。适宜于妊娠腰痛者食用。

杜仲核桃乌鸡汤

【原　料】 杜仲15克，核桃肉20克，乌鸡1只，精盐、味精各适量。

【制　作】 将乌鸡宰杀、去毛及肠杂，洗净，杜仲洗净放入鸡腹，然后置锅加水，将鸡和核桃肉加入，用大火煮沸后改用小火煨至鸡肉熟烂，加入精盐、味精调味即成。

【功　效】 鲜香软糯，食之爽口。本品具有补益肝肾、滋养五脏、利安胎、壮腰膝之功效。适宜于妊娠腰痛及有先兆流产者食用。

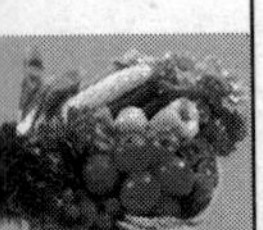

杜仲龟肉汤

【原　料】 川杜仲20克，龟肉100克，精盐、味精各适量。

【制　作】 先将杜仲洗干净，用较多一些水煎煮，煎好后去渣留取药汁。将龟肉洗干净，切成小块，用杜仲药汁炖煮龟肉，熟后加入少许精盐、味精调味，饮汤食肉。

【功　效】 补肝肾，强腰膝。适用于孕期肝肾阴血亏虚所致的腰膝酸软疼痛、转侧不便、下肢痿软、行动不灵活、头晕发胀、小便频多等病症者。

甘笋淡菜猪肾汤

【原　料】 猪肾2个，猪瘦肉150克，淡菜50克，冬菇50克，花生50克，甘笋350克，精盐8克。

【制　作】 冬菇水发去柄，洗净，挤干水；淡菜用清水浸透后，洗净；花生洗净后，用清水浸透。猪肾剖开，去除白色的筋，切为大块，飞水，然后用清水漂洗至无异味。猪瘦肉洗净切大块，飞水。甘笋去皮洗净后，用滚刀法切件。在瓦煲内放入清水3 000毫升烧沸，加入猪肾、猪瘦肉、淡菜、冬菇、花生和甘笋大火煲30分钟，放入精盐调味即成。

【功　效】 补肾壮腰。适用于孕妇肾虚所致腰腿酸痛、四肢无力、精神疲惫者。

猪肾黑豆汤

【原　料】 猪肾1对，黑豆100克，大茴香5克，生姜10克，味精、精盐各适量。

【制　作】 将猪肾剖开，除去内层白色筋膜，清洗干净，切成小块；生姜洗净切片。将猪肾与黑豆、大茴香、姜片同放入沙锅，加水适量，先用武火烧沸，后改文火煎煮，待其熟烂后，加入少许精

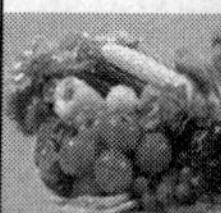

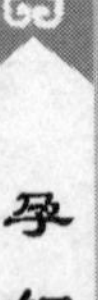

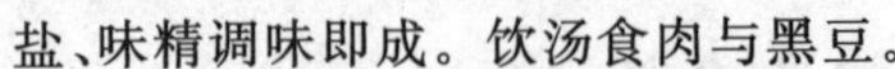

盐、味精调味即成。饮汤食肉与黑豆。

【功 效】 补肾强腰,祛风除湿。适用于孕妇肾阴亏虚,兼夹风湿所致的腰膝腰痛,转侧不利,耳鸣耳聋,两目昏暗,风湿关节痹痛,屈伸不灵活,以及腰肌劳损者。

附子苁蓉鱼头汤

【原 料】 鱼头1个,熟附子10克,巴戟天、肉苁蓉各15克,川椒4克,精盐适量。

【制 作】 将肥大的鱼头洗净,放入清水中煮沸,放入蒜子用小火煮20分钟。将洗净的熟附子、巴戟天和肉苁蓉、川椒放入煲中用小火煲3小时,离火后放少量盐即成。

【功 效】 补肾壮阳。适用于孕妇肾虚腰痛,手足不温者。

蘑菇凤子汤

【原 料】 鸡肾(凤子)100克,鲜蘑菇75克,笋花25克,短菜远25克,熟火腿片1片,黄酒15毫升,淡上汤900毫升,精盐6克,味精2克,胡椒粉适量。

【制 作】将鸡肾洗净,用沸水氽熟,取出,去净筋膜,用沸水浸泡保温。将蘑菇洗净,飞水至熟,吸干水。将笋花、短菜远洗净,分别飞水至熟,倒入笊篱中沥去水。取一汤镬,先放入笋花、短菜远,再放入蘑菇,然后把鸡肾放在蘑菇上,熟火腿片放在鸡肾上。大火烧镬,烹入黄酒,放入淡上汤,调入精盐、味精,加热至微沸,撇去表面泡沫,慢慢倒入汤盆中。

【功 效】 补肾、健脾、清热。适用于孕妇肾虚腰酸腿软、神疲乏力、食欲缺乏者。

栗子猪肾汤

【原 料】 猪肾1个,羊肉120克,栗子肉150克。

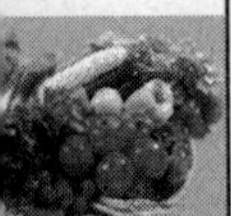

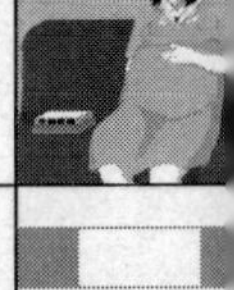

【制　作】 将猪肾、栗子肉、羊肉放入煲内，加入适量清水，煲约2小时，调味即可饮用。

【功　效】 此汤有健脾和胃，补虚养颜之功效。适用于孕妇肾虚腰痛，腿软脚弱、食少消瘦者。

杜仲牛筋汤

【原　料】 杜仲20克，花生75克，牛筋150克，精盐适量。

【制　作】 花生可以连衣使用。先将杜仲、花生和牛筋分别用清水洗干净，然后一同放入瓦煲内，加入适量清水，文火煲4小时左右，加入适量精盐调味即可。

【功　效】 补肾益气。适用于孕妇肾虚腰痛、腰膝酸软、行动不便、腿脚无力者。

巴戟羊骨汤

【原　料】 巴戟天38克，生姜2片，怀山药20克，羊骨1 200克，大枣10枚(去核)，生姜、精盐各适量。

【制　作】 取羊骨2斤(新鲜者佳)用清水洗净，备用。巴戟天、淮山药用清水洗净，备用。生姜用清水洗净，刮去姜皮，切2片，备用。大枣用清水洗净，去核，备用。将以上所有材料一齐放入瓦煲内，加入适量清水，文火煲4小时，加入精盐调味即可。

【功　效】 本品具有补肾温阳之功效。适用于孕妇肾虚腰痛、转动不利、腿膝无力、筋骨挛痛、脾胃虚弱、久泻、久痢，以及血虚头晕等症者。

鹿茸羊肾汤

【原　料】 鹿茸5克，菟丝子15克，小茴香9克，羊肾1对，精盐适量。

【制　作】 羊肾剖开洗净；鹿茸、菟丝子、小茴香择净。上述

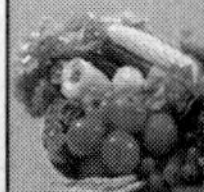

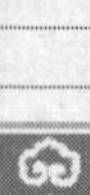

各味加适量水共炖，饮汤食肉。

【功 效】 壮肾阳，益精髓，强筋骨。适用于孕妇肾虚腰痛，劳累则甚等。阴虚阳亢者忌服。

菟丝子羊脊骨汤

【原 料】 羊脊骨（连尾）1条，肉苁蓉25克，菟丝子18克，精盐适量。

【制 作】 将菟丝子酒浸3日，晒干，捣末；肉苁蓉酒浸一宿；羊脊骨洗净、斩块。把肉苁蓉、羊脊骨放入锅内，加清水适量，文火煮2～3小时，调入菟丝子末，调味即可。空腹随量饮用。

【功 效】 补肝肾，益精髓，强筋骨。适用于妊娠后肾虚腰痛、筋骨失养者，症见腰酸脊硬，仰俯不利，不能久坐，遇劳累则加重，伴头眩耳鸣，两目昏花，夜尿频数，舌淡苔白，脉沉细弱等。

羊肾杜仲五味汤

【原 料】 杜仲15克，五味子6克，羊肾2个。

【制 作】 将羊肾洗净，切碎。杜仲、五味子用纱布包扎，同放沙锅内，加水适量。炖至熟透后，加入调味品，空腹顿服。

【功 效】 温阳固精，补肝肾，强筋骨。适用于孕妇肾虚腰痛，伴有高血压、腰膝酸软、筋骨无力等。

三、调养妊娠腰痛的菜肴

炝猪肾片

【原 料】 猪肾300克，冬笋10克，黄瓜10克，花椒、精盐、味精、姜各适量，花生油30克。

【制 作】 剥去猪肾外膜，片成两片，再切去臊腺，然后片成

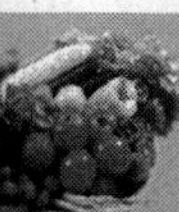

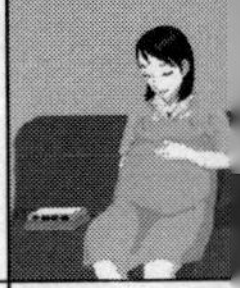

薄片，洗净，放入沸水锅内氽熟捞出，控净水，放在盘内。将冬笋洗净，切成象眼片，放入沸水锅内焯透捞出，控净水，放在盘内，再将黄瓜去蒂，用凉开水洗净，切成象眼片，放在盘内。姜去皮洗净，用刀拍散切成细末，撒在盘内，再撒入精盐、味精。炒勺上火，倒入花生油，烧热后放入花椒，炸至花椒变色逸出香味时，捞出花椒不要，把花椒油浇在菜面上，食用时拌匀即可。

【功　效】 腰片嫩脆，清鲜味美。适宜于腰痛伴水肿的孕妇食用。

焗鹌鹑

【原　料】 鹌鹑5只，精盐、酱油、料酒、白糖、味精、葱、姜、蒜、花椒、大茴香各适量，花生油500克(约耗75克)。

【制　作】 将鹌鹑煺毛，洗净，去内脏，剁去头、爪，再剁成4块，洗净，放入盆内，加入精盐、酱油、料酒，抓匀腌20分钟；葱切段；姜、蒜均成片，待用。炒勺上火，倒入花生油，烧至八成热时放入鹌鹑块，炸片刻捞出，沥净油。原勺留底油，放入花椒、大茴香炸出香味后捞出，用葱、姜、蒜炝勺，放入鹌鹑块，加酱油、白糖及适量的水，烧开后，改用小火烧至汤汁不多时，放味精，翻匀装盘即可。

【功　效】 色红油亮，鲜香酥烂。鹌鹑含脂肪相对较少，其味鲜美，易消化吸收，适用于妊娠后肾虚腰痛

香酥鹌鹑

【原　料】 鹌鹑5只，生菜200克。酱油15毫升，精盐1.5克，料酒25毫升，花椒盐5克，辣酱油5毫升，白糖、葱、姜各10克，醋10毫升，花椒10粒，大茴香2瓣，淀粉25克，花生油500克(约耗75克)。

【制　作】 将鹌鹑摔死，拔净毛，开背去内脏，洗净，用开水氽熟取出，放入冷水内洗净。鹌鹑放碗内，加酱油、精盐、料酒、白糖、

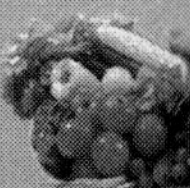

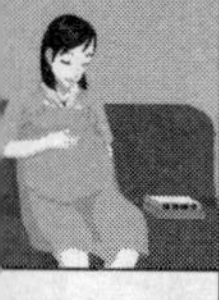

醋、花椒、大茴香，添入与鹌鹑持平的水，调好味。葱切段，姜拍松放碗内。将盛鹌鹑的碗盖严，上笼用旺火沸水蒸至断生取出，去掉汤水和调配料，用淀粉抹匀鹌鹑皮表面，稍晾片刻待炸。炒锅上火，放入花生油，烧至八成热，放入鹌鹑炸两遍，使鹌鹑皮发脆，捞出，用洗净的纱布包住，用刀拍松，去掉纱布装盘，四周围以生菜叶，蘸椒盐、辣酱食用。

【功　效】此菜色泽红亮，味咸微甜，香酥鲜嫩，含丰富的优质蛋白质、维生素 A、维生素 E、维生素 B_2、烟酸、钙、铁等多种营养素。适用于妊娠后肾虚腰痛者。

怪味海带

【原　料】水发海带 600 克，熟芝麻 30 克，精盐、酱油、米醋、味精、白糖、葱丝、姜末、蒜末、辣椒油、香油、芝麻酱、花椒粉各适量。

【制　作】海带洗净，放蒸锅内蒸 30 分钟至脆嫩，取出，晾凉后切成细丝，放盘内，撒上熟芝麻。将盐、味精、酱油、米醋、白糖、香油、芝麻酱、辣椒油、花椒粉、葱、姜、蒜放碗内，调成味汁，浇在海带丝上，拌匀即成。

【功　效】此菜鲜香、脆嫩，具有软坚散结、滋肝肾、补气血的作用。适用于妊娠后肾虚腰痛。

爆人参鸡片

【原　料】鲜人参 15 克，黄瓜 25 克，鸡脯肉 200 克，鸡蛋清 1 个，冬笋 25 克，精盐、料酒、生姜、葱、香菜梗、鸡油、猪油、香油各适量。

【制　作】将鸡脯肉切成薄片。将人参洗净，斜切成小片。将冬笋、黄瓜切成排骨片。葱姜切细丝，香菜梗切长段。将鸡肉薄片加上盐、味精拌匀后，再加入鸡蛋清、水淀粉拌匀。将锅内放猪

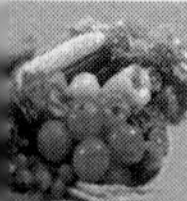

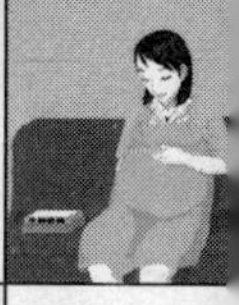

油，待油五成热时下鸡片，用铁筷子划开，熟时捞出，控净油。用精盐、味精、鸡汤及料酒对成滋汁。干锅内放底油，待油六成热时下葱、姜丝、笋片，人参片煸炒，再下黄瓜片、香菜梗、鸡片，烹上滋汁，颠翻煸炒几下，淋上香油即成。

【功　效】 本品具有益气养血，滋阴补肾之功效。适用于妊娠后肾虚腰痛

蟹黄烩鱼肚

【原　料】 发好鱼肚150克，蟹黄75克，蟹肉25克，上汤900毫升，植物油25克，黄酒15毫升，精盐1.5克、味精2.5克，胡椒粉5克，湿淀粉10克。

【制　作】 先将鱼肚剪为1厘米的方块，沸水汆过，倾在漏勺里，沥干水。再将蟹黄用碗盛着，加胡椒粉，用汤匙将蟹黄捣烂加酱。用植物油15克起锅，烹入黄酒，注入上汤，用精盐、味精调味，放入鱼肚，待沸，用湿淀粉推芡，加入蟹肉，随即端离火位，再把蟹黄徐徐倒入推匀，加包尾油5克和匀上盆便成。

【功　效】 本品具有补肝养血，滋肾益精之功效。适用于妊娠后肾虚腰痛。

红参附片蒸羊肉

【原　料】 鲜羊腿肉500克，制附片6克，红参5克，黄酒15毫升，鲜汤150毫升，葱节6克，葱花3克，生姜皮6克，植物油30克，精盐、味精、胡椒粉各适量。

【制　作】 先将制附片红参洗净。羊腿肉洗净后下锅煮熟，切成2.5厘米见方的肉块。取大碗1个，放入羊肉块，在羊肉上放制附片、葱结、生姜皮、植物油、黄酒和鲜汤，上笼蒸约2小时，食时去葱结、生姜皮，撒上葱花、味精、胡椒粉即成。

【功　效】 温肾助阳，化气利水。适用于妊娠后肾虚腰痛。

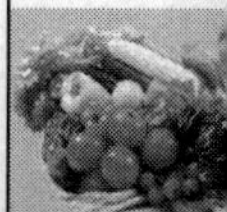

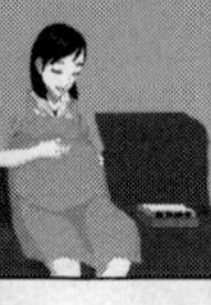

红烧元鱼

【原　料】 元鱼1 000克，鸡翅4只，火腿50克，蘑菇30克，酱油10毫升，精盐、味精、白糖、胡椒粉各适量，料酒20毫升，葱、姜各10克，蒜3克，鸡汤750毫升，猪油50克。

【制　作】 元鱼宰杀后洗净，剁去爪尖，再剁块。鸡翅剁去尖的一段，再剁成两段。火腿切成大厚片，葱切段，姜切片，蒜切去根部。鸡翅用水汆透，捞出。元鱼用水加葱、姜、料酒汆一下，捞出。锅烧热，加入猪油。油热时，下入葱、姜煸炒几下，即加入鸡汤、元鱼、鸡翅、火腿、蘑菇、盐、料酒、酱油、胡椒粉、白糖（少许），烧沸，撇去浮沫，改用沙锅炖。沙锅内垫上箧片（以防糊底），将元鱼等放入，盖上盖，用小火炖到快烂时，入蒜瓣。待已烂时，挑出火腿、蘑菇、葱、姜、鸡翅不要，捞出元鱼，拆去骨。先将软边放入碗内，再把肉放在上面，灌入原汁。上桌前，将原汁滗入锅内，元鱼翻扣盘中，原汁浓缩，加入味精，淋在元鱼上即可。

【功　效】 本品具有补气养血，强身壮体之功效。适用于妊娠后肾虚腰痛

【宜　忌】 习惯性流产、胎动不安者慎食或少食元鱼。

四、调养妊娠腰痛的粥羹

黄芪川芎粥

【原　料】 黄芪30克，川芎10克，糯米100克，红糖适量。

【制　作】 将黄芪、川芎洗净，用清水浸软。糯米淘洗干净，用清水浸泡2小时。锅内放入清水、黄芪、川芎，煮沸后约20分钟，滤去药渣，加入糯米，再熬煮至粥成，加红糖。

【功　效】 本品具有养血祛风，散寒止痛之功效。适用于妊

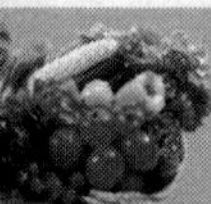

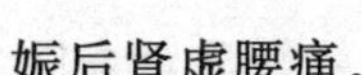

娠后肾虚腰痛。

荷叶黑豆粥

【原　料】 荷叶(鲜品)1张,黑豆50克,粳米150克,白糖15克。

【制　作】 将荷叶洗净;黑豆淘洗干净,去泥沙;粳米淘洗干净。将粳米、黑豆同放炖锅内,加水800毫升,置大火上烧沸,再用荷叶盖锅(荷叶连着粥水),用小火煮35分钟,加入白糖即成。

【功　效】 此粥清热解暑,利水消肿。适用于女子妊娠肿胀、小便不畅、口干、暑热、消渴、泻痢等症。黑豆对体虚及盗汗、自汗、热病体后出虚汗和产后中风、四肢麻痹、腰膝酸痛等症具有一定的食疗效果。

青鱼粥

【原　料】 猪胫骨250克,青鱼肉200克,粳米100克,姜丝、香油、精盐、味精各适量。

【制　作】 猪胫骨敲裂,粳米淘净,加水1 000毫升,大火烧沸后,再将青鱼切片和姜丝放入,转用小火慢熬成粥,下精盐、味精,淋香油,调匀。

【功　效】 本粥益气化湿,养胃醒脾。适用于妊娠后肾虚腰痛及老年肾虚者。盐用量宜少,最好淡食。

蚕豆黄芪冬瓜粥

【原　料】 蚕豆50克,黄芪20克,冬瓜、粳米各100克,红糖适量。

【制　作】 黄芪洗净,加水1 200毫升,煎半小时,去渣留汁于沙锅中;再将蚕豆洗净,粳米淘净,冬瓜连皮切成小块同放入,转用小火慢熬成粥,下红糖,熬熔。

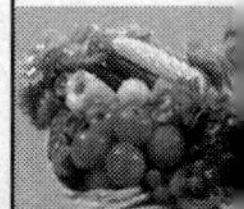

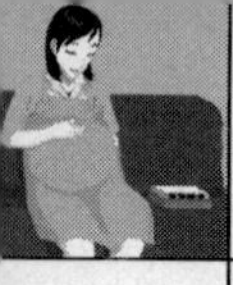

【功　效】 此粥补气益肾，利水消肿。适用于妊娠后肾虚腰痛，心悸气短，腰膝无力者。

【说　明】 据现代研究表明，蚕豆中含的植物凝集素，具有抑制肿瘤细胞增生、消退肿瘤、防癌抗癌的作用。

莲子桂圆粥

【原　料】 莲子20克，大枣10枚，桂圆肉10克，蔗糖、白米或糯米各适量。

【制　作】 将上列用料同少量白米或糯米一起煲粥，快熟时加入蔗糖即可。

【功　效】 本品具有养心益肾，补脑消肿之功效。适用于妊娠后肾虚腰痛。

【宜　忌】 习惯性流产，胎动不安者慎食或少食桂圆。

桂圆芡实粥

【原　料】 桂圆干、芡实各25克，粳米、白糖各100克，空心白莲10克。

【制　作】 将莲子洗净，放入煮锅里加适量水，煮至果实熟透，放入水中洗净，沥干，捣碎成细米粒大。粳米淘洗干净，直接放入锅内，加清水适量，置于火上煮沸，加入洗净的莲子、桂圆肉干、芡实，熬煮成粥，调入白糖拌匀即成。

【功　效】 此粥有补益心脾、养血安神、消水肿的作用。适用于妊娠后肾虚腰痛。亦适用于妇女怀孕后水肿、虚弱、贫血等病症。

【宜　忌】 习惯性流产，胎动不安者慎食或少食桂圆。

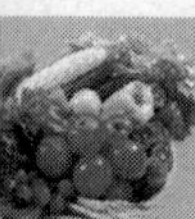